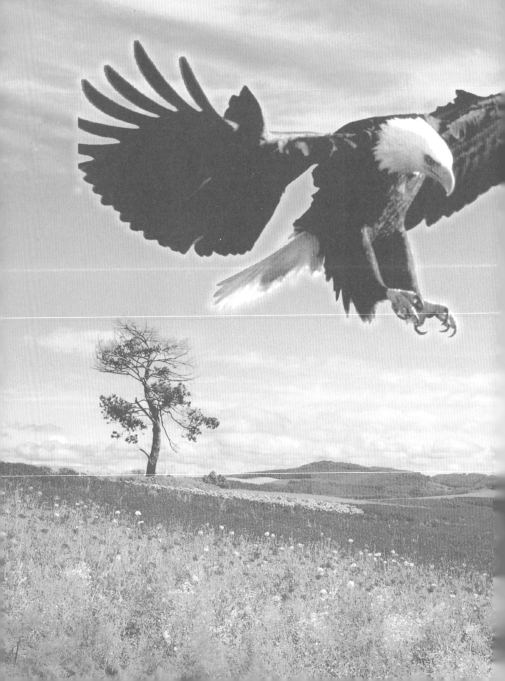

大展好書　好書大展
品嘗好書　冠群可期

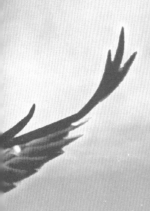

大展好書　好書大展
品嘗好書・冠群可期

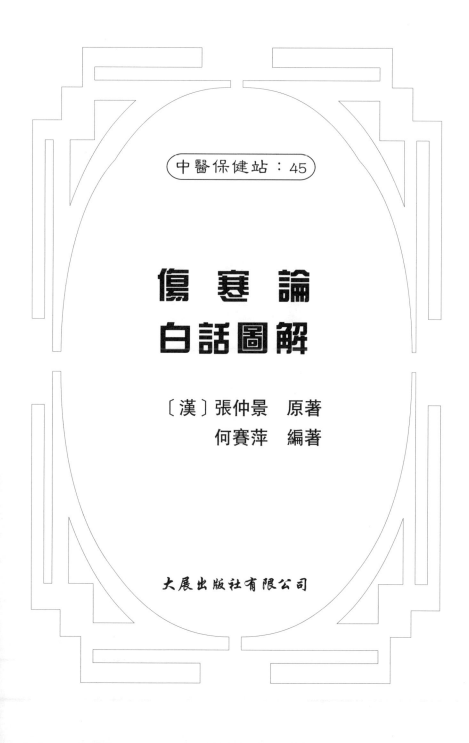

中醫保健站：45

傷寒論
白話圖解

〔漢〕張仲景　原著

何賽萍　編著

大展出版社有限公司

前　言

　　《傷寒論》是中醫經典著作之一，是漢代著名醫家張仲景所著，書中創立了六經辨證體系，奠定了中醫辨證論治的基礎。儘管年代久遠，因與現代臨床密切相關，有較強的實用性，故經歷了1800多年而不衰，現已成爲中醫院校中醫臨床專業的基礎課，既是中醫專業學生主要的必修課程，也是中醫研究生學位課程之一。

　　《傷寒論》成書於東漢，書中既有中醫經典文簡意奧的特點，又存在著較多的難點、疑點。故歷代醫家對其研究衆說紛紜，其研究的論著500多部。目前對《傷寒論》的研究更加深入，從單純的文獻研究發展到現代的臨床研究和實驗研究。

　　怎樣理解《傷寒論》原文的含義，如何快速掌握中醫辨證論治的技巧，並能正確靈活地應用《傷寒論》來指導臨床實踐，是我在26年的教學生涯中主要思索的問題，也是學生們最期待要解決的問題。現在普遍認爲《傷寒論》若未經老師講解，完全靠自己閱讀，是很難理解的。因此，編撰一部通俗易懂的《傷寒論白話圖解》，也是我多年的期盼，一來可實現我多年的夙願，二來爲光大仲景之說盡微薄之力。

　　本書參照中醫院校歷版傷寒論教材的內容，選取宋·林億校正《傷寒論》原文22篇中的10篇，條文398條，基

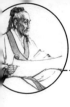

本上以明代·趙開美複刻宋本爲依據，具體參照劉渡舟主編的《傷寒論校注》（人民衛生出版社，1991年6月第1版）。書中選取了398條原文，每條原文都配有註解、白話圖解和按語，對原文中的生僻難解的字進行了解釋，對一些中醫臨床症狀配上了通俗易懂的圖片，按語中詳細解釋了該條原文的含義以及筆者的一些臨床經驗，便於廣大讀者閱讀。

　　我從1982年大學畢業後，就從事《傷寒論》的教學、研究工作，其間曾到湖北中醫藥大學、上海中醫藥大學進修學習，得益於柯雪帆、梅國強、周庚生、陳光華等前輩的指點，在此表示由衷的感謝！

何賽萍　於杭州

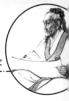

目 錄

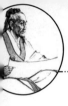

辨太陽病脈證並治＜上＞

【原文】

太陽之為病(1)，脈浮，頭項強痛(2)而惡寒(3)。（1）

【註解】

（1）太陽之為病：「之」起取消句子獨立性的作用，使「太陽之為病」這個句子失去獨立存在的可能。太陽病即外邪侵襲人體，正氣奮起抗邪的病證，為外感熱病的初期。此條為太陽病提綱。

（2）頭項強痛：強，僵直不柔和貌，頭項強痛即頭痛項強之意。

（3）惡寒：惡，憎惡的意思，惡寒即怕冷。

【白話圖解】

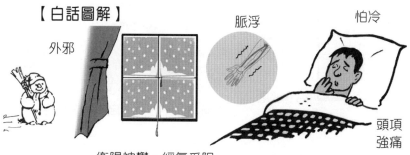

外邪　　脈浮　　怕冷

衛陽被鬱，經氣受阻　　頭項強痛

【按語】

脈浮、頭項強痛、惡寒為太陽病的主要脈象和證候，能反映出太陽病的特徵與本質，即外感熱病的初期階段，作為太陽病提綱之用。因此，凡稱太陽病者，一般包括此

脈證。在臨床上凡具備此脈證的都可以作爲太陽病論治。

【原文】

太陽病，發熱，汗出(1)，惡風(2)，脈緩(3)者，名為中風(4)。（2）

【註解】

（1）汗出：是腠理疏鬆的病理表現，雖汗出但量少不徹。

（2）惡風：惡風與惡寒只是程度上的差別，惡風為惡寒之輕者。

（3）脈緩：與緊脈對舉，言脈象鬆弛、寬緩，非遲之意。

（4）中風：中，傷於風的意思，係外感風寒引起表證之證名。與猝然暈倒，口眼喎斜之中風雜病不同。

【白話圖解】

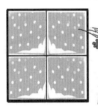　　　　發熱、惡風　　汗出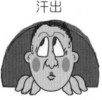　　脈緩

風寒邪氣

衛氣抗邪，衛外不固，營不內守

【按語】

太陽病包括第1條所指的症狀，然後加上以風邪偏勝爲主，侵犯人體而出現的一系列證候，從而形成太陽中風證的完整脈證，即發熱，惡風（惡寒輕），頭項強痛，汗出，脈浮緩。太陽中風證，亦稱太陽表虛證。以下凡言太陽中風（表虛）證，都具有這些脈證。

【原文】

太陽病，或已發熱，或未發熱(1)，必惡寒，體痛，嘔逆，脈陰陽俱緊(2)者，名為傷寒(3)。（3）

【註解】

（1）或已發熱，或未發熱：發熱的出現有遲早的區別。或已發熱，指寒邪較輕，或體質較強，被束的衛陽能及時伸展達表抗邪，故發熱出現較早。或未發熱，指寒邪較輕或體質較弱，衛陽鬱閉較重，不能及時達表抗邪，故發熱較遲。

（2）脈陰陽俱緊：指寸關尺三部都呈現緊脈。陰陽，指寸關尺。

（3）傷寒：有廣義和狹義之分。廣義傷寒是一切外感病的總稱；狹義傷寒是外感風寒，觸而即發的疾病。本處指狹義傷寒而言。

【白話圖解】

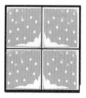

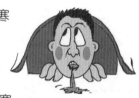

脈緊

風寒邪氣　　發熱、惡寒　　體痛、嘔吐

衛陽被風寒
之邪所束

【按語】

太陽病包括第1條所指的症狀，然後加上以寒邪偏勝為主，侵犯人體而出現的一系列證候，從而形成太陽傷寒證的完整脈證，即發熱，惡寒，頭項強痛，身體疼痛，嘔逆，脈浮緊。本條文雖未提「無汗」一症，但據寒邪束表，衛陽被鬱，營陰鬱滯，可見腠理也為寒邪所閉，也應

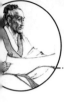

無汗。那麼太陽傷寒證，由於患者腠理緻密，無汗，亦稱太陽表實證。以下凡言太陽傷寒（表實）證，都具有這些脈證。

太陽中風證與太陽傷寒證的區分關鍵在於，前者腠理疏鬆，後者腠理緻密。

【原文】

傷寒一日(1)，太陽受之，脈若靜(2)者，為不傳。頗欲吐，若躁煩，脈數急者，為傳(3)也。（4）

【註解】

（1）傷寒一日：指外感病早期。

（2）靜：靜止，未變之意。指太陽病的脈證仍在。

（3）傳：指傳經，即太陽病發生了變化，沿著一定的趨勢發展。

【白話圖解】

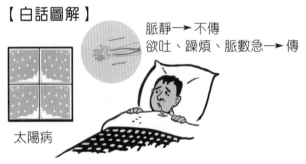

脈靜 → 不傳
欲吐、躁煩、脈數急 → 傳

太陽病

【按語】

外感病初起，多為太陽經受病。由於受邪有輕重，體質有強弱，故病亦有傳變的可能。究其傳與不傳，臨床辨證應以脈證為憑。若見脈數急、嘔吐、煩躁不安，說明病邪已經向內發展，傳入其他五經。

【原文】

傷寒二三日(1)，陽明少陽證不見者，為不傳也。（5）

【註解】

（1）傷寒二三日：指患病有幾日了。

【白話圖解】

太陽病 { 二日：無陽明病脈證 }{ 三日：無少陽病脈證 } 未傳經，仍為太陽病

【按語】

　　據《素問・熱論》計日傳經之說，外感病二日當傳陽明，外感病三日當傳少陽等。現太陽病已二三日，應當為陽明、少陽受病。但沒有見到陽明、少陽的主證，可知疾病仍停留在太陽，沒有發生傳變。

　　本條文再三強調臨床辨證應以脈證為憑，不要拘泥於日數。也是對《黃帝內經》理論的發展。

【原文】

　　太陽病，發熱而渴，不惡寒(1)者，為溫病(2)。若發汗已，身灼熱(3)者，名風溫(4)。風溫為病，脈陰陽俱浮(5)，自汗出，身重，多眠睡，鼻息必鼾，語言難出。若被下者，小便不利，直視失溲(6)。若被火(7)者，微發黃色，劇則如驚癇，時瘈瘲(8)。若火薰之，一逆尚引日，再逆促命期。（6）

【註解】

　　（1）不惡寒：不，理解為微。此指惡寒的程度較傷寒為輕，時間短。

　　（2）溫病：溫熱之邪所致的外感病，屬於廣義傷寒

的範疇。

（3）身灼熱：形容發熱很高。

（4）風溫：指太陽溫病誤用辛溫發汗後的一種變
證，與後世溫病學中的「風溫」不同。

（5）浮：代指陽脈，此處有洪大滑數之意。

（6）失溲：大小便失禁。

（7）被火：指誤用火法的治療。火法包括灸、薰、
熨、溫針等治法。

（8）瘛瘲：指手足抽搐痙攣。

【白話圖解】

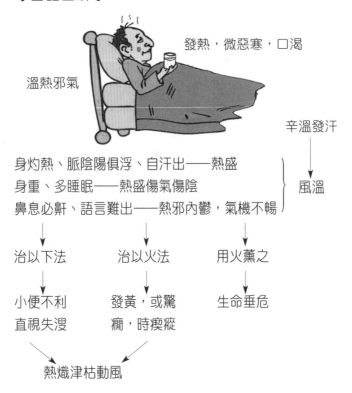

【按語】

太陽病包括第1條所指的症狀。太陽溫病與第2條太陽中風、第3條太陽傷寒同屬太陽病，都包括在廣義傷寒的範圍內，但它的主要內容不同於中風與傷寒。溫病以渴與不惡寒爲主證，這也是溫病與傷寒、中風的最大不同之處。根據太陽病必惡寒，那麼太陽溫病不惡寒怎樣理解？有兩種說法：第一，溫病以感受溫熱之邪爲主，惡寒較輕，不能反映出來。第二，應當把「不」字活看，與傷寒、中風相對而言，惡寒較輕，即「不」作爲「微」用。太陽溫病實際上是後世的風熱表證。

後世醫家在《傷寒論》的基礎上，根據溫邪所侵犯部位及肌體抗病能力的差異，並結合臨床實際逐漸形成了衛氣營血的辨證體系，稱之爲《溫病學》，它是對《傷寒論》的發展和補充。但有別於《傷寒論》，故研習中宜詳參《溫病學》。

【原文】

病(1)有發熱惡寒者，發於陽(2)也；無發熱惡寒者，發於陰(3)也。發於陽，七日癒，發於陰，六日癒，以陽數七、陰數六(4)故也。（7）

【註解】

（1）病：病人及其所患的病證。

（2）發於陽：邪在三陽，或在太陽、或在陽明、或在少陽。

（3）發於陰：邪在三陰，或在太陰、或在少陰、或在厥陰。

（4）陽數七、陰數六：此說出於伏羲氏河圖生成數。

【白話圖解】

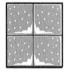

發熱、惡寒

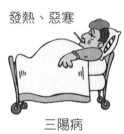

三陽病

無熱、惡寒

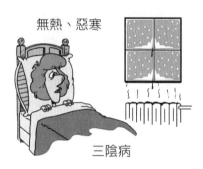

三陰病

【按語】

　　此條文常常作爲辨外感病初期陰陽兩大證型的綱要。雖然從字面上看，「發熱」是分辨陽證、陰證的標準。實際上，「發熱」反映了人體正氣的狀況。因爲《傷寒論》是一部論述外感病的專書，既然病因爲外感邪氣，那麼邪氣侵犯人體，人體的防禦功能就要作出相應的反應。

　　若正氣強盛與邪相爭，即會出現發熱等亢盛之象，邪正相爭越激烈，發熱就越明顯，也就是三陽病；反之，正氣虛弱，不能抗邪，就表現爲無熱等衰退陽虛的三陰病。「發於陽七日癒，發於陰六日癒」是對疾病預後的預測，其實際意義有待於進一步研究。

【原文】

　　太陽病，頭痛至七日以上自癒者，以行其經盡⑴故也。若欲作再經⑵者，針足陽明，使經不傳則癒。（8）

【註解】

　　（1）行其經盡：經，指太陽經。此即指太陽病階段結束。

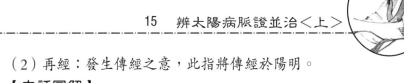

（2）再經：發生傳經之意，此指將傳經於陽明。

【白話圖解】

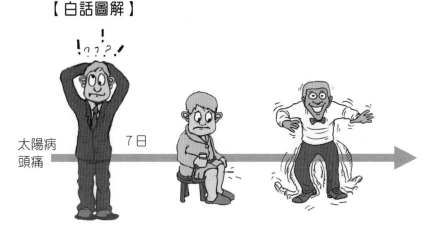

太陽病
頭痛　　　7日

【按語】

太陽病一般病情輕淺，只要患者正氣強盛，透過自身調節，能祛邪外出，證候逐漸減輕至消失，一週左右即可病癒。僅提頭痛是省筆，當與太陽表脈表證合參。病至7日，尚未痊癒而邪氣有向陽明傳變趨勢，針足陽明的經穴（如足三里），使經氣流暢，抗病力增強，阻礙邪氣內傳，乃可出太陽之表而癒。這與《金匱要略》「見肝之病，知肝傳脾，當先實脾」的精神是一致的。

【原文】

太陽病，欲解時(1)**，從巳至未上**(2)**。〔9〕**

【註解】

（1）欲解時：指病證可以得到緩解的時間，非病癒之時。

（2）巳至未上：指巳、午、未三個時辰，從9時至15

時之內。

【白話圖解】

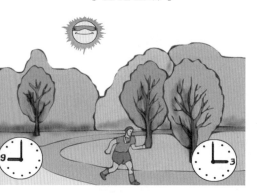

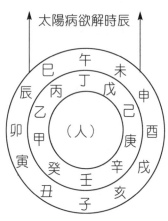

太陽病欲解時辰

【按語】

根據天人相應的理論，推論太陽邪氣欲解的有利時間。人與自然是一個有機的整體，自然界的氣候、環境可傷人致病，而自然界陰陽的消長亦可助人抗邪。

每日9～15時，是一日中陽氣最旺盛之時，人體的陽氣隨自然界陽氣而盛於外，有助於驅除表邪，緩解表證，故爲太陽病欲解時。

【原文】

風家(1)，表解而不了了(2)者，十二日(3)癒。（10）

【註解】

（1）風家：指患太陽病的人。

（2）不了了：了，完畢、結束之意。此指尚未徹底病癒。

（3）十二日：約略之詞，不可拘泥。

【白話圖解】

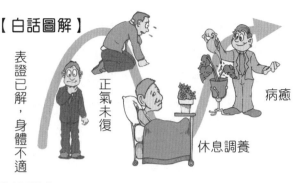

表證已解，身體不適

正氣未復

休息調養

病癒

【按語】

　　本條文提示，常受風寒患病之人，即使病證緩解了，尚需一定的時間休息調養，才能徹底痊癒。對當前臨床有指導意義。

【原文】

　　病人身太(1)熱，反欲得衣者，熱在皮膚(2)，寒在骨髓(3)也；身大寒，不欲近衣者，寒在皮膚，熱在骨髓也。（11）

【註解】

（1）太：通大。《廣雅疏正》卷一上「太亦大也」。

（2）皮膚：指淺表，外在，現象。

（3）骨髓：指深層，內在，本質。

【白話圖解】

病人 ⎰ 表熱裏寒 ⎰ 身熱——現象 ⎱ 真寒假熱症
　　　　　　　　喜衣蓋被——本質
　　　　表寒裏熱 ⎰ 身冷——現象 ⎱ 真熱假寒症
　　　　　　　　不喜衣蓋被——本質

【按語】

　　發熱、惡寒，是外感病中常見的證候，單純的寒熱容

易辨認，若寒熱有真假，則不易分辨，此時單憑表面的情況是不能診斷的。本條文根據病人的喜惡，提供了辨別寒熱真假的寶貴經驗。真寒假熱證，是陰寒內盛，虛陽浮越於外所致，因此外表肌膚雖然有熱，而實質上是一派陰寒之證。例如：少陰病的陰盛格陽證，這些病人除表現身熱、面赤外，還有口不渴、怕冷、小便清長、脈沉遲、舌淡苔白等症。真熱假寒證，是邪熱熾盛於內，陽氣不能透達於外所致，因此外表雖然冷，而實質上是陽熱見證。例如：熱厥證，這些病人除表現為四肢厥冷外，尚有口渴喜冷飲、溲赤熱痛、揚手擲足、脈數、舌紅苔黃等症。所以在臨證時一定要司外揣內，整體診察，方能正確治療。

【原文】

太陽中風，陽浮而陰弱，陽浮者，熱自發；陰弱者，汗自出，嗇嗇惡寒(1)，淅淅惡風(2)，翕翕發熱(3)，鼻鳴(4)乾嘔(5)者，桂枝湯主之。（12）

＜桂枝湯方＞　桂枝三兩，去皮；芍藥三兩、甘草二兩，炙；生薑三兩，切；大棗十二枚，擘。

上五味，㕮咀(6)三味，以水七升，微火煮取三升。去渣，適寒溫，服一升。服已須臾(7)，啜(8)熱稀粥一升餘，以助藥力。溫覆(9)令一時許，遍身漐漐(10)微似有汗者益佳，不可令如水流離，病必不除。若一服汗出病差，停後服，不必盡劑。若不汗，更服依前法。又不汗，後服小促其間(11)。半日許，令三服盡。若病重者，一日一夜服，周時(12)觀之。服一劑盡，病證猶在者，更作服。若汗不出，乃服至二三劑。禁生冷、黏滑、肉麵、五辛

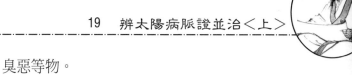

(13)、酒酪、臭惡等物。

【註解】

（1）嗇嗇惡寒：畏縮怕冷之狀，形容惡寒的嚴重程度。

（2）淅淅惡風：指如冷水淋身，不禁其寒，以此形容惡風之狀。

（3）翕翕發熱：翕翕，溫和之意，形容如羽毛覆蓋狀的輕淺發熱。

（4）鼻鳴：指鼻塞，風寒在表，導致肺氣不暢。

（5）乾嘔：指肺氣上逆可致胃氣上逆，可以不是桂枝湯證的主症。

（6）㕮咀：將藥物破碎成小塊。

（7）須臾：很短的時間。

（8）歠：大口喝的意思。

（9）溫覆：加蓋衣被，取暖以助發汗。

（10）漐漐：形容微微汗出潮潤之狀。

（11）小促其間：略縮短服藥間隔時間。

（12）周時：周，十二時辰，即24小時。

（13）五辛：《本草綱目》以小蒜、大蒜、韭、芸苔、胡荽（香菜）為五辛。泛指有香竄刺激性氣味的食物。

【白話圖解】

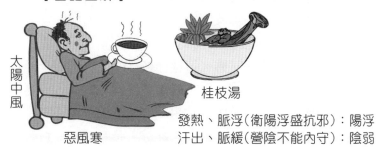

太陽中風

桂枝湯

惡風寒

發熱、脈浮（衛陽浮盛抗邪）：陽浮
汗出、脈緩（營陰不能內守）：陰弱

桂枝湯方 {
桂枝：辛溫發散，祛邪於外
芍藥：酸斂陰營，和營於內
生薑：助桂枝祛邪之力
大棗、炙甘草：助芍藥以和營
} 解肌祛風，調和營衛

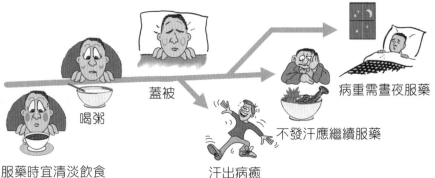

服藥時宜清淡飲食　喝粥　蓋被　汗出病癒　不發汗應繼續服藥　病重需晝夜服藥

【按語】

本條文以「太陽中風」冠首，應聯繫1、2兩條原文中的脈證。太陽中風證的主症為發熱、汗出、惡風寒、頭項強痛、鼻塞、脈浮緩。因用桂枝湯治療，又稱桂枝湯證。

桂枝湯不僅是《傷寒論》的第一首方劑，也是中醫解表的第一方，它的產生，為藥物發汗奠定了基礎，使當時盛行的燒針取汗之法被逐漸摒除。

柯韻伯稱桂枝湯為「滋陰和陽，調和營衛，解肌發汗之總方」。因為營衛源於脾胃，所以引申為內調脾胃，外調營衛。許多疾病在其病變過程中，可以出現營衛、氣血、陰陽失調的病理狀態，這樣桂枝湯的運用範圍十分廣闊，由外感病至內傷病，從一般疾病到疑難雜病，只要屬營衛不和皆可使用。臨床上常用此方加減治療感冒、流行性感冒、原因不明的低熱或多形紅斑、蕁麻疹、皮膚瘙癢

症、冬季皮炎、凍瘡以及妊娠嘔吐、產後病後低熱、更年期綜合徵之汗多低熱等病。

【原文】

太陽病(1)，頭痛，發熱，汗出，惡風，桂枝湯主之。（13）

【註解】

（1）太陽病：指原文第1條脈浮、頭項強痛、惡寒等症。

【白話圖解】

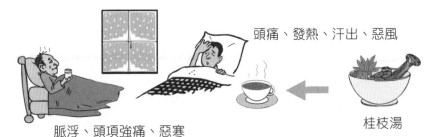

頭痛、發熱、汗出、惡風

桂枝湯

脈浮、頭項強痛、惡寒

【按語】

本條承前條言桂枝湯的主要證候。凡太陽病，無論中風、傷寒、已治、未治或其他表證，只要見到「頭痛、發熱、汗出、惡風」都可用桂枝湯治療。這樣，擴大了桂枝湯的應用範圍，不局限用於「太陽中風」證，這在後面許多條文中亦得到了印證。

【原文】

太陽病，項背強幾幾(1)，反(2)汗出惡風者，桂枝加葛根湯主之。（14）

〈桂枝加葛根湯方〉葛根四兩；麻黃(3)三兩，去節；芍藥二兩、生薑三兩，切；甘草二兩，炙；大棗十二枚，擘；桂枝二兩，去皮。

上七味，以水一斗，先煮麻黃、葛根，減二升，去上沫，內(4)諸藥，煮取三升，去渣。溫服一升，覆取微似汗，不須啜粥，餘如桂枝法將息(5)及禁忌。

臣億等謹按，仲景本論，太陽中風自汗用桂枝，傷寒無汗用麻黃，今證云汗出惡風，而方中有麻黃，恐非本意也。第三卷有葛根湯證，云無汗、惡風，正與此方同，是合用麻黃也。此云桂枝加葛根湯，恐是桂枝中但加葛根也。

【註解】

（1）項背強幾幾：幾，幾幾指牽強拘急不舒的症狀。項背強幾幾，不但含頭項強痛之症，就連背部也有強直拘緊的感覺。

（2）反：項背強幾幾，多為無汗，今見汗出，故曰反。

（3）麻黃：林億校正，將麻黃去掉。

（4）內：通「納」，加入之意。

（5）將息：將養調息，也就是護理調治的意思。

【白話圖解】

風寒在表

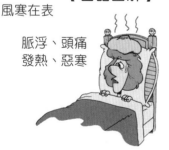

脈浮、頭痛
發熱、惡寒

頭項、背部拘緊疼痛，汗出惡風

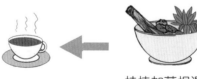

桂枝加葛根湯

桂枝加葛根湯方 $\left\{\begin{array}{l}\text{桂枝湯：解肌袪風，調和營衛}\\\text{葛根：解表、舒經、升津}\end{array}\right\}\left\{\begin{array}{l}\text{解肌袪風}\\\text{升津舒經}\end{array}\right.$

服用方法：不需要吃熱粥，餘和桂枝湯法同。

【按語】

桂枝加葛根湯證是桂枝湯證的兼證之一，在桂枝湯證的基礎上出現了「項背強幾幾」證，故治療在桂枝湯基礎上加上葛根。

由於項背強幾幾爲目前臨床一組因頸椎、肩、背之骨骼改變和肌肉痙攣所致的證候，故現代用本方治療多種頸、肩、背部的骨、肌肉、神經性疾病獲得較好的療效。尤以重用葛根、桂枝，獲效顯著。

【原文】

太陽病，下之後，其氣上沖(1)者，可與桂枝湯，方用前法(2)。若不上沖(3)者，不得與之。（15）

【註解】

（1）氣上沖：代指病機，即太陽經氣上逆，與邪抗爭，表證仍在。

（2）方用前法：即遵循第12條桂枝湯的服用方法。

（3）不上沖：正氣受傷，無力抗邪。

【白話圖解】

太陽病 $\xrightarrow{\text{誤下}}\left\{\begin{array}{l}\text{氣上沖——正氣抗邪→治宜桂枝湯}\\\text{氣不上沖——表邪內陷→隨證治療}\end{array}\right.$

【按語】

風寒在表，當發汗而解，即使有大便不通之症，也不能冒昧地使用下法。錯誤的治療不僅表邪不解，而且徒傷

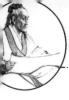

正氣，最易導致疾病發生變化。但是否發生傳變，亦決定病人體質的強弱，仍需依證而辨治。

【原文】

太陽病三日，已發汗，若吐、若下、若溫針(1)，仍不解者，此為壞病(2)，桂枝(3)不中與之也。觀其脈證，知犯何逆(4)，隨證治之。桂枝本為解肌(5)，若其人脈浮緊，發熱汗不出者，不可與之也。常須識(6)此，勿令誤也。（16）

【註解】

（1）溫針：是針刺與艾灸合併使用的一種方法。操作時，針刺一定的部位，將艾絨纏於針柄上點燃，使熱氣透入針刺的部位。

（2）壞病：即變證。指因誤治使原發病出現反常變化，無六經臨床特徵的病證。

（3）桂枝：此條文皆指桂枝湯。

（4）知犯何逆：指瞭解和考察疾病發生變化的經過及明確疾病產生的病因與病機。

（5）解肌：解散肌表之邪的意思，亦指發汗的緩劑。

（6）識：記住之意。

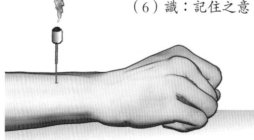

【白話圖解】

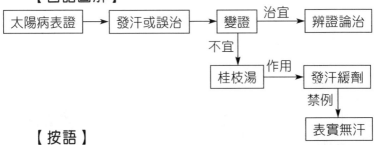

【按語】

太陽病發生變證的原因從條文角度講是因於誤治（若吐、若下、若溫針）所致，但從臨床角度講，當與治療的正確與否、病邪的性質、患者的體質等三方面的因素有關。疾病的演變有它的自身規律，是不以人們的意志爲轉移的，治療只能起著減輕病情，縮短病程的作用。

一旦疾病發生了變化，治療就需隨證而變。因而提出了「觀其脈證，知犯何逆，隨證治之」作爲診治原則，即中醫治病的精髓——辨證論治。

原文最後再列舉桂枝湯的作用，說明其應用有嚴格的適應證，若太陽傷寒表實證千萬不能用之。再一次強調「辨證論治」的重要性。

【原文】

若酒客(1)病，不可與桂枝湯，得之則嘔(2)，以酒客不喜甘(3)故也。（17）

【註解】

（1）酒客：指平素嗜酒之人，在此代指脾胃濕熱內盛之人。

（2）嘔：可以從病機角度理解，即指胃氣上逆，不

一定出現嘔吐。

（3）甘：指桂枝湯的藥性為辛甘之劑。

【白話圖解】

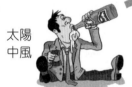

無濕熱內蘊，可用桂枝湯

太陽
中風

嗜酒的人

濕熱內蘊　　　桂枝湯

【按語】

　　平素嗜酒之人，一般為酒濕內留，鬱久化熱，以致濕熱稽留於中焦。這類病人舌質胖而紫暗，舌苔黃膩；有的鼻頭紅赤等。桂枝湯為辛甘溫之劑，助濕增熱，易使中焦濕熱加甚，而致胃氣壅滯上逆，出現噁心、噯氣等症。

　　若非要用桂枝湯治療，當需加減變化，如去甘草、大棗甘溫補膩之品，加葛根花、枳椇子、茵陳等清化濕熱之品。另外，過嗜酒體，濕熱內蘊亦可導致氣血失調、營衛不和而見頭痛、身熱、汗出、噁心、嘔吐等類似外感之症，但實非外感，治當清熱化濕，理脾和中。

　　若誤診為中風而用桂枝湯，則因甘可助濕，溫可增熱，正如火上加油，亦必然加重病情而出現胃氣上逆的嘔吐，究其原因就是「酒客不喜甘故也」，並且提醒濕熱內盛之人，用辛溫甘之藥必須謹慎。

【原文】

　　喘家(1)，作(2)桂枝湯，加厚朴、杏子(3)佳。（18）

【註解】

（1）喘家：素有喘疾的人，如患有慢性支氣管炎、哮喘等人。

（2）作：發作之意，即喘疾發作。

（3）杏子：即杏仁。

【白話圖解】

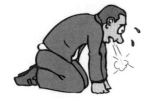

咳喘（肺寒氣逆）

桂枝湯加厚朴、杏子

發熱、惡寒、汗出（風寒在表）

【按語】

本證的主要矛盾為素有喘病，復感新邪，病變的部位還是在表，故其治療仍以解肌發表為主，用桂枝湯解肌祛風，同時加厚朴、杏子降氣利肺兼以治喘。杏子具有宣肺降氣的作用，但厚朴的作用主要是行氣消滯，此處用厚朴的目的是由升脾氣而降胃氣，再降肺氣。肺氣和胃氣以降為順，肺氣不降胃氣也易上逆；反之，胃氣不降，肺氣也不能肅降。胃與脾一腑一臟，互為表裏關係，要降胃氣，需先升脾氣，故厚朴通過升脾氣而降胃氣、肺氣。臨床使用本方治喘，以症見脈浮緩、有汗者為佳。

【原文】

凡(1)服桂枝湯吐(2)者，其後必(3)吐膿血也。（19）

【註解】

（1）凡：「凡」的之前有省略，即體質偏熱的人。

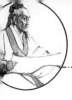

（2）吐：指肺胃氣逆，出現咳嗽、嘔吐等。

（3）必：乃是推斷之詞，非肯定之詞，意為可能。

【白話圖解】

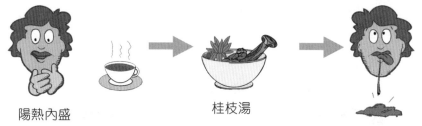

陽熱內盛　　　　　　桂枝湯

咳吐膿血（助熱動血）

【按語】

　　臨床上有一類患有肺癰或胃癰的病人，由於熱毒較盛，正邪相爭，影響氣血營衛不和，在外可表現出惡風寒、發熱、汗出等類似太陽中風的證候。如審證不確，錯認為太陽中風，而誤投桂枝湯甘溫之劑，則更助其內熱，而使病情惡化，出現咳、吐等，甚之熱毒腐血成膿，內癰破潰而咳吐出膿血等物。

　　綜合第17條和本條所述，凡內有濕熱或熱毒者，無論病在何經何臟，均不可投與桂枝湯，以其甘溫助熱之故，推而廣之，凡溫病、風溫、濕溫等，也均當忌桂枝湯。

【原文】

　　太陽病，發汗，遂漏不止(1)，其人惡風，小便難(2)，四肢微急(3)，難以屈伸者，桂枝加附子湯主之。（20）

　　＜桂枝加附子湯方＞桂枝三兩，去皮；芍藥三兩、甘草三兩，炙；生薑三兩，切；大棗十二枚，擘；附子一枚，炮，去皮，破八片。

上六味，以水七升，煮取三升，去渣，溫服一升。本雲，桂枝湯，今加附子，將息如前法。

【註解】

（1）遂漏不止：遂，於是，因而。漏，滲泄而出。意為因而汗液滲出不止。

（2）小便難：小便量少而不通暢。

（3）微急：輕度的拘急不舒。

【白話圖解】

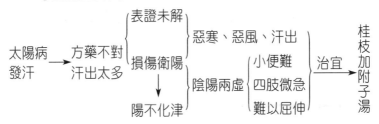

桂枝加附子湯方 ┤ 桂枝湯：調和營衛，外散風寒 ├ 調和營衛，補陽
　　　　　　　 └ 炮附子：溫腎助陽，衛外止汗 ┘ 斂汗

服用方法：按桂枝湯的服用方法。

【按語】

大汗出不僅會傷陽，而且亦易傷津，致陰陽兩虛。小便難，四肢微急，難以屈伸等症與陰陽不足密切相關。然治療為何只用補陽藥，不用滋陰藥。源於陰傷乃陽虛表不固，以致陰液丟失太多所致，陽虛表不固是主要矛盾。

另外，陽生則陰長，陽氣恢復，氣化功能正常，陰液就可自行恢復，所以治療無須滋陰之品，扶陽而攝陰。陽復後，氣化正常，陰液漸復，則小便自然通利；陽復後，陰液漸復，肢體得到溫煦和滋潤，四肢就能活動自如。這是張仲景用藥的特點之一。

【原文】

太陽病，下之後，脈促(1)胸滿(2)者，桂枝去芍藥湯主之。（21）

＜桂枝去芍藥湯方＞桂枝三兩，去皮；甘草二兩，炙；生薑三兩，切；大棗十二枚，擘。

上四味，以水七升，煮取三升，去渣，溫服一升，本雲，桂枝湯，今去芍藥，將息如前法。

【註解】

（1）促：速也，迫也。脈搏的急速有力。代指人體陽氣與邪激烈相爭。

（2）滿：作悶也。胸滿乃表邪誤下挫傷胸陽，陽鬱不伸所致。

【白話圖解】

脈促、發熱、惡寒、汗出、胸滿

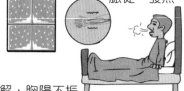

表證未解，胸陽不振

桂枝去芍藥湯

桂枝去芍藥湯方 { 桂枝 ← 生薑：辛溫發汗以除表邪 } 解肌祛風
　　　　　　　　　　　　← 甘草：辛甘化陽以溫胸陽 } 宣通陽氣
　　　　　　　　 大棗：補益中氣

服用方法：按桂枝湯的服用方法。

【按語】

此證為表邪誤下，部分邪氣內陷胸中，但終非誤下前的表證，治療則不能仍守桂枝湯原方，而用桂枝去芍藥湯治之。去芍藥的意義在於，芍藥酸斂，為陰分之藥。用之

不僅有礙於胸中陽氣的振奮宣暢，不利於胸滿的解除，而且對桂枝的辛甘發散，振奮胸陽的作用有牽制之弊，故去之不用。

這種用藥方法稱為避陰就陽法，亦稱去陰通陽法。

【原文】

若微(1)寒(2)者，桂枝去芍藥加附子湯主之。（22）

〈桂枝去芍藥加附子湯方〉桂枝三兩，去皮；甘草二兩，炙；生薑三兩，切；大棗十二枚，擘；附子一枚，炮，去皮，破八片。

上五味，以水七升，煮取三升，去渣，溫服一升。本云，桂枝湯，今去芍藥，加附子，將息如前法。

【註解】

（1）微：指脈微，代指人體陽氣不足。

（2）寒：惡寒，表證、陽虛皆可出現。

【白話圖解】

脈微、發熱、惡寒、汗出

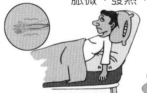
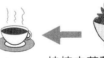

表證未解，損傷胸陽　　　　　　桂枝去芍藥加附子湯

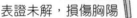

桂枝去芍藥加附子湯方
- 桂枝
  - 生薑：辛溫發汗以除表邪
  - 甘草：辛甘化陽以溫胸陽 ｝解肌祛風溫經復陽
- 大棗：補益中氣
- 炮附子：溫經復陽

服用方法：參考桂枝湯的服用方法。

【按語】

本條承21條而來，言太陽誤下，不僅可引起邪陷胸中，出現脈促胸滿，病情嚴重也可損傷陽氣，出現脈微、惡寒等症。21條太陽誤下邪陷胸中，正氣仍能抗邪，治宜解肌祛風去陰通陽，用桂枝去芍藥湯；22條太陽誤下邪陷胸中，陽氣損傷嚴重，治宜解肌祛風溫經復陽，在前方的基礎上加用附子。

【原文】

太陽病，得之八九日，如瘧狀(1)，發熱惡寒，熱多寒少，其人不嘔，清便(2)欲自可，一日二三度發。脈微緩(3)者，為欲癒也；脈微而惡寒者，此陰陽俱虛(4)，不可更發汗、更下、更吐也；面色反有熱色(5)者，未欲解也，以其不能得小汗出，身必癢，宜桂枝麻黃各半(6)湯。（23）

〈桂枝麻黃各半湯方〉桂枝一兩十六銖，去皮；芍藥、生薑切；甘草炙、麻黃去節，各一兩；大棗四枚，擘；杏仁二十四個，湯浸，去皮尖及兩仁者。

上七味，以水五升，先煮麻黃一二沸，去上沫，內諸藥，煮取一升八合，去渣，溫服六合。本云，桂枝湯三合，麻黃湯三合，並爲六合，頓服(7)。將息如上法。

臣億等謹按，桂枝湯方，桂枝、芍藥、生薑各三兩，甘草二兩，大棗十二枚。麻黃湯方，麻黃三兩，桂枝二兩，甘草一兩，杏仁七十個。今以演算法約之，二湯各取三分之一，即得桂枝一兩十六銖，芍藥、生薑、甘草各一兩，大棗四枚，杏仁二十三個零三分個之一，收之得二十四個，合方。詳此方乃三分之一，非各半也，宜云合半

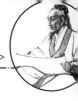

湯。

【註解】

（1）如瘧狀：指發熱惡寒呈陣發性，但非瘧疾之寒熱定時而作。

（2）清便：「清」通「圊」，指大小便接近正常。

（3）脈微緩：微，非指脈象微弱，乃稍微、略微之意。脈微緩，指脈不浮緊，而稍偏和緩。

（4）陰陽俱虛：陰陽，指表裏。此處指表裏皆虛。

（5）熱色：即面色因發熱而紅色。

（6）各半：根據林億校正，即合半之意。

（7）頓服：一次服完。

【白話圖解】

太陽病 ——病程長——→ 發熱惡寒，熱多寒少；飲食、大小便正常。

　　　→ 脈象平和——欲癒
　　　→ 脈微惡寒——表裏陽虛 ——治禁——→ 汗吐下
　　　→ 面赤、無汗、身癢——邪鬱不解，表閉輕證
　　　　　　　　　　　　　　　　↓治宜
　　　　　　　　　　　桂枝麻黃各半湯

桂枝麻黃各半湯方：

桂枝湯
麻黃湯 ｝原劑量1/3 ｛ 芍藥、甘草、大棗：酸收甘緩，防汗出太過
　　　　　　　　　　 麻黃、桂枝、生薑：辛甘發散，開腠發汗
　　　　　　　　　　 杏仁：宣肺——助 ｝剛柔並濟 小發其汗

服法：一次服完，餘如桂枝法。

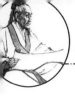
【按語】

外感風寒，病程較長（得之八九日），邪氣雖微，汗出不徹，久鬱在表不解。儘管病程較長，但太陽表證存在，治療仍以解表爲主。由於病期過久，未能及時汗解，以致邪鬱肌表，病勢不盛，不宜單用麻黃湯峻發其汗，然而肌腠閉塞，又非桂枝湯所能勝任，因此兩方合用，變大劑爲小劑。其劑量之輕微，僅是兩方總劑量的三分之一，偶方輕劑，小發其汗，實爲理想的治法。

【原文】

太陽病，初服桂枝湯，反煩(1)不解者，先刺風池(2)、風府(3)，卻與桂枝湯則癒。（24）

【註解】

（1）煩：指發熱、惡寒等表證。

（2）風池：足少陽膽經穴名。在枕骨粗隆直下四陷處與乳突之間，於斜方肌和胸鎖乳突肌之間取穴。

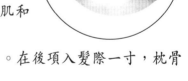

（3）風府：督脈經穴名。在後項入髮際一寸，枕骨與第一頸椎之間。

【白話圖解】

太陽病 → 桂枝湯一服 → 煩 {表證未解 / 經氣壅滯} 針刺風池、風府 ⊓ 桂枝湯 針藥並治

【按語】

本證因太陽中風，邪氣較盛，經氣鬱滯，所以服用桂

枝湯後不僅表證不除，而且加重。因而提出了針藥並治的方法，先刺風池穴與風府穴，疏通經脈，發散風邪，解太陽經氣之壅塞，然後再服桂枝湯，吃熱粥，溫覆取汗。針藥並治，袪邪力量倍增，病可速癒，對目前臨床有很好的指導意義。

　　風池、風府，穴以風名，言其袪風之功顯著，俱可通陽以泄邪。因而表證、陽證多用之。

【原文】

　　服桂枝湯，大汗出，脈洪大者，與桂枝湯如前法(1)**。若形似瘧，一日再發**(2)**者，汗出必解，宜桂枝二麻黃一湯。**（25）

　　＜桂枝二麻黃一湯方＞桂枝一兩十七銖，去皮；芍藥一兩六銖、麻黃十六銖，去節；生薑一兩六銖，切；杏仁十六個，去尖皮；甘草一兩二銖，炙；大棗五枚，擘。

　　上七味，以水五升，先煮麻黃一二沸，去上沫，內諸藥，煮取二升，去渣，溫服一升，日再服。本云，桂枝湯二分，麻黃湯一分，合為二升，分再服。今合為一方，將息如前法。

　　臣億等謹按，桂枝湯方，桂枝、芍藥、生薑各三兩，甘草二兩，大棗十二枚。麻黃湯方，麻黃三兩，桂枝二兩，甘草一兩，杏仁七十個。今以演算法約之，桂枝湯取十二分之五，即得桂枝、芍藥、生薑各一兩十六銖，甘草二十銖，大棗五枚。麻黃湯取九分之二，即得麻黃十六銖，桂枝十銖三分銖之二，收之得十一銖，甘草五銖三分銖之一，收之得六銖，杏仁十五個九分枚之四，收之得十

六個。二湯所取相合，即得桂枝一兩十七銖，麻黃十六銖，生薑、芍藥各一兩六銖，甘草一兩二銖，大棗五枚，杏仁十六個，合方。

【註解】

（1）如前法：原文12條方後桂枝湯的服用方法。

（2）一日再發：一天發作兩次。

【白話圖解】

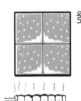

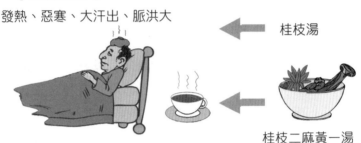

發熱、惡寒、大汗出、脈洪大

桂枝湯

桂枝二麻黃一湯

餘邪未盡，表鬱日久，寒熱再發

桂枝二麻黃一湯方：

桂枝湯原劑量5/12
麻黃湯原劑量2/9

芍藥、甘草、大棗：酸收甘緩，防汗出太過

麻黃、桂枝、生薑：辛甘發散，開腠發汗

微發其汗

杏仁：宜肺————助

服法：二次服完，餘如桂枝法。

【按語】

　　本條原文與23條原文的證均為表鬱輕證，症見寒熱如瘧。二者區分在於23條原文的證，病程較長，始終無汗，表鬱較甚，故用桂枝麻黃各半湯小發其汗；25條原文的證是大汗後，肌腠復閉，邪微證輕，故用桂枝二麻黃一湯，

在解肌方中略加發汗之品，微發其汗。

由此可見張仲景用藥的嚴謹。

【原文】

服桂枝湯，大汗出後，大煩(1)渴不解，脈洪大者，白虎加人參湯主之。（26）

＜白虎加人參湯方＞知母六兩、石膏一斤，碎；綿裏、甘草二兩，炙；粳米六合、人參三兩。

上五味，以水一斗，煮米熟湯成，去渣，溫服一升，日三服。

【註解】

（1）大煩：煩因於熱，大煩即大熱也。

【白話圖解】

脈洪大（熱盛於裏，鼓動於外）

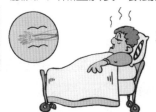

大汗（熱盛津液外泄）

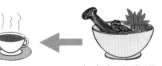

白虎加人參湯

大煩、大渴（裏熱熾盛，熱盛傷津）

白虎加人參湯方 { 石膏、知母：清陽明之燥熱 }　辛寒清熱
　　　　　　　{ 粳米、甘草：養胃以防燥熱傷津 }　益氣生津
　　　　　　　{ 人參：益氣生津 }

【按語】

「服桂枝湯，大汗出，脈洪大」本條與25條文字相似，而病證的本質截然不同。25條是服桂枝湯，汗不如

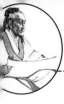

法，致大汗出，但表證未解，脈由浮緩變爲洪大，是陽盛於外抗邪之故，然脈變而證未變，仍用桂枝湯解表。本條爲服桂枝湯，大汗出後，表證全無，而有脈洪大，大煩渴不解等裏熱熾盛，津傷氣耗之證，脈變證也變，故治用白虎加人參湯。

　　白虎加人參湯用於燥熱津氣兩傷的病證，如糖尿病、中暑療效較好。至於人參，可以根據病情選用西洋參、生曬參等。

　　【原文】

　　太陽病，發熱惡寒，熱多寒少。脈微弱者，此無陽(1)也，不可發汗。宜桂枝二越婢(2)一湯(3)。（27）

　　＜桂枝二越婢一湯方＞桂枝去皮、芍藥、麻黃、甘草炙，各十八銖；大棗四枚，擘；生薑一兩二銖，切；石膏二十四銖，碎，綿裹。

　　上七味，以水五升，煮麻黃一二沸，去上沫，內諸藥，煮取二升，去渣，溫服一升。本云，當裁爲越婢湯、桂枝湯合之，飲一升。今合爲一方，桂枝湯二分，越婢湯一分。

　　臣億等謹按，桂枝湯方，桂枝、芍藥、生薑各三兩，甘草二兩，大棗十二枚。越婢湯方，麻黃六兩，生薑三兩，甘草二兩，石膏半斤，大棗十五枚。今以演算法約之，桂枝湯取四分之一，即得桂枝、芍藥、生薑各十八銖，甘草十二銖，大棗三枚。越婢湯取八分之一，即得麻黃十八銖，生薑九銖，甘草六銖，石膏二十四銖，大棗一枚八分之七，棄之。二湯所取相合，即共得桂枝、芍藥、

甘草、麻黃各十八銖，生薑一兩二銖，石膏二十四銖，大
棗四枚，合方。舊云，桂枝三，今取四分之一，即當云桂
枝二也。越婢湯方，見仲景雜方中《外台秘要》，一起云
脾湯。

【註解】

（1）無陽：指陽氣虛。

（2）越婢：指越婢湯，載於《金匱要略》，由麻
黃、石膏、生薑、大棗、炙甘草組成。

（3）宜桂枝二越婢一湯：此句應接在「熱多寒少」
後，屬倒裝文法。

【白話圖解】

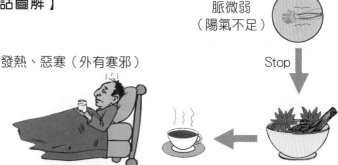

脈微弱
（陽氣不足）

Stop

太陽病

發熱、惡寒（外有寒邪）

心煩、口渴（內有鬱熱）

桂枝二越婢一湯

桂枝二越婢一湯方：

桂枝湯原方劑量1/4：辛溫之劑，外散表寒
越婢湯原方劑量1/8：辛涼之劑，發越鬱熱
辛溫小汗，兼清鬱熱

【按語】

本條是太陽表證，遷延日久，以致邪鬱不解，形成內
熱外寒的證候。其病理機制與大青龍湯頗同，只是病勢輕
重而已。

【原文】

服桂枝湯，或下之，仍頭項強痛，翕翕發熱，無汗，心下滿微痛，小便不利者，桂枝去桂(1)加茯苓白朮湯主之。（28）

＜桂枝去桂加茯苓白朮湯方＞芍藥三兩、甘草二兩，炙；生薑切；白朮、茯苓各三兩；大棗十二枚，擘。

上六味，以水八升，煮取三升，去渣，溫服一升，小便利則癒。本云，桂枝湯今去桂枝，加茯苓、白朮。

【註解】

（1）去桂：去桂枝的問題，歷來醫家歧義頗多。以成無己為代表不主張去桂枝。錢天來認為「大約是歷年久遠，後人舛誤所致，非仲景本來所系原方」。

【白話圖解】

疑似太陽病 ─ 服桂枝湯下之 ─ 病證未變
- 頭項痛、發熱──水氣內停，太陽經氣受阻
- 無汗、心下微滿──水氣不得外泄，停於心下
- 小便不利──水氣不得下行

脾虛津傷，水氣內停 治宜 桂枝去桂加茯苓白朮湯

桂枝去桂加茯苓白朮湯方
- 茯苓、白朮：健脾滲利水濕
- 芍藥、甘草：酸甘化陰，補津不足
- 生薑：辛溫宣散水氣
- 大棗：培補中氣

健脾利水

【按語】

本證有發熱、無汗等症狀，似表而實非表證，服桂枝湯不僅無效，反有桂枝辛溫傷津之弊。水邪凝結，氣機不

暢，可見心下滿微痛，似裏實而實非裏實，誤用下法，滿痛不除，反傷脾氣。治用健脾利水方爲上策。去桂枝之辛溫，恐其耗傷津液，用芍藥意在和營益陰，生薑助白朮、茯苓行水氣，故方後云：「小便利則癒。」說明本方的重點在於健脾利水，通行小便，水邪下行，諸證自癒。

【原文】

傷寒脈浮，自汗出，小便數，心煩，微惡寒，腳攣急(1)，反與桂枝欲攻其表，此誤也。得之便厥(2)，咽中乾，煩躁，吐逆者，作甘草乾薑湯與之，以復其陽；若厥癒足溫者，更作芍藥甘草湯與之，其腳即伸；若胃氣不和，譫語(3)者，少與調胃承氣湯；若重發汗，復加燒針(4)者，四逆湯主之。（29）

＜甘草乾薑湯方＞甘草四兩，炙；乾薑二兩。

上二味，以水三升，煮一升五合，去渣，分溫再服。

＜芍藥甘草湯方＞白芍藥、甘草炙，各四兩。

上二味，以水三升，煮取一升五合，去渣，分溫再服。

＜調胃承氣湯方＞大黃四兩，去皮，清酒洗；甘草二兩，炙；芒硝半升。

上三味，以水三升，煮取一升，去渣，內芒硝，更上火微煮令沸，少少溫服之。

＜四逆湯方＞甘草二兩，炙；乾薑一兩半；附子一枚，生用，去皮，破八片。

上三味，以水三升，煮取一升二合，去渣，分溫再服。強人可用大附子一枚、乾薑三兩。

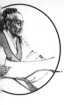

【註解】

（1）腳攣急：腳指小腿，腳攣急指小腿筋肉拘急，伸屈不利，或伴有輕度疼痛。民間稱小腿抽筋。

（2）厥：指手足逆冷。又稱厥逆。

（3）譫語：神志不清，胡言亂語，聲音多高亢。

（4）燒針：將針體在火上加熱後，刺入人體的一種治療方法。

【白話圖解】

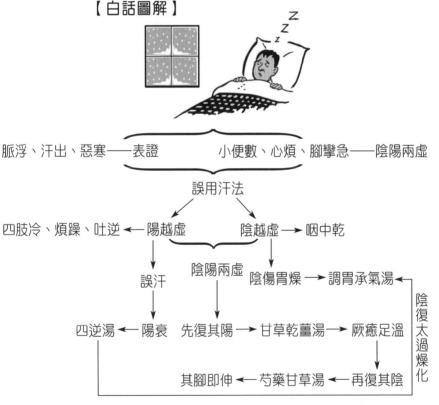

芍藥甘草湯方 {芍藥：益血和營 / 甘草：補中緩急} 酸甘化陰，陰復而筋脈得養，則腳自伸

調胃承氣湯方 {大黃：瀉熱去實 / 芒硝：瀉熱潤燥 / 甘草：甘緩和中} 瀉熱通便 ——服法——▶ 少少溫服

四逆湯方 {附子：溫腎回陽 / 乾薑：溫中散寒 / 甘草：溫補調中} 回陽救逆 ——服法——▶ 用量隨體質而定

【按語】

　　表證兼陰陽兩虛，經誤治後，可以產生很多變證。在處理時應根據眾多的臨床事實加以歸納、總結，權衡其陰陽虛實的互相轉化，緩急先後，憑證立方。在文法上採用「設法禦變」的寫法，絕非以藥試病，寒熱補瀉雜投，充分體現了中醫辨證施治的特色，也是「觀其脈證，知犯何逆，隨證治之」原則的具體應用。

【原文】

　　問曰：證象陽旦(1)，按法治之而增劇，厥逆，咽中乾，兩脛拘急而譫語。師曰：言夜半手足當溫，兩腳當伸，後如師言。何以知此？答曰：寸口脈浮而大，浮為風，大為虛，風則生微熱，虛則兩脛攣，病形象桂枝，因加附子參其間，增桂令汗出，附子溫經，亡陽故也。厥逆咽中乾，煩躁，陽明內結，譫語煩亂，更飲甘草乾薑湯，夜半陽氣還，兩足當熱，脛尚微拘急，重與芍藥甘草湯，爾乃脛伸，以承氣湯微溏，則止其譫語，故知病可癒。
（30）

【註解】

（1）陽旦：指陽旦湯，亦即桂枝湯。

【白話圖解】

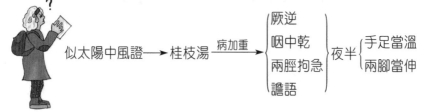

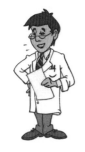

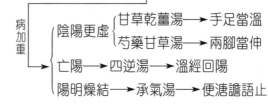

【按語】

本條文是對29條原文的註解，一般《傷寒論》教材不作詳解。

辨太陽病脈證並治＜中＞

【原文】

太陽病(1)，項背強幾幾，無汗惡風，葛根湯主之。
（31）

＜葛根湯方＞葛根四兩、麻黃三兩，去節；桂枝二兩，去皮；生薑三兩，切；甘草二兩，炙；芍藥二兩、大棗十二枚，擘。

上七味，以水一斗，先煮麻黃、葛根，減二升，去白沫，內諸藥，煮取三升，去渣，溫服一升。覆(2)取微似汗，餘如桂枝法將息及禁忌。諸湯皆仿此。

【註解】

（1）太陽病：主要指傷寒表實證，應結合第3條原文。

（2）覆：要求服藥後蓋被取汗。

【白話圖解】

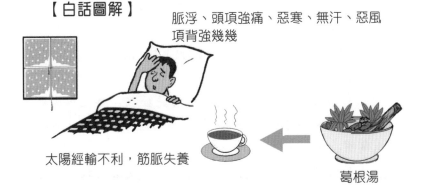

脈浮、頭項強痛、惡寒、無汗、惡風項背強幾幾

太陽經輸不利，筋脈失養

葛根湯

葛根湯方 { 桂枝湯：解肌祛風，調和營衛 } 發汗解表，升津舒經
　　　　　{ 葛根：解表、舒經、生津 }
　　　　　{ 麻黃：開腠發汗，助桂枝解表 }

服用方法：不需要吃熱粥，餘和桂枝湯法同。

【按語】

葛根湯即桂枝湯加葛根、麻黃組成，與桂枝加葛根湯均治太陽病兼項背強幾幾，主要區分在於有無出汗，可見葛根是治項背強幾幾的主藥。爲何不用麻黃湯加葛根，而用桂枝湯加葛根、麻黃，關鍵在於本證是由於外感風寒，邪入太陽經輸，經氣不利，經脈失養所致。除有風寒之邪外，尚有津液不能上承之因素，故治療不宜用麻黃湯峻汗，防止津液嚴重損傷。但畢竟是風寒表實，非麻黃湯發汗不可。況且本證不喘，故不需杏仁苦降，只以桂枝湯加麻黃取發汗之用，其中芍藥有收斂之性，可牽制麻、桂的峻汗；又能和營，這樣發汗作用小於麻黃湯而大於桂枝湯，並加葛根升津液、舒經脈、又能解表，合之爲葛根湯，其效甚於麻黃湯加葛根。

【原文】

太陽與陽明合病(1)者，必自(2)下利，葛根湯主之。（32）

【註解】

（1）合病：凡兩經或三經同時發病，無先後次第之分者。太陽與陽明合病即太陽、陽明經證候同時出現，此處陽明指腸道。

（2）自：說明本證的下利，既非誤治所致，也非裏

虛所致，而是病情至此，自然發生的下利。其特點是水糞雜下，而無惡臭、肛門灼熱等症，屬於感寒下利。

【白話圖解】

脈浮、惡寒、發熱、無汗、腹瀉

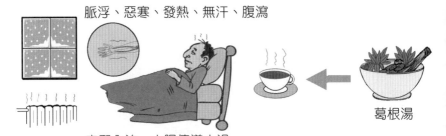

葛根湯

表邪內迫，大腸傳導太過

【按語】

葛根湯既能治療項背強幾幾，又能治療下利，屬於同病異治。關鍵是兩者有相同的病機，即風寒在表，前者影響太陽經輸，後者內迫大腸，儘管證候各異，皆起於表邪。再者，葛根既能散在表之風寒，又能升清止瀉，故兼腹瀉可用。

【原文】

太陽與陽明合病，不下利但嘔(1)**者，葛根加半夏湯主之。**（33）

＜葛根加半夏湯方＞葛根四兩、麻黃三兩，去節；甘草二兩，炙；芍藥二兩、桂枝二兩，去皮；生薑二兩，切；半夏半升，洗；大棗十二枚，擘。

上八味，以水一鬥，先煮葛根、麻黃，減二升，去白沫。內諸藥，煮取三升，去渣，溫服一升。覆取微似汗。

【註解】

（1）但嘔：強調病機，即胃氣上逆。聯繫前句「不下利」，說明本證表邪沒有影響大腸，而影響於胃。胃與腸皆屬陽明，故言「太陽與陽明合病」。

【白話圖解】

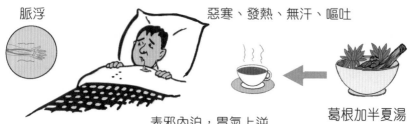

脈浮

惡寒、發熱、無汗、嘔吐

葛根加半夏湯

表邪內迫，胃氣上逆

葛根加半夏湯方 $\left\{\begin{array}{l}\text{葛根湯：發汗解表}\\\text{半夏：降逆止嘔}\end{array}\right.$ 發汗解表，降逆止嘔

【按語】

下利、嘔吐的原因主要是胃腸的功能紊亂所致。正常時，胃氣以降，脾氣當升。當脾氣下陷則發生下利，胃氣上逆則發生嘔吐，皆由太陽表邪內迫，腸胃功能失常所致。這種「利」或「嘔」關鍵是表邪鬱閉，所以治療重點是解太陽之邪，表邪得解，胃腸功能恢復正常，則下利、嘔吐自癒，故以葛根湯為治療主方。但嘔吐與下利畢竟部位不同，前者在胃，胃氣上逆使然；後者在腸，大腸傳導太過所致，治療就得逆其道而行之。治下利宜升清，治嘔吐當降逆，故重用半夏，用量大於葛根，目的降逆止嘔。

【原文】

太陽病，桂枝證，醫反下之，利遂不止，脈促(1)者，

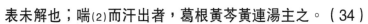

表未解也；喘(2)而汗出者，葛根黃芩黃連湯主之。（34）

　　＜葛根黃芩黃連湯方＞葛根半斤、甘草二兩，炙；黃芩三兩、黃連三兩。

　　上四味，以水八升，先煮葛根，減二升，內諸藥，煮取二升，去渣，分溫再服。

【註解】

　　（1）脈促：指脈勢而言，與21條原文的脈促意義相同。主要指腸胃雖傷，但正氣仍能抗邪，外邪尚未全陷於裏，表證仍在。

　　（2）喘：氣喘吁吁之意，可理解為熱盛下利而致肺氣失宣。

【白話圖解】

太陽中風證
↓
誤用下法 ⟶ 下利 ⎰ 脈促者，表未解也──桂枝加葛根湯
　　　　　　　　　⎱ 喘而汗出──表邪化熱，內傳大腸 ─治宜→ 葛根黃芩黃連湯

葛根黃芩黃連湯方 ⎰ 葛根：升津透邪
　　　　　　　　　　黃芩、黃連：清熱燥濕，堅陰下利 ⎱ 清腸止利
　　　　　　　　　⎱ 甘草：甘緩補氣

【按語】

　　「同病異治」是本條文的特點。同為太陽病誤下而致下利，由於體質不同，且有兩種表現。一則是表邪未解兼有下利，屬於寒利；另則是邪熱內傳，影響大腸傳導而出現的大便急迫下注，臭穢異常，屬於熱利。除汗出外，可見口渴、口苦、肛門灼熱、小便短赤、舌紅苔黃等裏熱證

候。前者治以桂枝加葛根湯，解表爲主；後者治以葛根黃芩黃連湯，清熱爲主。葛根黃芩黃連湯是治療熱性泄瀉的有效方劑，臨床上常用於急性胃腸炎、腸傷寒等。

【原文】

太陽病 (1)，頭痛，發熱，身疼，腰痛，骨節疼痛，惡風 (2)，無汗而喘(3)者，麻黃湯主之。（35）

＜麻黃湯方＞麻黃三兩，去節；桂枝二兩，去皮；甘草一兩，炙；杏仁七十個，去皮尖。

上四味，以水九升，先煮麻黃，減二升，去上沫，內諸藥，煮取二升半，去渣，溫服八合。覆取微似汗，不須啜粥，餘如桂枝法將息。

【註解】

（1）太陽病：指第1、3條原文的證候。

（2）惡風：第3條原文言「必惡寒」，本條言「惡風」，二者並不矛盾，惡風乃惡寒之互詞。一般外感表證，風多兼寒，寒多兼風，難以截然分開。

（3）頭痛，發熱，身疼，腰痛，骨節疼痛，惡風，無汗而喘：稱為麻黃八症。

【白話圖解】

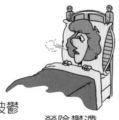
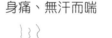
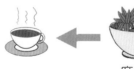

發熱、惡寒

身痛、無汗而喘

麻黃湯

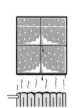
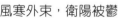

風寒外束，衛陽被鬱

營陰鬱滯

麻黃湯方 ｛ 麻黃、杏仁：宣肺平喘 ｜
｜ 麻黃、桂枝：開腠發汗 ｝ 發汗解表，宣肺平喘
｜ 甘草：調和諸藥 ｜

【按語】

本條文所提到的所有證候，關鍵在於一個「閉」字，即表閉。證候表現體現在三個方面，一是腠理閉塞之無汗；二是肺氣閉塞之咳喘；三是經脈閉阻之全身骨節疼痛，與太陽中風腠理開泄恰恰相反。太陽傷寒證為腠理緻密者感受風寒之邪，而以寒邪偏重。寒主收引，因此風寒外束，衛陽被遏，營陰鬱滯，是產生這些證候的前提，也是本病的病機。

麻黃湯雖為治療太陽表實證而設，但根據「肺合皮毛、肺主宣發、通調水道、下輸膀胱」等理論，在臨床上廣泛地運用於肺系、腎系、心系、皮膚、神經系統等方面的疾病。呼吸系統疾病，如感冒、流行性感冒、急性支氣管炎、支氣管哮喘等證屬表寒者；泌尿系統疾病，如急性腎炎，能加速水腫的消退；神經系統如治療寒濕久留之肩凝症，皮膚方面用於風寒客於腠理之蕁麻疹等。

【原文】

太陽與陽明合病，喘(1)而胸滿(2)者，不可下，宜(3)麻黃湯。（36）

【註解】

（1）喘：以喘代指風寒表實證，屬省文筆法，當與第1條、第3條、第35條原文合參。

（2）胸滿：柯琴曰：「三陽俱受氣於胸中，而部位

則屬陽明。」以胸滿一症代指邪迫陽明。

（3）宜：帶有斟酌的語氣。以太陽病為主，不可用治陽明的方法。若裏證明顯可以隨證加減變化。不可執死方以治變化著的疾病。凡《傷寒論》中云：「宜」，「與」，「可與」某方者，均含有一定的意義，當審之。

【白話圖解】

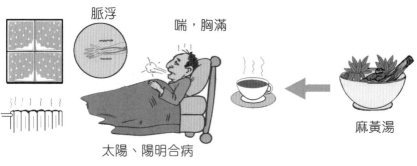

脈浮

喘，胸滿

麻黃湯

太陽、陽明合病

【按語】

太陽、陽明合病，治療上當採用先治太陽之法。因為表邪不及時地祛除，就會內陷入裏，加重陽明病的證候，故迅速祛邪成了當務之急。若陽明裏證較重亦可以在解表的同時兼顧裏證。

【原文】

太陽病，十日以去(1)，脈浮細(2)而嗜臥(3)者，外已解也。設胸滿脅痛者，與小柴胡湯(4)。脈但浮者，與麻黃湯。（37）

【註解】

（1）十日以去：指太陽表實證經過了一段時間，不要拘泥於日期。

（2）脈浮細：脈細代指病勢，為邪衰。脈象不是浮緊、浮數，而見浮細，說明邪去神恬，病情好轉。

（3）嗜臥：嗜，喜好之意。嗜臥，指病後的精神疲倦而喜靜臥。

（4）小柴胡湯：為少陽病主方，見96條。

【白話圖解】

太陽傷寒 ──病程較長──→
- 脈浮細而嗜臥──癒（正復邪祛）
- 胸滿脅痛──小柴胡湯（邪傳少陽）
- 浮（發熱、惡寒、無汗）──麻黃湯（表證未解）

【按語】

本條文體現了兩個精神，一是疾病的變化與體質好壞、邪氣的輕重密切相關，同樣的病，在不同人的身上可以表現出病程的長短不一；二是治病必須以辨證為前提，不管病程有多長，有是證，用是方，麻黃湯不一定專用於外感病初期，那種僅依據病期用藥，是與辨證相悖的。

【原文】

太陽中風（1），脈浮緊，發熱惡寒，身疼痛，不汗出而煩躁者，大青龍湯主之。若脈微弱，汗出惡風者，不可服之。服之則厥逆，筋惕肉瞤（2），此為逆也。（38）

＜大青龍湯方＞麻黃六兩，去節；桂枝二兩，去皮；甘草二兩，炙；杏仁四十個，去皮尖；生薑三兩，切；大棗十枚，擘；石膏如雞子大，碎。

上七味，以水九升，先煮麻黃，減二升，去上沫，內諸藥，煮取三升，去渣，溫服一升，取微似汗。汗出多者，溫粉（3）粉之。一服汗者，停後服。若復服，汗多亡

陽，遂虛，惡風，煩躁，不得眠也。

【註解】

（1）太陽中風：病因概念，指風寒邪氣傷人肌表，非太陽中風證。

（2）筋惕肉瞤（ㄕㄨㄣˋ）：瞤，肌肉跳動。筋惕肉瞤類似於震顫、抽搐等證候。

（3）溫粉：炒溫之米粉。撲在皮膚上，用於止汗。

【白話圖解】

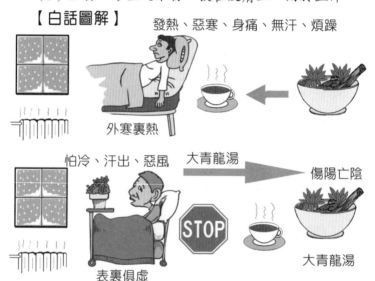

發熱、惡寒、身痛、無汗、煩躁

外寒裏熱

怕冷、汗出、惡風　　大青龍湯　　傷陽亡陰

表裏俱虛　　大青龍湯

大青龍湯方 ｛ 麻黃湯：發汗開腠
石膏：清泄裏熱
生薑、大棗：和中以資汗源 ｝外散風寒，內清鬱熱

｛ 出汗——停藥
大汗出——溫粉撲之

【按語】

大青龍湯證俗稱「寒包火」，由於病人腠理閉塞無

汗，使得陽鬱不宣，鬱熱不得外泄而成外寒裏熱之象，故
「不汗出而煩躁」是大青龍湯證的辨證要點。若病人出現
汗出煩躁則不是大青龍湯證；若無汗不煩躁也不是大青龍
湯證；若無外寒，能汗出，則煩躁之證無從產生。由於外
寒表閉是主要矛盾，故治療重在解表宣透。大劑量的麻
黃，配伍桂枝足以開腠發汗；石膏配伍麻黃，既清裏熱，
又能透熱外泄。

　　本證與麻黃湯證相比較，表實無汗，脈浮緊相同，而
「煩躁」則爲本證所特有。所以，太陽傷寒以麻黃湯發汗
即可。而本證風寒束縛較重，鬱熱內生，故發汗的力量須
峻猛，加之熱邪不可不清，非用大青龍湯治之不可。

【原文】
　　傷寒脈浮緩(1)，身不疼但重，乍有輕時(2)，無少陰
證(3)者，大青龍湯發之。（39）
【註解】
　　（1）脈浮緩：理解爲不典型的大青龍湯證脈象，與
病人體質較弱、病勢有關。
　　（2）乍有輕時：指病情偶有減輕之時。
　　（3）無少陰證：提示本證的「身重」非陽虛所致，
注意與少陰病「身重」的鑒別。
【白話圖解】

風寒邪氣	→ 閉阻腠理	→ 病勢輕緩	脈浮緩（發熱、惡寒、無汗）——表邪在表	不典型的大青龍湯證
			身重，乍有輕時——內有鬱熱，裏氣不宣	

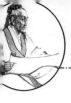

【按語】

本條論述了大青龍湯證的脈證，發熱、惡寒、無汗、煩躁、脈浮緊等乃言其常（典型的脈證）；本條脈浮緩、身不疼但重、乍有輕時，是言其變（不典型的脈證）。但發熱、惡寒、無汗、煩躁仍為本條主證，否則不可用大青龍湯。兩條合參，說明患者體質差異，正邪相爭的程度不同，臨床表現的證候可有差異，提醒人們臨證時務必審證求因，辨證施治。

【原文】

傷寒表不解，心下有水氣(1)，乾嘔發熱而咳，或渴，或利，或噎(2)，或小便不利、少腹滿(3)，或喘者，小青龍湯主之。（40）

＜小青龍湯方＞麻黃去節、芍藥、細辛、乾薑、甘草炙、桂枝去皮，各三兩；五味子半升、半夏半升，洗。

上八味，以水一斗，先煮麻黃，減二升，去上沫，內諸藥，煮取三升，去渣，溫服一升。若渴，去半夏，加栝樓根三兩；若微利，去麻黃，加蕘花，如一雞子，熬令赤色；若噎者，去麻黃，加附子一枚，炮；若小便不利、少腹滿者，去麻黃，加茯苓四兩；若喘，去麻黃，加杏仁半升，去皮尖。且蕘花不治利，麻黃主喘，今此語反之，疑非仲景意。

臣億等謹按，小青龍湯大要治水。又按《本草》，蕘花下十二水，若水去利則止也。又按《千金》，形腫者應內麻黃，乃內杏仁者，以麻黃發其陽故也。以此證之，豈非仲景意也。

【註解】

（1）心下有水氣：心下，指胃脘部、上腹部，此處泛指「裏」。水氣，病理概念，即水飲邪氣。

（2）噎：指咽喉部有氣逆阻塞感。

（3）少腹滿：「少」通「小」。少腹滿即下腹部脹滿。

【白話圖解】

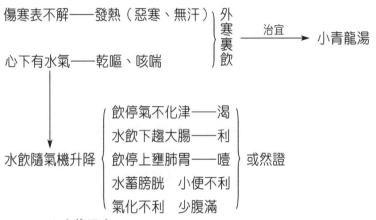

傷寒表不解──發熱（惡寒、無汗）⎫外
⎬寒　治宜──→ 小青龍湯
心下有水氣──乾嘔、咳喘　　⎭裏飲

水飲隨氣機升降 ⎰ 飲停氣不化津──渴
⎱ 水飲下趨大腸──利
　 飲停上壅肺胃──噎　⎱ 或然證
　 水蓄膀胱　小便不利
　 氣化不利　少腹滿

小青龍湯方：

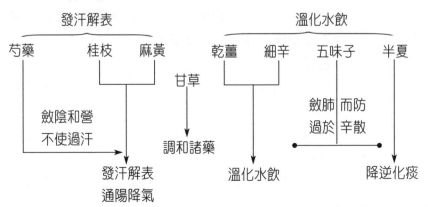

發汗解表　　　　　　　　溫化水飲

芍藥　　桂枝　　麻黃　　乾薑　　細辛　　五味子　　半夏

甘草

斂陰和營　　　　　　　　　　　　　斂肺 而防
不使過汗　　　　　　　　　　　　　過於 辛散

發汗解表　　　調和諸藥　　溫化水飲　　　降逆化痰
通陽降氣

加減變化 {
渴——減溫燥半夏，加栝樓根生津止渴
利——減麻黃之升散，加蕘花利水實大便
噎——減麻黃恐過汗，加附子溫振陽氣
小便不利、腹滿——減麻黃之燥，加茯苓利水
}

【按語】

「外有風寒，內有水飲」點出了本證的病機。宿有內飲者，不慎外感，風寒引動宿疾，以致寒飲射肺。證候表現由太陽表實證和水飲內停證兩方面組成，但是以寒熱咳喘，痰稀色白為辨證要點。

小青龍湯實質上是麻黃湯去杏仁，加芍藥、細辛、五味子、半夏而成，取《金匱要略》「病痰飲者，當以溫藥和之」之意。在臨床上是治療寒飲射肺喘咳的一張名方，不論有無表證，均可使用。如慢性支氣管炎、支氣管哮喘、老年性肺氣腫以及慢性支氣管炎急性發作等，只要證屬外有風寒，內有水飲者，用之都有效。

【原文】

傷寒心下有水氣，咳而微 (1)喘，發熱不渴。服湯已渴者，此寒去欲解(2)也。小青龍湯主之(3)。（41）

【註解】

（1）微：指病情與表證有關，病位偏表淺。不是指喘一症的輕重。

（2）寒去欲解：寒，指水飲。服小青龍湯後表寒得散，內飲得化，病情將癒。

（3）小青龍湯主之：此句應接在「發熱不渴」後，屬倒裝文法。

【白話圖解】

傷寒——發熱（惡寒、無汗）｜外
　　　　　　　　　　　　　　　寒　服用
　　　　　　　　　　　　　　　裏──────→小青龍湯
心下有水氣——咳喘、不渴　｜飲
　　　　　　　　　　　　　　　　　　汗後寒去欲解
　　　　　　　　　　　　　　　　　　上焦津液暫乏
　　　　　　　　　　　　　　　　　　　↓
　　　　　　　　　　　　　　　　　口渴
　　　　　　　　　　　　　　　　　　氣機暢通
　　　　　　　　　　　　　　　　　　水津四布
　　　　　　　　　　　　　　　　　口渴消失

【按語】

不渴，是寒飲的本象，但水飲內停，阻礙氣化，氣不化津可以出現口渴。渴與不渴現象相反，本質相同。本條文所言服藥後的口渴則與之不同，乃溫藥發汗化飲後，一時上焦津液尚少，而出現暫時口渴的現象，隨著病情好轉，氣機暢通，水津四布，則口渴自然消除。

口渴既然為病解佳兆，必然飲水不多，非邪從熱化，大煩渴不解可比。

【原文】

太陽病，外證未解(1)，脈浮弱(2)者，當以汗解，宜桂枝湯。（42）

【註解】

（1）外證未解：頭痛、發熱、惡寒等表證沒有解除。

（2）脈浮弱：弱，緩弱之象。邪勢不重之意，非氣血不足、按之無力的弱脈。

【白話圖解】

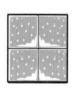

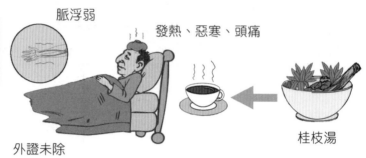

脈浮弱

發熱、惡寒、頭痛

桂枝湯

外證未除

【按語】

有人認爲本條是太陽傷寒，經發汗後，表證未解，但見脈不浮緊而浮弱，是營氣不足之象，故不宜再與麻黃湯峻汗，治以桂枝湯微發汗。

【原文】

太陽病，下之微(1)喘者，表未解故也，桂枝加厚朴杏子湯主之。（43）

＜桂枝加厚朴杏子湯方＞桂枝三兩，去皮；甘草二兩，炙；生薑三兩，切；芍藥三兩；大棗十二枚，擘；厚朴二兩，炙，去皮；杏仁五十個，去皮尖。

上七味，以水七升，微火煮，取三升，去渣，溫服一升，覆取微似汗。

【註解】

（1）微：輕也，疾病的性質未變，病變部位仍在表，喘由表邪所致。

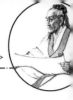

【白話圖解】

發熱、惡寒、汗出、喘

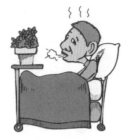

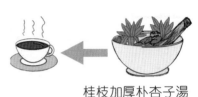

桂枝加厚朴杏子湯

風寒在表，肺氣上逆

桂枝加厚朴杏子湯方 ⎧桂枝湯：解肌祛風，調和營衛⎫　解肌祛風，
　　　　　　　　　　⎨厚朴：行氣散滿　　　　　　　⎬
　　　　　　　　　　⎩杏仁：降氣止咳　　　　　　　⎭　降氣平喘

【按語】

本條與18條病因不同，證候表現、病機、治療大體一致。桂枝加厚朴杏子湯方目前臨床多用於急性支氣管炎、慢性支氣管炎急性發作，症見發熱、惡寒、汗出兼胸滿喘咳無痰者。

【原文】

太陽病，外證未解，不可下 (1)也，下之為逆，欲解外者，宜桂枝湯。（44）

【註解】

（1）下：代指治療裏實證的方法，如清熱、瀉下等。

【白話圖解】

發熱、惡寒、兼裏熱證

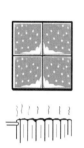

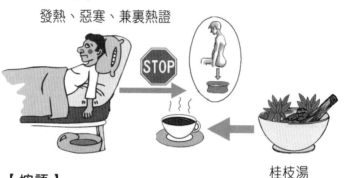

桂枝湯

【按語】

表證未解，治以解表，忌先治裏這是治療的一般規律。若先攻下，損傷裏氣，在表的邪氣很容易乘虛內傳，使病情複雜，故曰：「下之為逆。」

至於解表，考慮用桂枝湯的原因，可能是病人出現了裏熱、不大便的證候，既是表閉無汗也不宜用麻黃湯峻汗，以防劫汗、傷津、助燥、助熱，只能用桂枝湯滋陰和陽，調榮和衛，方為得法。

【原文】

太陽病，先發汗不解，而復下之，脈浮者不癒(1)。浮為在外，而反下之，故令不癒(2)。今脈浮，故在外，當須解外則癒，宜桂枝湯。（45）

【註解】

（1）脈浮者不癒：以脈代言病情，邪仍在太陽，未發生內傳。

（2）浮為在外，而反下之，故令不癒：是自注句，指出病不解的原因是治療錯誤，當汗未汗，而反用下法，

故病未能治癒。

【白話圖解】

太陽病 ──發汗→ 表證 ──投以清、下→ 病情未變 ──先表後裏→ 桂枝湯
兼裏證　　　　　　未解

【按語】

　　太陽病即使兼有裏證，用發汗的方法是正確的。至於汗後病不解除，可能是汗不如法，或病重藥輕，或體質因素，應結合考慮進行分析。因爲外感病也有一汗再汗表未解的，所以，《傷寒論》中有「病不差者，更服之」的醫囑。但是有些醫生一見服解表藥而病不除，就懷疑邪氣已入裏，而改用治裏的方法，是誤治的。本原文的意義：一是強調判斷疾病的傳變與否應以脈證爲憑，不要拘泥於病程的長短；二是表裏同病，當以先表後裏。

【原文】

　　太陽病，脈浮緊，無汗，發熱，身疼痛，八九日不解，表證仍在，此當發其汗。服藥已微除，其人發煩目瞑(1)，劇者必衄(2)，衄乃解。所以然者，陽氣重(3)故也。麻黃湯主之(4)。（46）

【註解】

（1）目瞑：指閉目懶睜，不喜強光刺激。

（2）衄：此指鼻出血。

（3）陽氣重：指陽氣鬱過較重。

（4）麻黃湯主之：此句應接在「此當發其汗」後，屬倒裝文法。

【白話圖解】

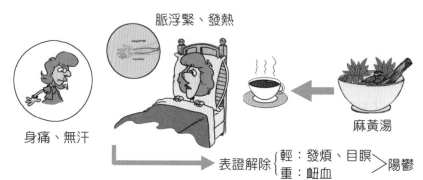

脈浮緊、發熱

身痛、無汗

麻黃湯

表證解除 { 輕：發煩、目瞑 重：衄血 } 陽鬱

【按語】

　　治療效果與病程長短相關。太陽表實證，初病汗之即可解除。若病程較久，外邪鬱閉較重，汗之則難以速解。本原文所言服麻黃湯後出現的「發煩、目瞑」與「衄血」，即是衛表陽氣拂鬱較盛，正邪交爭較為激烈而難以速解的兩種不同病理反應。

　　正邪劇爭，涉及營分，營血養目功能暫減，故現心煩、目瞑。隨著邪祛，營衛功能恢復，諸症即癒；陽氣拂鬱太甚，損傷陽絡，故衄血。因血汗同源，邪不從汗解而從衄解，以致病除，俗稱「紅汗」。

【原文】

　　太陽病，脈浮緊，發熱，身無汗，自(1)衄者癒。（47）

【註解】

　　（1）自：指無須治療，機體正氣自動祛邪。

【白話圖解】

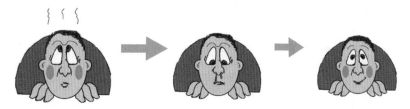

發熱、無汗、脈浮緊　　　　鼻出血　　　　　病癒

【按語】

太陽病，脈浮緊、發熱、身無汗為太陽表實證，治以麻黃湯辛溫發汗。不治而見鼻衄，亦是正氣抗邪、邪隨衄而泄，病自癒的一種表現。這種現象臨床也能見到，有些身體較好的青年人，一旦感冒無須服藥，只要出點鼻血，病就好了。聯想中醫用放血療法治療某些病，如耳尖放血治療麥粒腫等，是開邪氣外泄之路。鼻衄即邪從血外泄而已。但是有些病，如某些血液病，病情惡化也會出鼻血，需加以鑒別。一般出血量不多，涓滴不成流，病情隨衄而輕，漸至正常。若衄血較多，病情加重，或伴見灼熱、煩躁不安，或昏譫、舌絳苔燥、脈細數等，應考慮到病邪深入營血，病情危重之象。

【原文】

二陽並病(1)，太陽初得病時，發其汗，汗先出不徹，因轉屬陽明，續自微汗出，不惡寒。若太陽病證不罷者，不可下，下之為逆，如此可小發汗。設面色緣緣正赤(2)者，陽氣怫鬱(3)在表，當解之、薰之(4)。若發汗不徹不足言，陽氣怫鬱不得越，當汗不汗，其人躁煩，不知痛處，

乍在腹中，乍在四肢，按之不可得，其人短氣，但坐 (5)以汗出不徹故也，更發汗則癒。何以知汗出不徹？以脈澀(6)故知也。（48）

【註解】

（1）並病：一經病證未罷，而另一經病又起，有先後次第之分者。

（2）緣緣正赤：緣緣，持續不斷。正赤，正紅色。緣緣正赤，指滿面持續發紅。

（3）陽氣怫（ㄈㄨˊ）鬱：陽氣，指外邪。怫鬱，鬱結之意。陽氣怫鬱指外邪鬱結。

（4）解之、薰之：解之，指發汗解表。薰之，指用藥物薰蒸發汗，是古代汗法之一。

（5）但坐：但，只是。坐，責、歸咎。但坐，只是、歸咎之意。

（6）脈澀：此代言外邪閉鬱，陽氣壅遏的病機。

【白話圖解】

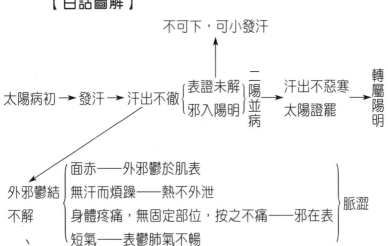

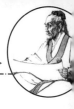

【按語】

本條文論述了太陽病發汗不徹，轉入陽明和邪鬱肌表不解的兩種轉歸。凡邪氣未離太陽，即使有裏熱，治療必須遵循先表後裏的原則，否則爲逆。

裏熱的產生有兩種情況：一則表邪內傳陽明，從發熱、惡寒、無汗轉化爲但熱不寒、汗出，治以或清或下。另則，表閉無汗，邪鬱化熱而形成表寒裏熱證，治當解之薰之，用發汗的方法。由於裏熱已經形成，單純發汗，恐津傷助熱，單純清裏，易表鬱加重。所以當表裏同治，解表爲主。

用藥根據病情的輕重，或用大青龍湯，或用桂枝二越婢一湯。根據原文「可小發汗」之言，可見本證較輕，用桂枝二越婢一湯比較合適。

【原文】

脈浮數(1)者，法當汗出而癒。若下之，身重心悸者，不可發汗，當自汗出乃解。所以然者，尺中脈微，此裏虛，須(2)表裏實(3)，津液自和，便自汗出癒。（49）

【註解】

（1）浮數：代指發熱、惡寒等表證。臨床上發熱病人的脈一般見數，若將「脈浮數」作為風熱表證的脈象，似乎與臨床不符。

（2）須：等待之意。

（3）表裏實：表裏陽氣充實。

【白話圖解】

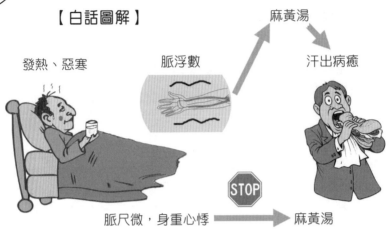

發熱、惡寒　　　脈浮數　　　　　麻黃湯　　汗出病癒

脈尺微，身重心悸　➡　麻黃湯

【按語】

　　本條實言表證兼陽虛的治法。陽虛者，不能化生津液。津不足者，無汗可發。表證兼裏陽不足，若強汗之，不但表證不解，而且加重裏虛。正確的治療應當恢復自身陽氣，陽氣充足一則能增強正氣抗邪的力量，另則能化生津液而爲汗，故正邪相爭，汗出邪祛病癒。此爲順應病理發展的自然趨勢，非強發汗可比。

　　但是，治裏虛的方法千變萬化，要隨證而設，豈因「不可發汗」而坐待「津液自和」，還是應該透過一定的治療手段，使陽氣充實，陰陽自和，汗出邪祛。

【原文】

　　脈浮緊者，法當身疼痛，宜以汗解 (1) 之。假令尺中遲 (2) 者，不可發汗。何以知然？以榮氣不足，血少故也。（50）

【註解】

（1）汗解：指麻黃湯的峻汗。

（2）尺中遲：遲者，遲滯無力也，不能理解為一息三至的遲脈。尺中遲，指營血不足之脈。

【白話圖解】

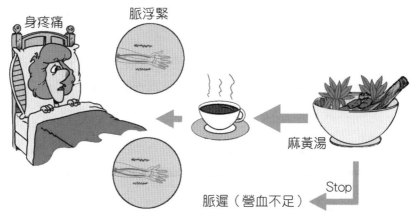

身疼痛

脈浮緊

麻黃湯

脈遲（營血不足）

Stop

【按語】

本條是以脈象言病機，凡是裏虛兼有表證者，不可貿然用麻黃湯峻汗。本條文意義，所禁不在尺脈遲，此不過舉例而言，禁在營血不足。

不可發汗，即不可單純辛溫發汗，可以考慮用養陰益血兼以解表的方法，如桂枝新加湯等。

【原文】

脈浮⑴者，病在表，可發汗，宜麻黃湯。（51）

【註解】

（1）脈浮：以脈言證，當有發熱、惡寒、無汗等症。

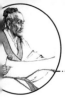

【白話圖解】

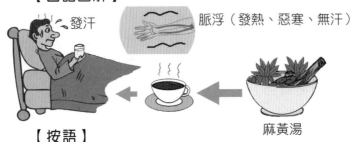

發汗　脈浮（發熱、惡寒、無汗）

麻黃湯

【按語】

　　雖然文中未提到麻黃湯證的證候，這屬於省文的筆法。條文揭示的證候當有太陽傷寒證的特點，理解時應脈證合參，而不是據脈定證。

【原文】

脈浮而數(1)者，可發汗，宜麻黃湯。（52）

【註解】

（1）脈浮而數：脈浮兼有發熱、惡寒等症。

【白話圖解】

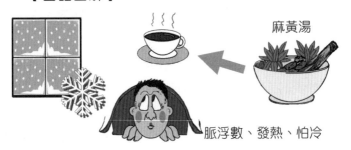

麻黃湯

脈浮數、發熱、怕冷

【按語】

　　脈浮數者能否使用麻黃湯，關鍵在於對「數」的理解。脈數是由於肌表發熱所致，不能見到數脈就辨證為有熱而忌麻黃。若證屬太陽傷寒，用麻黃湯當仁不讓。

【原文】

病(1)常自汗出者，此為榮氣和(2)，榮氣和者，外不諧(3)，以衛氣不共榮氣諧和故爾。以榮行脈中，衛行脈外(4)。復發其汗，榮衛和則癒，宜桂枝湯。（53）

【註解】

（1）病：所指的範圍很大，不論外感病還是內傷病都可言「病」。但從「常自汗」得知，病人的病程已經很長，不符合外感熱病的特點。故此處的「病」當指內傷雜病。

（2）榮氣和：榮氣，即營氣，對比衛陽言即營陰。和，平和、正常。榮氣和，即營陰未發生病理變化。

（3）外不諧：外，指衛氣。外不諧，即衛氣固外護榮的功能失調，而致營衛不和。

（4）榮行脈中，衛行脈外：營衛正常的生理功能，此處藉以說明營衛失調的病理。

【白話圖解】

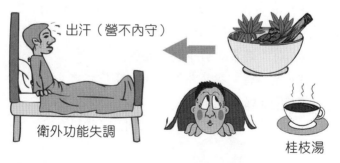

出汗（營不內守）

衛外功能失調

桂枝湯

【按語】

本條文是桂枝湯在內傷雜病中的應用。桂枝湯中的桂、薑、草、棗均爲食品中的調料，具有開胃口、增食慾、健胃氣的作用。因此桂枝湯除調和營衛外確有調和脾

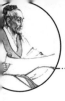

胃的功能，並且由調和脾胃以達到滋化源、和陰陽、調氣血、調榮衛的作用。所以不論外感，還是內傷，只要營衛不和、脾胃不和都可以使用桂枝湯。

根據臨床體會，桂枝湯的應用與藥物的劑量、服用方法有關。用於外感，桂枝的用量可以大些，並且藥後吃熱粥、溫覆等調護方法不可忽視；用於脾胃不和，芍藥、生薑的劑量可以大些，藥後就不需吃熱粥、溫覆等。亦可根據病情加減應用，如汗出過多加防風、牡蠣、黃耆、烏豆衣；食後胃脘不舒加麥芽、水紅花子等；低熱、手心熱加赤芍、柴胡、黃芩等，總之隨證而變。

【原文】

病人藏無他病(1)，時(2)發熱自汗出而不癒者，此衛氣不和也，先其時(3)發汗則癒，宜桂枝湯。（54）

【註解】

（1）藏無他病：藏，臟也。藏無他病，指內臟無病，大便、小便、飲食正常。

（2）時：時常，引申為陣發性。

（3）先其時：指發熱、自汗出發作之前。

【白話圖解】

時發熱、自汗出（衛氣不和）

衛氣暫和　　　　　　　　　　　桂枝湯

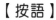

【按語】

病人裏氣和而外無太陽病表證，只是陣發性地出現發熱、汗出的症候，卻纏綿不癒，他藥無效，這也是衛氣不和、營衛失調的表現。這類病人，臨床上並不少見，尤以婦女更年期時，自主神經紊亂較爲多見。條文提出用桂枝湯治療，可以理解爲調和營衛的中醫治法與現代醫學的調節自主神經的治療是異曲同工。

服藥時間要求在發熱、汗出的證候出現之前，因爲此時陰陽營衛較爲平衡穩定易於調節，又可避免在發作時服藥，汗出太多而損傷正氣。

【原文】

傷寒脈浮緊，不發汗(1)，因致衄者，麻黃湯主之。（55）

【註解】

（1）不發汗：此處指未經發汗治療。

【白話圖解】

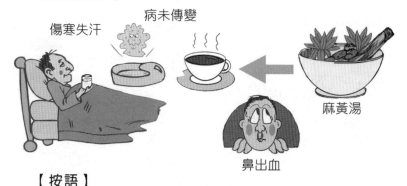

傷寒失汗　病未傳變

麻黃湯

鼻出血

【按語】

太陽傷寒證失汗致衄，表證未解，仍需汗解。本條與第46條、第47條皆爲太陽傷寒證的衄血，但病因、病機、

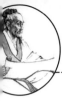

轉歸各不相同。46條是服藥後，邪熱鬱閉較重，損傷陽絡致衄，並邪隨衄解，故曰「衄乃解」；第47條是未經服藥，失於發汗而致衄，其邪隨衄而解，故曰「自衄者癒」；本條雖亦是失於汗解，但衄後表證未解，故仍與麻黃湯發汗解表。可見對太陽傷寒的衄血，應辨明原因，隨證治之。

【原文】

　　傷寒(1)不大便六七日，頭痛有熱者，與承氣湯。其小便清者，知不在裏，仍在表也，當須發汗。若頭痛者必(2)衄，宜桂枝湯(3)。（56）

【註解】

（1）傷寒：廣義傷寒，泛指外感熱病。

（2）必：推斷之詞，不作肯定解。

（3）宜桂枝湯：此句應接在「當須發汗」後，屬倒裝文法。

【白話圖解】

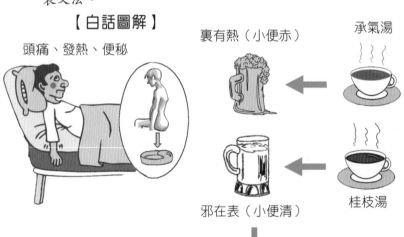

頭痛、發熱、便秘

裏有熱（小便赤）　承氣湯

邪在表（小便清）　桂枝湯

頭痛甚 ➡ 鼻出血

【按語】

　　一般情況下，頭痛發熱是表證，數日不大便是裏證。但也有數日不大便而仍屬表證的；也有裏實證發生頭痛發熱的，不能僅依據不大便六七日，就認爲是裏證，而用承氣湯攻下，應當結合全部病情進行分析。本條以小便清否，作爲辨表裏證的依據。小便清者，一般裏無燥熱，若發熱爲翕翕而熱、頭痛以頭項爲甚，並伴有惡風寒等。雖然六七日不大便，但腹部沒有不舒的表現，那麼，病仍在表，不可用瀉下之法，考慮用桂枝湯治之；小便黃赤者，一般裏熱較盛，若發熱爲潮熱或蒸蒸發熱，頭痛以前額爲甚，腹部有不適之感，說明病不在表，可用承氣湯攻下裏熱。本條以小便清否，作爲辨表裏證的依據，僅是舉例而言，並非唯一的標準，臨床上應諸證合參。

【原文】

　　傷寒(1)發汗已解，半日許(2)復煩(3)，脈浮數者，可更發汗，宜桂枝湯。（57）

【註解】

　　（1）傷寒：狹義傷寒，指太陽表實證。

　　（2）許：左右之意。

　　（3）煩：聯繫下句「脈浮數」，當指發熱、惡寒等表證。

【白話圖解】

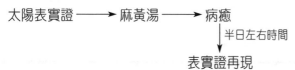

太陽表實證 ——→ 麻黃湯 ——→ 病癒
　　　　　　　　　　　　　　│半日左右時間
　　　　　　　　　　　　　表實證再現

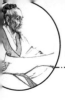

【按語】

　　餘邪未盡或新瘥之體，正氣不足，復感外邪，皆可導致舊疾移時復發。因麻黃湯爲發汗峻劑，病人已服用過麻黃湯，腠理已開，若再與麻黃湯峻汗，恐汗太過，而變生他證，故用桂枝湯調和營衛，解肌發表，袪邪而不傷正。此屬一汗不解，可以再汗之法。然傷寒發汗，方藥對證，一時不得汗出，其病不解者，後續之治法，應詳審病機，只要傷寒脈證不變，仍可酌用麻黃湯。

【原文】

　　凡病(1)若(2)發汗，若吐，若下，若亡(3)血，亡津液，陰陽自和者，必自癒。（58）

【註解】

　　（1）凡病：泛指一切病證。

　　（2）若：作「或」解，是不定之詞。

　　（3）亡：作「喪失」解。

【白話圖解】

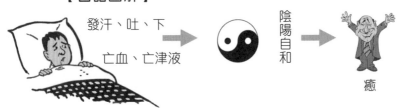

發汗、吐、下
亡血、亡津液

陰陽自和

癒

【按語】

　　「陰陽自和」是機體功能正常的代名詞，即《內經》所謂「陰平陽秘，精神乃治」。「陰陽自和」可有兩種理解，一是透過治療，達到陰陽平衡。二是不用藥物治療，

靠機體自然恢復的能力。在臨床上，一般病輕者可以自癒，而病重者則須積極治療，不可消極等待。陰陽自和的標準，可以理解爲脈息均勻，氣血調和，食欲漸增，二便正常。因爲脈搏、氣血、二便等正常，才能表現出臟腑、氣血陰陽平衡。有些疾病，即使有津血不足之象，但只要人體陰陽趨向平衡，即氣血、脈息、二便正常，那麼預後必然是好的。

【原文】

大下之後，復發汗，小便不利者，亡津液故也。勿治之(1)，得小便利，必自癒。（59）

【註解】

（1）勿治之：指不要用淡滲利水的方法治療「小便不利」。

【白話圖解】

大下之後發汗，損傷津液，忌利小便

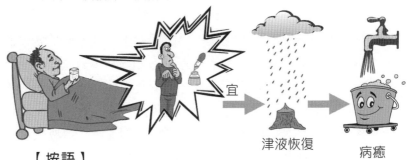

宜　　津液恢復　　病癒

【按語】

本條文示人，治病必須審因論治，不可只憑證候。見「小便不利」，不要亂投淡滲利水之品，必俟津液恢復，化源充沛，小便始可通利。若病邪已去，津液未復者，亦

可用養陰之藥治之，不可坐觀病癒。

【原文】

下之後，復發汗，必振寒(1)，脈微細。所以然者，以內外俱虛(2)故也。〔60〕

【註解】

（1）振寒：寒戰。

（2）內外俱虛：表裏俱虛，或陰陽兩虛。

【白話圖解】

表裏陽虛，陽不化津

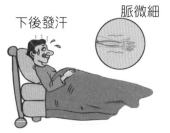

脈微細

下後發汗

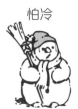

怕冷

陰陽兩虛

【按語】

59條言下後發汗損傷津液，而陽氣不傷。本條言下後發汗損傷陽氣，陽不化津，而陰陽兩虛。從不同的角度說明誤治後的病情多變，治無定法。如兩者皆有陰液不足之象，但59條是津傷而陽不虛，陽氣能化生陰液，故有陰液自復之機，或投以養陰之劑，陰陽趨於平衡病自癒；而本條陽虛以致陰液不繼，若以養陰之法圖治，陰液未必能復，當以甘溫之劑補陽爲主，陽盛則陰生。

【原文】

下之後，復發汗，晝日煩躁(1)不得眠，夜而安靜，不

嘔(2)，不渴(3)，無表證，脈沉微，身無大熱(4)者，乾薑附子湯主之。〔61〕

＜乾薑附子湯方＞乾薑一兩、附子一枚，生用，去皮，切八片。

上二味，以水三升，煮取一升，去渣，頓服(5)。

【註解】

（1）煩躁：代指正邪相爭的病理表現。

（2）嘔：少陽主樞，樞機不利，易脾胃氣逆，故將「嘔」作為病傳少陽的標誌。不嘔說明病未傳少陽。

（3）渴：陽明主燥，燥易傷津，故將「渴」作為病傳陽明的標誌。不渴說明病未傳陽明。

（4）身無大熱：無三陽之實熱。

（5）頓服：一次性將藥服完。

【白話圖解】

太陽病，下後發汗

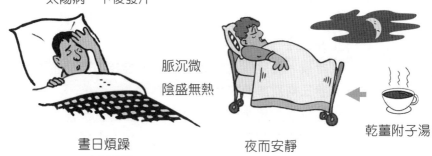

脈沉微
陰盛無熱

晝日煩躁　　　　　夜而安靜

乾薑附子湯方 { 生附子 / 乾薑 } ＞大辛大熱，回陽救逆 —頓服→ 集中藥力，迅速收效

【按語】

本條是六經病表裏相傳的典型範例，即太陽病邪直傳少陰。按一般傳變規律，太陽之邪先化熱入裏，內傳陽明

或少陽。但是，病人體質的差異，病亦可直傳三陰。

條文以「煩躁」為主證展開論述，首先從「晝日煩躁不得眠，夜而安靜」說明「煩躁」的性質是「陰躁」，虛陽與陰邪抗爭使然。因晝日陽氣旺，陽虛之體，得天時陽氣的幫助，則能與陰邪相爭，故病人表現為白天煩躁不得安寧。夜間陽氣衰，陰氣甚，陽虛之體無陽相助，不能與陰抗爭，故病人夜而安靜，但這種安靜與煩躁相對而言，實際是煩躁後，精神疲憊已極，呈似睡非睡狀態，並非安靜如常。其次用「不嘔，不渴，無表證」，否定「煩躁」是「陽煩」的可能。最後再以「脈沉微，身無大熱」，進一步論證「煩躁」乃陽衰陰盛也。足以可見辨證之精當。

由於陽氣驟然大虛，陰寒獨盛，病情發展較快，有虛脫之先兆，故宜急救回陽，免生他變。用頓服乾薑附子湯治之。本方是四逆湯去甘草而成。目的不欲甘草緩其藥性，牽制薑、附單刀直入之勢。

【原文】

發汗後，身疼痛，脈沉遲(1)者，桂枝加芍藥生薑各一兩、人參三兩新加湯主之。（62）

＜桂枝加芍藥生薑各一兩、人參三兩新加湯方＞桂枝三兩，去皮；芍藥四兩、甘草二兩，炙；人參三兩、大棗十二枚，擘；生薑四兩。

上六味，以水一斗二升，煮取三升，去渣，溫服一升。本云，桂枝湯，今加芍藥、生薑、人參。

【註解】

（1）脈沉遲：機理同50條「尺中遲」，營氣損傷，

脈道不充。

【白話圖解】

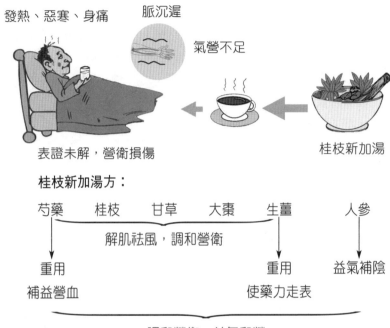

發熱、惡寒、身痛　　脈沉遲

氣營不足

表證未解，營衛損傷　　　桂枝新加湯

桂枝新加湯方：

芍藥	桂枝	甘草	大棗	生薑		人參

解肌祛風，調和營衛

重用　　　　　　　　　　　重用　　　益氣補陰

補益營血　　　　　　　　使藥力走表

調和營衛，益氣和營

【按語】

　　本條文雖然為汗後身疼痛而設，根據「血汗同源」的理論，桂枝新加湯不僅可以用於汗出過多的身疼痛，亦可用於出血過多的身疼痛，如婦女產後之身疼痛、手術後身疼痛等。引起身疼痛的病因數多，當細辨之。

　　一般表證身疼痛是由風寒外束、經氣不利、營陰鬱滯所致，出現在發汗之前，並伴有發熱、惡寒等，一旦表證解除，身疼痛隨之好轉。營氣不足身疼痛，乃營氣損傷，經脈失養使然，發汗後身疼痛不減，甚至加重。

【原文】

發汗後，不可更行(1)桂枝湯，汗出而喘，無大熱(2)者，可與麻黃杏仁甘草石膏湯。（63）

＜麻黃杏仁甘草石膏湯方＞麻黃四兩，去節；杏仁五十個，去皮尖；甘草二兩，炙；石膏半斤，碎，綿裹。

上四味，以水七升，煮麻黃，減二升，去上沫，內諸藥，煮取二升，去渣，溫服一升。本云，黃耳杯(3)。

【註解】

（1）更行：再用之意。

（2）無大熱：指無表證之發熱、惡寒。

（3）黃耳杯：杯，杯也。耳杯，為古代飲器，亦稱羽觴，橢圓形，多為銅制，故名黃耳杯。

【白話圖解】

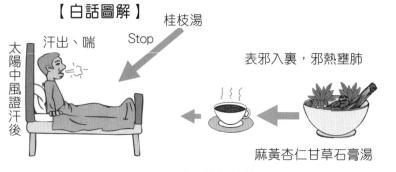

【按語】

麻黃杏仁甘草石膏湯是臨床上常用的方劑，主要用於肺熱之病證，如上呼吸道感染、急性支氣管炎、支氣管哮

喘、麻疹合併肺炎、百日咳等，症見發熱、咳嗽氣喘、痰壅胸悶、舌紅、脈數等。

運用麻黃杏仁甘草石膏湯當注意輕用麻黃，重用石膏。與大青龍湯重用麻黃，輕用石膏正好相反。一般石膏量大於麻黃量的5～8倍，使麻黃辛溫的藥性受到石膏制約，則宣肺平喘而不助熱。石膏配伍小劑量的麻黃，則清解肺熱而不涼遏。

【原文】

發汗過多，其人叉手自冒心(1)，心下悸(2)，欲得按者，桂枝甘草湯主之。（64）

＜桂枝甘草湯方＞桂枝四兩，去皮；甘草二兩，炙。

上二味，以水三升，煮取一升，去渣，頓服。

【註解】

（1）叉手自冒心：冒，固護，按住。指雙手交叉護按在心胸部位。

（2）心下悸：心下，指心尖部位。指心悸。

【白話圖解】

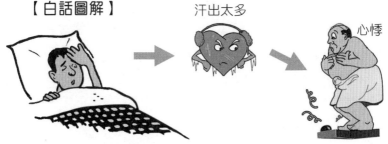

汗出太多

心悸

心陽不足，心失所養　　　頓服桂枝甘草湯

桂枝甘草湯方 { 桂枝：入心助陽 / 甘草：補中益氣 } 溫通心陽

【按語】

汗爲心之液，津液化汗，需得陽氣的鼓動，故汗出越多，陽氣損傷也越重，這樣就造成汗出過多，損傷心陽的病理現象。本條文僅舉例說明損傷心陽的原因之一，不得拘泥。若患者心陽素虛，亦可按此論治。

桂枝甘草湯，桂枝用量倍於甘草，用桂枝不是爲瞭解表，而是取其入心益陽的作用，桂枝甘草相配，溫而不熱，故能益陽而不致發汗。辛甘合用，化生陽氣，心陽恢復而心悸則癒。桂枝甘草湯是治療心陽不足的基本方，適用於心陽虛輕證。臨床上可根據心陽損傷的程度而靈活加味，治療心氣衰而水氣上逆、心氣衰而肺氣不足的痰飲以及心肺陽虛的心悸不安等。

【原文】

發汗後，其人臍下悸(1)者，欲作奔豚(2)，茯苓桂枝甘草大棗湯主之。（65）

＜茯苓桂枝甘草大棗湯方＞茯苓半斤、桂枝四兩，去皮；甘草二兩，炙；大棗十五枚，擘。

上四味，以甘瀾水(3)一斗，先煮茯苓，減二升，內諸藥。煮取三升，去渣，溫服一升，日三服。

做甘瀾水法：取水二斗，置大盆內，以杓揚之，水上有珠子五六千顆相逐，取用之。

【註解】

（1）臍下悸：悸，築築然跳動。臍下悸，指腹部不舒，好似臍下有跳動感。

（2）奔豚：病證名。豚，豬也。此證以病人自覺有

一股氣從少腹上沖胸咽，呈發作性，像小豬奔跑為特徵命名，故名奔豚。

（3）甘瀾水：又稱「勞水」，將水揚之攪之，實是用離心方法，使水中的礦物質沉澱，用此水煎藥，意在不助下焦水邪。

【白話圖解】

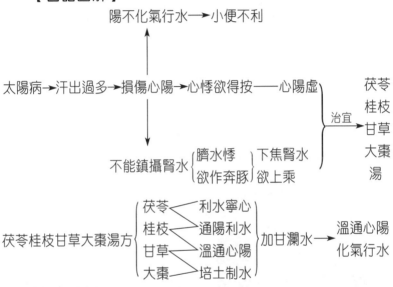

【按語】

正常情況下，心陽旺盛，足以鎮攝腎水而不上泛。若心陽損傷，心火不能下蟄以暖腎，腎水無以蒸化而停於下，乘上虛而欲上逆，故見臍下跳動而如奔豚之將作。

「小便不利」，原文雖未提及，但從病理分析，水有上逆之勢，不能下達膀胱，及以方測證，茯苓用至半斤，為《傷寒論》群方之最，故有之。

臨床應用，只要具備心陽不足和水氣內停兩方面病機

的病證，皆可用之。

【原文】

發汗後，腹脹滿(1)者，厚朴生薑半夏甘草人參湯主之。〔66〕

＜厚朴生薑半夏甘草人參湯方＞厚朴半斤，炙，去皮；生薑半斤，切；半夏半升，洗；甘草二兩，炙；人參一兩。

上五味，以水一斗，煮取三升，去渣，溫服一升，日三服。

【註解】

（1）腹脹滿：指脘腹部脹滿。

【白話圖解】

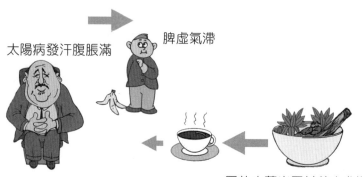

太陽病發汗腹脹滿　　脾虛氣滯

厚朴生薑半夏甘草人參湯

$$
\text{厚朴生薑半夏甘草人參湯方}
\begin{cases}
\text{厚朴：寬中除滿} \\
\text{生薑：宣散消食} \\
\text{半夏：降逆開結} \\
\text{人參、甘草：健脾益氣}
\end{cases}
$$

厚朴：寬中除滿｜生薑：宣散消食 } 辛開苦降、寬中除滿 } 溫運脾陽，消滯除滿

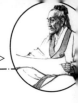

【按語】

脘腹脹滿是臨床上常見的證候之一，病性可虛可實。本湯證的主要病機是脾虛氣滯，屬本虛標實證。同為脾虛氣滯，虛實的孰多孰少，治療用藥大相徑庭。從厚朴生薑半夏甘草人參湯組方用藥看，方中消滯之厚朴、生薑、半夏的用量遠大於健脾補氣的人參、甘草的用量，故整張方劑以行氣消滿為重點，用於實多虛少之腹脹者。若虛多實少者，當慎用之。

余在臨證時，善用此方治療小兒、老年人的消化不良病。小兒、老人都有脾胃功能欠佳的特點，飲食稍有不慎，易出現脘腹脹滿之狀。以本方為主，人參換太子參，若脾虛明顯加用四君子湯，積滯明顯加用焦三仙、水紅花子，服藥3～5劑，皆有療效。

【原文】

傷寒若吐、若下後，心下逆滿(1)，氣上沖胸(2)，起則頭眩(3)，脈沉緊，發汗則動經(4)，身為振振搖(5)者，茯苓桂枝白朮甘草湯主之(6)。（67）

＜茯苓桂枝白朮甘草湯方＞茯苓四兩、桂枝三兩，去皮；白朮、甘草炙，各二兩。

上四味，以水六升，煮取三升，去渣，分溫三服。

【註解】

（1）心下逆滿：心下，指胃脘部。心下逆滿，指胃脘部脹滿。

（2）氣上沖胸：指水氣上逆或胃氣上逆。

（3）頭眩：頭暈目眩。

（4）動經：擾動經脈，意指水氣浸漬經脈。

（5）身為振振搖：振振，動搖不定貌。身為振振搖，指身體震顫，站立不穩。

（6）茯苓桂枝白朮甘草湯主之：此句應接在「脈沉緊」後，屬倒裝文法。

【白話圖解】

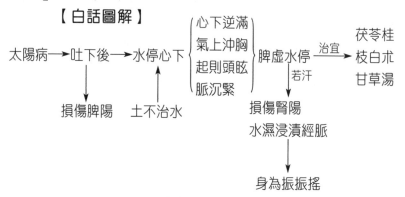

【按語】

脾虛水停是茯苓桂枝白朮甘草湯證的主要病機。所謂的「水停」，第一，從臨床角度理解，它是個相對概念，並非是現代醫學所謂的「水腫」之類的疾病，「水」亦非真正的水，而是脾運化水穀功能失調，既不能化為精微物質，亦不能排出體外的廢物，即留在體內的代謝產物。第二，水停的部位並不局限於中焦，既可上犯於頭，也可流於全身。由於「水」產生的病因源於中焦脾，故有「水停中焦」之稱。總之，只有正確理解「脾虛水停證」，才能

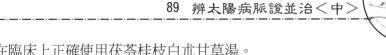

在臨床上正確使用茯苓桂枝白朮甘草湯。

筆者在臨證時，善用茯苓桂枝白朮甘草湯加味治療脂肪肝、肥胖等代謝失調性疾病，將臟腑功能失調責之於脾虛。體內過多的脂肪沉積，作爲診斷「水停」的主要依據，療效較佳。

【原文】

發汗，病不解(1)，反惡寒(2)者，虛故也，芍藥甘草附子湯主之。（68）

＜芍藥甘草附子湯方＞芍藥、甘草炙，各三兩；附子一枚，炮，去皮，破八片。

上三味，以水五升，煮取一升五合，去渣，分溫三服。

【註解】

（1）病不解：爲表證汗後的變證，非太陽病不解。

（2）反惡寒：不當有之而有之謂之「反」，反惡寒，說明此時的惡寒已非太陽表證的惡寒，病情發生了變化。

【白話圖解】

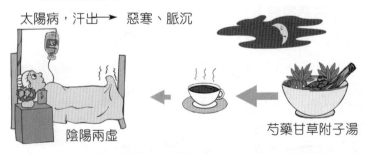

【按語】

本條雖然論述陰陽兩虛的證治，但從「惡寒」一症領會，當以陽虛為主。太陽病汗後惡寒，當與表證的惡寒進行鑑別。若太陽表證未發生傳變，惡寒必伴發熱、頭痛、脈浮等證；若汗後傷陽而致陽虛之惡寒，脈必見沉微，發熱消失。

【原文】

發汗，若下之，病仍不解(1)，煩躁(2)者，茯苓四逆湯主之。（69）

<茯苓四逆湯方>茯苓四兩、人參一兩、附子一枚，生用，去皮，破八片；甘草二兩，炙；乾薑一兩半。

上五味，以水五升，煮取三升，去渣，溫服七合，日二服。

【註解】

（1）病仍不解：借此說明發汗、下之的治療錯誤。

（2）煩躁：指陰躁，神識模糊，手足無意識地動。

【白話圖解】

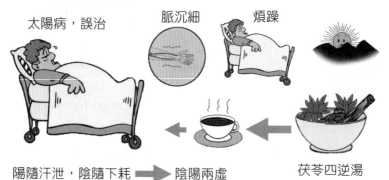

太陽病，誤治　　脈沉細　　煩躁

陽隨汗泄，陰隨下耗 ➡ 陰陽兩虛　　茯苓四逆湯

茯苓四逆湯方 ｛
四逆湯：回陽救逆 ｜ 回陽中有益陰之效 ｝
人參：溫補元陽 ｜ 益陰中有助陽之功 ｝ 回陽益陰
茯苓：利水寧心 ｜ 壯元陽寧心安神 ｝

溫陽利水以消陰寒

【按語】

煩躁是本條文的主證，從「茯苓四逆湯主之」看，乃陰陽兩虛、陽虛神氣浮越、陰虛陽無所戀使然，是病情危重的表現。那麼，惡寒、手足厥冷、汗出、下利、口渴、脈沉微細等證必然同見。

茯苓四逆湯現常用於治療各種心力衰竭、心律失常、慢性胃腸疾病等，證屬陽氣虛衰，陽不化陰，陰液不繼之陰陽兩虛者。

【原文】

發汗後惡寒者，虛故也(1)**。不惡寒，但熱者，實**(2)**也，當和胃氣，與調胃承氣湯。**（70）

＜調胃承氣湯方＞芒消(3)半升、甘草二兩，炙；大黃四兩，去皮，清酒洗。

上三味，以水三升，煮取一升，去渣，內芒消，更煮兩沸，頓服。

【註解】

（1）惡寒者，虛故也：意同68條「反惡寒者，虛故也」。

（2）實：指陽明之實，可見腹脹、大便乾結等症。

（3）消：通「硝」，芒消即芒硝。以下皆同。

【白話圖解】

太陽病 → 發汗 ｛ 惡寒不熱——病傳少陰 → 虛

不寒但熱——病傳陽明 → 實 —治宜→ 調胃承氣湯

調胃承氣湯方 ｛ 大黃：瀉熱去實
芒硝：瀉熱潤燥
甘草：甘緩和中 ｝ 瀉熱通便 —服法→ 頓服

【按語】

本條文以舉例而言，誤汗後，病可有轉虛或轉實的兩種變化。實際上揭示了太陽病的傳經規律。若素體陽虛者，汗後轉虛，傳入少陰，謂之「表裏傳」，因太陽與少陰互爲表裏，故正氣衰微則邪易內陷少陰；素體胃陽旺盛者，汗後易化燥成實，傳入陽明，謂之「循經傳」。對比求辨，明析「觀其脈證，知犯何逆，隨證治之」之理。

調胃承氣湯服法有兩種，一是29條「少少溫服之」，針對陽復太過致胃熱譫語者，取其泄熱，少少服之恐虛其陽；二是本條「頓服」，針對外邪內傳成實者，取其泄實，頓服爲集中藥力儘快袪邪。

【原文】

太陽病，發汗後，大汗出，胃中乾(1)，煩躁不得眠(2)，欲得飲水者，少少與飲之，令胃氣和則癒。若脈浮，小便不利，微熱(3)消渴(4)者，五苓散主之。（71）

＜五苓散方＞豬苓十八銖，去皮；澤瀉一兩六銖、白朮十八銖、茯苓十八銖、桂枝半兩，去皮。

上五味，搗爲散，以白飲(5)和服方寸匕(6)，日三服，多飲暖水，汗出癒。如法將息。

【註解】

（1）胃中乾：胃中津液不足。

（2）煩躁不得眠：對口乾難忍的形容。煩躁不得眠，即胃不和則寐不安之意。

（3）微熱：微，指表。微熱即表熱，含發熱、惡寒等症。

（4）消渴：此指口渴而飲水不止的一種症狀，非消渴病。

（5）白飲：米湯。

（6）方寸匕：古代量取藥末的一種器具。有人根據出土文物「銅律撮」銘文及《本草經集注》與《隋書·律曆志》的記載，考得1方寸匕的容量約爲5 mL。

【白話圖解】

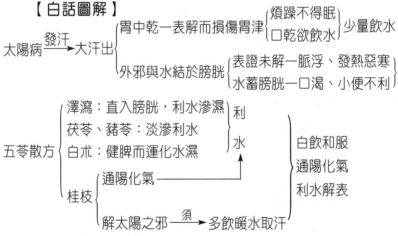

【按語】

五苓散證又稱爲「蓄水證」，乃風寒邪氣隨太陽經，

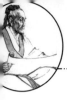

入膀胱之腑，與水互結，氣化失司使然。本條文採用對比的筆法，論述太陽蓄水證與大汗後胃中津液不足證，意在示人，同爲汗後口渴、小便短少，卻有津虧與水蓄的不同病機，應當審證求因，隨證施治。

　　胃中津液不足者，治用飲水療法，使胃中津液充沛，而諸證自癒，是陰陽自和的表現。給水的方式，須少少與飲之，即少量地多次給水。因爲病人疾病剛癒，胃氣較弱，多飲則易產生胃陽不足水停證。

　　蓄水證則治宜通陽化氣利水，兼以解表，用五苓散。作散劑，取其發散之意，外散風寒，內散水氣，膀胱氣化通行，蓄水停飲之證可除。現代對蓄水證的理解，認爲是水液代謝紊亂引起的人體中、下部位組織含水量過剩的病證，如下肢浮腫、小腹脹滿、小便不通利、舌苔白滑等。五苓散可用於水濕停留所致的寒性證候，如泄瀉、水腫、黃疸、下利、尿瀦留、產後癃閉等，若與其他方劑配伍使用，運用更加廣泛。

【原文】
發汗已，脈浮數(1)，煩渴(2)者，五苓散主之。（72）
【註解】
（1）脈浮數：同71條脈浮，指表證仍在。
（2）煩渴：代指蓄水證證候。
【白話圖解】

發汗後 ｛ 脈浮數——表證未解
　　　　煩渴——水蓄膀胱 ｝ 五苓散主之

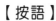

【按語】

本條承71條而來，學習時宜彼此合參，否則，單憑「脈浮數，煩渴」而主之五苓散其據不確。因爲發汗後也有邪入陽明熱化而出現脈浮數、煩渴者，不可不知。本條脈浮數、煩渴當與發熱惡寒、小便不利等症並現。

【原文】

傷寒(1)**汗出而渴**(2)**者，五苓散主之；不渴**(3)**者，茯苓甘草湯主之。（73）**

＜茯苓甘草湯方＞茯苓二兩、桂枝二兩，去皮；甘草一兩，炙；生薑三兩，切。

上四味，以水四升，煮取二升，去渣，分溫三服。

【註解】

（1）傷寒：狹義傷寒，即風寒表實證。

（2）渴：以渴代指蓄水證，屬省文筆法。

（3）不渴：以不渴代指胃陽不足，不能消水的水停證。

【白話圖解】

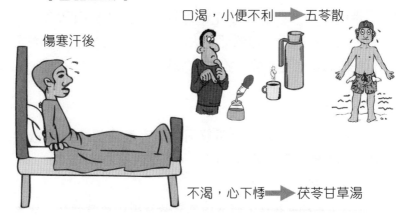

口渴，小便不利 ➡ 五苓散

傷寒汗後

不渴，心下悸 ➡ 茯苓甘草湯

茯苓甘草湯方
{
生薑：溫胃散水
茯苓：淡滲利水
桂枝：通陽化氣
甘草：和中補虛
}

生薑、茯苓 → 治在中焦
桂枝 → 溫化滲利

溫陽行水

【按語】

五苓散證為水蓄膀胱，茯苓甘草湯證為水停中焦，故前者除口渴一症外，當有小便不利之症；後者當與356條「傷寒厥而心下悸，宜先治水，當服茯苓甘草湯」合參。

茯苓甘草湯證與67條的茯苓桂枝白朮甘草湯證同為中焦水停證，從理論上講前者屬胃陽虛水停中焦，後者是脾陽虛水停中焦，但聯繫臨床實際是很難確定的。

我認為，水停的部位並非重要，關鍵看病所涉及的臟腑功能。茯苓桂枝白朮甘草湯證是脾虛所致，脾主全身的運化（代謝），故脾虛運化失司，對人體的影響是全身性的。茯苓甘草湯證是胃虛所致，胃是飲食受納、消化的部位，胃的功能下降，水穀難消就會出現中焦胃脘不舒的中焦局部的病變。所以它們皆屬陽虛水停，但有全身性和局部性的不同。因此，要正確理解《傷寒論》中諸多水停證，不能單純從水停的部位去認識，若能聯繫臨床實際，有些概念就容易理解，並且更加深刻。

【原文】

中風發熱，六七日不解而煩，有表裏證(1)，渴欲飲水，水入則吐者，名曰水逆(2)，五苓散主之。（74）

【註解】

（1）有表裏證：指太陽表證與蓄水證同時存在，表裏

同病。此處系用病證概念代表病理概念。

（2）水逆：指因蓄水而致渴欲飲水，水入即吐的證候。為蓄水重證的一種表現。

【白話圖解】

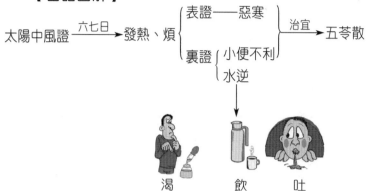

太陽中風證 ——六七日——→ 發熱、煩 { 表證——惡寒 / 裏證 { 小便不利 / 水逆 } ——治宜——→ 五苓散

渴　　　飲　　　吐

【按語】

水蓄膀胱，氣化不利，津液不布，上及於胃，則出現渴欲飲水，但由於水蓄太多，因而發生拒而不納的「水逆」現象，稱為蓄水重證。本條與前兩條比較，病情較重，水液不僅停於下焦，而且上乾胃腑。儘管病情較重，但病機仍是表邪不解，水氣內停，膀胱氣化失司的太陽病蓄水證，故仍用五苓散化氣行水。但是服藥必須注意，宜冷服、少量頻服，防止藥物吐出。

【原文】

未持脈時，病人手叉自冒心，師(1)因教試令咳，而不咳者，此必兩耳聾無聞也。所以然者，以重發汗，虛故如此。發汗後，飲水多必喘，以水灌之(2)亦喘。（75）

【註解】

（1）師：指醫生。

（2）以水灌之：灌，浴也。以水灌之，即洗澡。

【白話圖解】

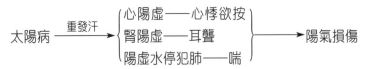

【按語】

本條文主要討論了發汗後損傷陽氣的三種表現，關鍵在於與五苓散證的鑒別。發汗後，水可以蓄在下焦，也可以停留於中焦，另外，亦可傷陽，致水氣不化，上射於肺，引起肺氣失宣，出現咳喘的證候。至於條文提到飲水多、洗澡而喘，表面上看好像喘和水有關，實質是陽虛，不能化氣行水使然。喝水（冷水）、洗澡只是喘發作的誘因而已。

【原文】

發汗後，水藥不得入口為逆，若更發汗，必吐下不止。發汗吐下後，虛煩(1)不得眠，若劇者，必反覆顛倒，心中懊憹(2)，梔子豉湯主之；若少氣(3)者，梔子甘草豉湯主之；若嘔者，梔子生薑豉湯主之。（76）

〈梔子豉湯方〉梔子十四個，擘；香豉四合，綿裹。

上二味，以水四升，先煮梔子，得二升半，內豉，煮取一升半，去渣，分為二服，溫進一服。得吐者，止後服(4)。

〈梔子甘草豉湯方〉梔子十四個，擘；甘草二兩，炙；香豉四合，綿裹。

上三味，以水四升，先煮梔子、甘草，取二升半，內豉，煮取一升半，去渣，分二服，溫進一服。得吐者，止後服。

＜梔子生薑豉湯方＞梔子十四個，擘；生薑五兩、香豉四合，綿裹。

上三味，以水四升，先煮梔子、生薑，取二升半，內豉，煮取一升半，去渣，分二服，溫進一服。得吐者，止後服。

【註解】

（1）虛煩：虛，非指正氣虛，與有形之實邪相對而言。煩，熱也，心煩也。虛煩，即無形邪熱引起的心煩。

（2）懊憹：煩悶殊甚，難以名狀。

（3）少氣：氣短不足以息之意。

（4）得吐者，止後服：服藥後若有嘔吐，為藥不對症的副作用，當停止服藥。不能理解為吐後病癒停藥的意思。

【白話圖解】

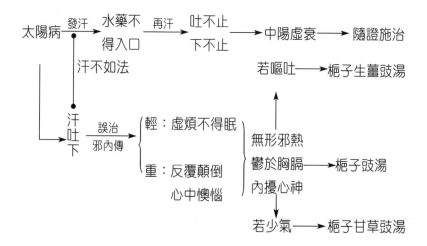

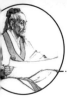

梔子豉湯類方：

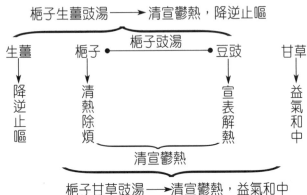

梔子生薑豉湯 ——→ 清宣鬱熱，降逆止嘔

生薑　　　梔子　　梔子豉湯　　豆豉　　　甘草

降逆止嘔　清熱除煩　　　　　宣表解熱　益氣和中

清宣鬱熱

梔子甘草豉湯 ——→ 清宣鬱熱，益氣和中

【按語】

梔子豉湯證是外邪化熱初始，鬱於胸膈的表現。由於熱未入臟入腑，裏實尚未形成，僅僅是無形邪熱內鬱，影響心神，而病者自感心煩、懊憹、難以入睡的病證。故治法的重點在於清宣鬱熱。清熱藥與發散藥合用是梔子豉湯的組方特點，清中有宣，宣中有清，爲治療熱邪蘊鬱胸膈的良方。後世溫病學家將本方用於溫熱病，衛分已罷，初入氣分的輕證。現代臨床用本方加味治療更年期綜合徵、胃脘疼痛、心悸、失眠等證屬鬱熱者，療效較好。

至於少氣者，梔子甘草豉湯主之；嘔者，梔子生薑豉湯主之，示人隨證加減之例。

【原文】

發汗若下之，而煩熱(1)胸中窒(2)者，梔子豉湯主之。

（77）

【註解】

（1）煩熱：同76條之虛煩。

（2）胸中窒：窒，塞也。胸中窒，指病人感到胸中窒塞憋悶。

【白話圖解】

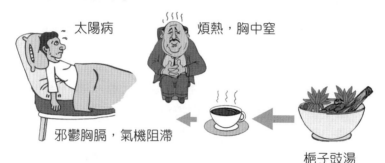

太陽病

煩熱，胸中窒

邪鬱胸膈，氣機阻滯

梔子豉湯

【按語】

　　胸中窒，比胸中懊憹在程度上更甚一籌，熱鬱胸膈，影響氣機，氣機不暢，故胸中有窒塞不快的感覺。 本條雖然與76條病證略異，但病機一致，所以仍用梔子豉湯宣解鬱熱而宣通氣機。

【原文】

　　傷寒(1)五六日，大下之後，身熱不去(2)，心中結痛(3)者，未欲解也，梔子豉湯主之。（78）

【註解】

（1）傷寒：狹義傷寒，即風寒表實證。

（2）身熱不去：代指病機，表邪入裏化熱。

（3）心中結痛：心中，說明病變的部位在胸膈。心中結痛，熱鬱而胸痛。

【白話圖解】

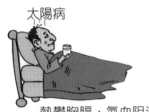

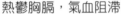

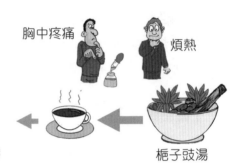

太陽病

胸中疼痛

煩熱

熱鬱胸膈，氣血阻滯

梔子豉湯

【按語】

　　心中結痛，比胸中窒在程度上又更甚一籌，熱鬱胸膈，嚴重影響氣機，氣機壅滯較重，故胸中有疼痛之感。但病機仍屬熱鬱胸膈，仍用梔子豉湯治之。

　　心煩、心中懊憹、胸中窒、心中結痛是梔子豉湯證在病程不同發展階段和病者體質差異的不同表現，四者之間僅是程度不同，而病機皆為無形邪熱鬱於胸膈。示人臨床治病，審證求因，是辨證用藥的根本。若心中結痛為痰瘀所致，非梔子豉湯可勝任。

【原文】

　　傷寒(1)下後，心煩腹滿，臥起不安者，梔子厚朴湯主之。（79）

　　＜梔子厚朴湯方＞梔子十四個，擘；厚朴四兩，炙，去皮；枳實四枚，水浸，炙令黃。

　　上三味，以水三升半，煮取一升半，去渣，分二服，溫進一服。得吐者，止後服。

【註解】

　　（1）傷寒：狹義傷寒，指太陽表實證。

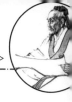

【白話圖解】

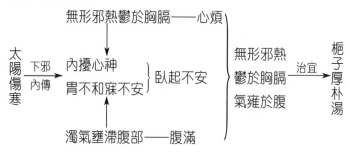

$$
\begin{array}{l}
\text{太陽} \\
\text{傷寒}
\end{array}
\xrightarrow[\text{內傳}]{\text{下邪}}
$$

無形邪熱鬱於胸膈——心煩
內擾心神
胃不和寐不安 } 臥起不安
濁氣壅滯腹部——腹滿

無形邪熱
鬱於胸膈
氣雍於腹 } 治宜 → 梔子厚朴湯

梔子厚朴湯方 {
梔子：清熱除煩
厚朴：行氣除滿
枳實：破結消滿
} 清熱除煩，寬中消滿

【按語】

下後既見心煩，又見腹滿，根據病情分析，「心煩」一證與梔子豉湯證毫無兩樣，所不同的是，多了一個腹滿症，這標誌著邪熱搏結，已由胸膈深入至大腹。故治用梔子厚朴湯，清熱除煩，寬中消滿。梔子厚朴湯亦是梔子豉湯與小承氣湯兩方的加減合方。

本證若只是心煩而無腹滿，則爲梔子豉湯證，但出現腹滿，說明邪熱已經入裏涉及腹部，故不需豆豉的宣透；若沒有煩而單純的腹滿，則爲小承氣湯證，而有煩的證候存在，說明本證未至陽明腑實階段，故不用大黃瀉下。

【原文】

傷寒(1)，**醫以丸藥**(2)**大下之，身熱不去**(3)，**微煩**(4)**者，梔子乾薑湯主之。**（80）

＜梔子乾薑湯方＞梔子十四個，擘；乾薑二兩。

上二味，以水三升半，煮取一升半，去渣，分二服，

溫進一服。得吐者，止後服。

【註解】

（1）傷寒：廣義傷寒，指太陽表實證。

（2）丸藥：指當時流行的具有瀉下作用的成藥，一般用巴豆、甘遂等峻下藥物組成，瀉大便作用較強。

（3）身熱不去：意同78條。

（4）微煩：指虛煩。

【白話圖解】

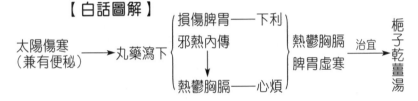

栀子乾薑湯方 { 栀子：清熱除煩　乾薑：溫中散寒 } 清上熱，溫中寒

【按語】

病證寒熱互見，故用藥清溫並行。栀子乾薑湯與栀子厚朴湯亦爲栀子豉湯加減應用的範例。

【原文】

凡用栀子湯(1)，病人舊微溏(2)者，不可與服之。〔81〕

【註解】

（1）栀子湯：代指栀子豉湯之類的類方。

（2）舊微溏：指平素脾胃虛寒，大便溏瀉的患者。

【白話圖解】

脾胃虛寒者 → 熱鬱胸膈 → 不宜栀子豉湯

【按語】

　　梔子為苦寒之品，極易傷陽。若脾胃陽虛，大便溏瀉者，則應慎用或不用。即使要用的話，必須做到嚴格的配伍，如梔子乾薑湯之類。

【原文】

　　太陽病發汗，汗出不解，其人仍發熱，心下悸，頭眩，身瞤動(1)**，振振欲擗地**(2)**者，真武湯主之。**（82）

　　＜真武湯方＞茯苓、芍藥、生薑切，各三兩；白朮二兩、附子一枚，炮，去皮，破八片。

　　上五味，以水八升，煮取三升，去渣，溫服七合，日三服。

【註解】

　　（1）身瞤（ㄕㄨㄣˋ）動：指身體筋肉不自主地跳動，類似肌肉震顫。

　　（2）振振欲擗地：身體振振然顫動，站立不穩，有倒僕於地的傾向。

【白話圖解】

發熱

心悸、頭眩、站立不穩

損傷腎陽，水氣氾濫

太陽病，發汗

真武湯（表裏同病，急當治裏）

$$
真武湯方
\begin{cases}
附子：溫陽化氣行水 \\
生薑：溫散水氣 \quad\Big\}\ 溫陽祛寒 \\
白术：健脾制水 \\
茯苓：淡滲利水 \quad\Big\}\ 水濕下滲 \\
芍藥：緩急舒筋脈，製附、术、薑燥性
\end{cases}\Bigg\}\ 溫陽利水
$$

【按語】

也有注家認為真武湯證發熱不是表證未解，而是虛陽外浮的假熱。個人認為，根據張仲景用藥看，一般虛陽浮越皆陽氣衰微，陰寒極盛使然，非用生附子配伍乾薑回陽救逆不可。而真武湯既未用乾薑，又未用生附子，可見本證的陽虛尚未到虛陽浮越的地步，發熱作表證未解較為合適。

真武湯證臨床頗為多見，無論水氣停留於全身還是局部，只要辨證屬脾腎陽虛，水氣氾濫者，便可用真武湯加減治療。

【原文】

咽喉乾燥(1)者，不可發汗(2)。（83）

【註解】

（1）咽喉乾燥：借用咽燥，提示陰液不足。

（2）不可發汗：不可使用辛溫發汗之品，如麻黃湯。

【白話圖解】

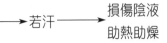

$$
\left.\begin{array}{l}咽喉乾燥 \\ 感受風寒\end{array}\right\}\ 不可發汗
$$

$$
\longrightarrow 若汗 \longrightarrow \begin{array}{l}損傷陰液 \\ 助熱助燥\end{array}
$$

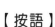

【按語】

　　從本條開始至第89條，討論發汗禁忌，被人稱爲「麻黃七禁」。這些病證皆爲表裏同病，文法上採用省略筆法，省略了表證證候，突出「裏」的證候。七條都是禁例，是舉例而言，不能局限於此，應擴大原理，凡表裏同病之人，應慎用發汗，特別是峻汗。

【原文】

淋家(1)不可發汗，發汗必便血(2)。（84）

【註解】

　　（1）淋家：淋，指小便淋瀝不盡，尿頻量少，尿道作痛之證。淋家，指久患淋病之人。

　　（2）必便血：必，推斷之詞，作「可能」解。便血，指尿血。

【白話圖解】

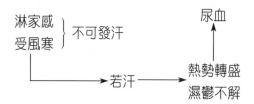

【按語】

　　淋家不過舉例而言，凡下焦蓄熱，而患外感者，忌以辛溫發汗。淋病非現代醫學的性病，類似現在醫學尿路感染一類疾病，臨床表現尿頻、尿急、尿澀痛。中醫認爲，由下焦濕熱所致，投以清熱利水之治。即使感受風寒，也不宜辛溫發汗，可用表裏同治之法。

【原文】

瘡家(1)，雖身疼痛，不可發汗，汗出則痙(2)。（85）

【註解】

（1）瘡家：指久患瘡瘍之人，借瘡家代指氣血兩虛的病人。

（2）痙（ㄐㄧㄥˋ）：《金匱玉函經》《脈經》作「痓」，可從。痙，筋脈拘急不舒之意。

【白話圖解】

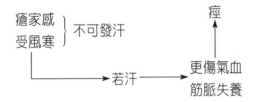

【按語】

瘡瘍之病，非皮膚瘡瘍之類，內臟潰瘍、痔瘡等病皆可屬瘡瘍病。瘡口長期出血，易導致氣血兩虛。雖病痛偏於一處，而氣血不足，亦有遍身疼痛者，然與風寒有別。若以風寒之法治之，汗之則津液外越，筋脈血虛，攣急而為痙矣也。條文意義，瘡瘍日久，復感外邪，既需解表，慎用辛溫發汗之峻劑。

【原文】

衄家(1)，不可發汗，汗出必額上陷脈急緊(2)，直視不能眴(3)，不得眠。（86）

【註解】

（1）衄家：經常出鼻血之人。

（2）額上陷脈急緊：指額部兩旁凹陷處（相當於太陽穴）之動脈拘急。

（3）眴（ㄕㄨㄣ）：指眼珠轉動。

【白話圖解】

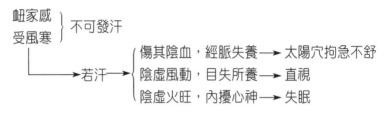

【按語】

素有衄血之人，或因衄血而陰血不足，或由陰虛火旺而衄血，此時清熱育陰寧血猶恐不及，怎麼可一見表證而捨棄根本，以呈解表之能，故特為衄家禁汗之戒。但禁汗非不治之謂也，在明確標本緩急之前提下，若能兼顧標本治之，則其意盡善。

本條「衄家，不可汗」與第46條「衄乃解」不同，本為陰血不足，或陰虛火旺，復感外邪，不可用發汗的方法。彼為腠理鬱閉，陽鬱太過，損傷脈絡，表邪不解，當用汗法。

【原文】

亡血家(1)，不可發汗，發汗則寒慄而振(2)。（87）

【註解】

（1）亡血家：指平素經常失血之人，如婦人崩漏、痔瘡出血等。

（2）寒慄而振：即寒戰，嚴重惡寒。

【白話圖解】

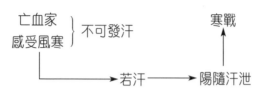

【按語】

　　亡血之人，氣血大虧，正氣不足易感外邪。此時治療不可妄用發汗之法，須顧及正氣，以血汗同源故也。否則，虛虛實實，咎將孰歸。

【原文】

　　汗家(1)，重發汗，必恍惚心亂(2)，小便已陰疼(3)，與禹餘糧丸。（88）

【註解】

　　（1）汗家：平素多汗的人。

　　（2）恍惚心亂：神識昏惑模糊，心中慌亂不安。

　　（3）小便已陰疼：小便後尿道有澀痛感覺。

【白話圖解】

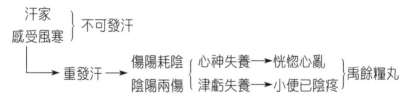

【按語】

　　平素多汗之人，陽氣已虛，衛外不固，再發其汗，則更傷陰陽。禹餘糧丸，此方已佚，但從主藥禹餘糧推斷，

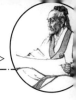

本方具有斂陰止汗，重鎮安神之效。

【原文】

病人有寒(1)，復發汗，胃中冷，必吐蚘(2)。（89）

【註解】

（1）病人有寒：指脾胃有寒。

（2）必吐蚘：須活看，有蚘則吐蚘，無蚘則吐逆而已。

【白話圖解】

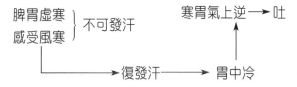

【按語】

脾胃虛寒，雖有表證，不可妄汗。輕率使用峻汗，則必然發越中焦陽氣，而中寒更甚。

【原文】

本(1)發汗(2)，而復(3)下(4)之，此為逆也；若先發汗，治不為逆。本先下之，而反汗之，為逆；若先下之，治不為逆。（90）

【註解】

（1）本：指原有證候，亦指正確的治法。

（2）汗：代指治表的方法。

（3）復：此作「反」解。

（4）下：代指治裏的方法。

【白話圖解】

表裏同病
- 先表後裏
  - 不逆：先發汗後下之
  - 逆：不發汗而下之
- 先裏後表
  - 不逆：先下之後發汗
  - 逆：不下之而汗之

【按語】

表裏同病時，宜按表裏證先後緩急的治療，是傷寒論治則的一大特色。表裏同病一般情況應先解表，表解後方可治裏，否則外邪不及時袪除，極易內陷，產生變證，這是治療的常法。然而在具體應用上多適用於表裏同病而以表證為主者。當表裏同病，裏證為急時，應先治裏，待病情緩和再治其表，這是治療的變法。當表裏同病，表證、裏證相互影響、相互牽扯時，多採用表裏同治的方法，這是一種權衡之法。具體應用時可根據表證、裏證的孰輕孰重或偏重於表，或偏重於裏。

前面所提到的諸桂枝湯、麻黃湯加減方證，皆是表裏同治的範例，大青龍湯偏治於表，小青龍湯偏治於裏。

【原文】

傷寒(1)，醫下之，續得下利清穀(2)不止，身疼痛者，急當救(3)裏；後身疼痛，清便自調(4)者，急當救表。救裏宜四逆湯，救表宜桂枝湯。（91）

【註解】

（1）傷寒：狹義傷寒。

（2）清穀：大便完穀不化。

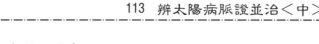

（3）救：治療。

（4）清便自調：大便恢復正常。

【白話圖解】

太陽傷寒，身疼痛

下利清穀

表裏同病，裏證為急

先四逆湯 ━━ 大便正常 ━━ 桂枝湯

【按語】

第90條舉汗下先後為例，指表裏實證而言，所以，一般應先汗後下。只有裏實證嚴重時，才先用下法。本條又舉出表裏同病的另一種情況，陽氣衰微，陰寒內盛，下利清穀不止，必須先裏後表。若先用發汗的方法，不僅無汗可發，反致陽氣更虛，所以必須先溫其裏，俟陽氣恢復，才能爭取邪氣外解之機。有時人體陽氣恢復，抗病能力增強，外邪可不治而解。

【原文】

病發熱頭痛，脈反沉，若不差(1)，身體疼痛，當救其裏。四逆湯方。（92）

【註解】

（1）差：瘥也，癒之意。

【白話圖解】

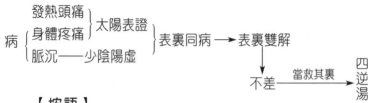

【按語】

太陽表證之脈當浮，今反見脈沉，乃裏虛的徵象，這種沉脈「沉而微細」，為腎陽虛衰之象，故表裏雙解治之不瘥，當用四逆湯治療。它與91條「傷寒，醫下之，續得下利清穀不止，身疼痛者，急當救裏」的精神是一致的，只是91條舉證略脈，本條舉脈略證。臨證時必須脈證合參，認識才能全面。

【原文】

太陽病，先下而不癒，因復發汗，以此表裏俱虛，其人因致冒(1)，冒家汗出自癒。所以然者，汗出表和故也。裏未和，然後復下之。（93）

【註解】

（1）冒：輕者頭暈目眩，重則暈厥。

【白話圖解】

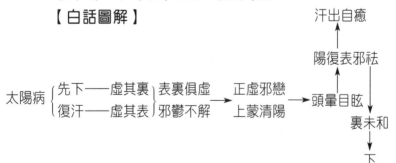

【按語】

太陽病治療的方法應當發汗，即使太陽病兼裏實，需要攻下，亦當先汗後下，或汗下同施。而本條採取了先下後汗的方法，這是治療的失誤，因而產生了邪氣鬱滯不解，表裏俱虛的病變。主要表現爲頭暈目眩，如有物蒙罩之狀。

冒是正氣驅邪，清陽不能上升頭部的反映，也是欲汗的先兆。當汗出表和，清陽能上升則冒就能緩解。表解以後，如果還存在裏實的證候，仍可用攻下的方法，以疏通裏實。不過，前面已用過下法，正氣已傷，即使裏實未去者，也只宜用調胃承氣湯微和胃氣。

【原文】

太陽病未解，脈陰陽俱停(1)，一作微。必先振慄(2)汗出而解。但陽脈微(3)者，先汗出而解；但陰脈微(4)者，下之而解。若欲下之，宜調胃承氣湯。（94）

【註解】

（1）脈陰陽俱停：指六脈沉伏不顯。

（2）振慄：惡寒。

（3）陽脈微：陽脈指寸脈。表示正氣抗邪向外，此時當汗出而解。

（4）陰脈微：《脈經》卷七注云：「陰微一作尺實。」可從。表示正氣驅邪於下，下之而解，宜調胃承氣湯。

【白話圖解】

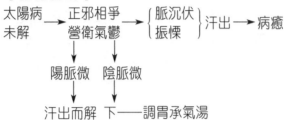

太陽病未解 → 正邪相爭營衛氣鬱 → {脈沉伏 振慄} 汗出 → 病癒

　　　　　　　↓　　　　↓
　　　　　　陽脈微　陰脈微
　　　　　　　↓　　　　↓
　　　　　汗出而解　下——調胃承氣湯

【按語】

　　本條主要討論正氣祛邪的脈象。寸脈與尺脈微,不是主正氣虛,而是指脈的搏動在沉伏之時,寸脈出現微微搏動者,是正氣抗邪向外,所以知汗出而解;若尺脈出現微微搏動者,是正氣驅邪於下,所以說下之而解,可用調胃承氣湯。

【原文】

　　太陽病,發熱汗出者,此為榮(1)弱衛強,故使汗出,欲救(2)邪風者,宜桂枝湯。(95)

【註解】

　　(1)榮:營。

　　(2)救:治療,祛除。

【白話圖解】

太陽中風證,發熱汗出

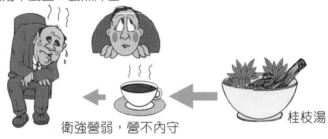

衛強營弱,營不內守　　　　　　　桂枝湯

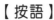

【按語】

本條所言「榮弱衛強」，是對太陽中風證病理的補充，與12條「陽浮而陰弱，陽浮者，熱自發；陰弱者，汗自出」的含義基本一致。

【原文】

傷寒五六日中風，往來寒熱(1)，胸脅苦滿(2)，嘿嘿(3)不欲飲食，心煩喜嘔(4)，或胸中煩而不嘔，或渴，或腹中痛，或脅下痞鞕，或心下悸、小便不利，或不渴、身有微熱，或咳者，小柴胡湯主之。（96）

＜小柴胡湯方＞柴胡半斤、黃芩三兩、人參三兩、半夏半升，洗；甘草炙、生薑切，各三兩；大棗十二枚，擘。

上七味，以水一斗二升，煮取六升，去渣，再煎取三升，溫服一升，日三服。若胸中煩而不嘔者，去半夏、人參，加栝樓實一枚；若渴，去半夏，加人參合前成四兩半、栝樓根四兩；若腹中痛者，去黃芩，加芍藥三兩；若脅下痞鞕，去大棗，加牡蠣四兩；若心下悸，小便不利者，去黃芩，加茯苓四兩；若不渴、外有微熱者，去人參，加桂枝三兩，溫覆微汗癒；若咳者，去人參、大棗、生薑，加五味子半升、乾薑二兩。

【註解】

（1）往來寒熱：即惡寒與發熱交替出現。

（2）胸脅苦滿：苦，用作動詞。即病人苦於胸脅滿悶。

（3）嘿嘿：「嘿」通「默」，靜也。嘿嘿，即表情

沉默，不欲語言。

（4）喜嘔：喜，作「經常」解，即經常作嘔。

【白話圖解】

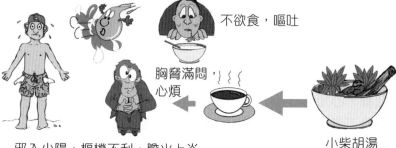

不欲食，嘔吐

胸脅滿悶，
心煩

邪入少陽，樞機不利，膽火上炎

小柴胡湯

小柴胡湯方
- 柴胡：疏洩氣機之鬱滯 ┐一升一降
- 黃芩：清泄少陽之火熱 ┘和解少陽
- 半夏 ┐和胃降逆
- 生薑 ┘
- 人參、大棗、甘草：益氣扶正祛邪

和解少陽

小柴胡湯加減應用

症狀	小柴胡湯 加減
胸中煩而不嘔：邪鬱胸未犯胃	去半夏、人參，加栝樓實
渴：熱傷津液	去半夏，加人參、栝樓根
腹中痛：肝木乘脾	去黃芩，加芍藥
脅下痞鞕：少陽邪鬱較甚	去大棗，加牡蠣
心下悸，小便不利：水氣內停	去黃芩，加茯苓
不渴、外有微熱：外有表證	去人參，加桂枝（溫覆微汗）
咳：寒飲犯肺	去人參、大棗、生薑，加五味子、乾薑

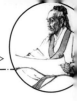

【按語】

《黃帝內經》中雖然沒有關於「和法」的明確記載，考歷代本草專著均無專列「和解」類藥物，故和解劑之組成並發揮作用，只是依賴於藥物的配伍得以實現，而這種配伍方法和原則的確立則由張仲景具體完成。《傷寒論》創製了和解劑的代表方——小柴胡湯，從而為和解劑的組方遣藥作出了典範。

小柴胡湯是治療邪入少陽的主方。針對少陽為病，樞機不運，疏泄失調，升降失常，三焦失通之病機而設。方中由苦寒、辛溫、甘味三類藥物組成，既能解鬱、清熱，又能扶助正氣。由於小柴胡湯奇妙的配伍，集寒熱補泄於一方，所以臨床運用極為廣泛，不僅能夠和解表裏，治療外感疾病，又可調和陰陽，治療內傷雜病。任何病變，凡具備熱、鬱、虛病機特點的都可用小柴胡湯治療。本方顯著作用主要有：

1. 解熱作用：外邪中人，邪不在太陽，亦不在陽明，有柴胡證者，用本方，忽寒忽熱之證即除。另外，感冒遷延難癒，服用本方，也有明顯的治療作用。

2. 解鬱作用：本方是和解少陽、斡旋氣機治鬱的首方。臨床上凡是氣鬱所致的精神異常、行為習慣的怪癖、心身疾病等，本方有顯著的療效。現代藥理研究，本方有抑制突發性活動，保護腦缺血，消除自由基等作用，可用於精神、神經系統疾病。

3. 調整胃腸功能：本方對大便硬或秘結，便溏或泄瀉，大便溏結不調、黏滯不爽伴有胸脅滿悶，情志抑鬱，納食不佳，舌苔白者，有很好的調治作用。胃納不好，服

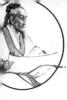

用楂麴等消導藥物及參、朮、苓等補益藥物無效者，符合本證病機特點，服用本方胃納即起。

4. **疏肝利膽功能**：治療慢性遷延性B型肝炎，慢性膽道感染，膽石症等屬氣機不利者療效較好。

【原文】

血弱氣盡(1)，腠理開，邪氣因入，與正氣相搏，結於脅下(2)。正邪分爭，往來寒熱，休作有時，嘿嘿不欲飲食。藏府相連(3)，其痛必下，邪高痛下(4)，故使嘔也，小柴胡湯主之。服柴胡湯已，渴者，屬陽明，以法治之。（97）

【註解】

（1）血弱氣盡：氣血不足之意。

（2）脅下：少陽。

（3）藏府相連：肝膽相連，脾胃相關，其氣互通。

（4）邪高痛下：「高」與「下」兩字指部位而言，膽的部位相對較高，膽經受邪，故曰「邪高」，腹痛的部位相對較低，故曰「痛下」。邪高痛下，即指肝木乘脾。

【白話圖解】

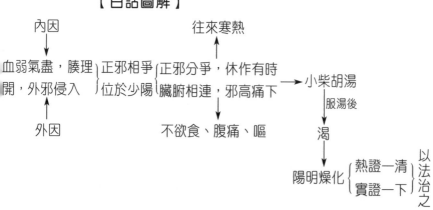

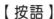

【按語】

本條文強調三個方面：第一，體質是發病的一個重要原因。由於氣血虛弱，肌腠疏鬆，衛陽不固，邪氣直入少陽，而為小柴胡湯證。第二，少陽病容易並現脾胃病變。肝膽屬木，脾胃屬土，若肝膽清利，木性條達，中土自不受邪；若中土健運，化生萬物，氣血流暢，風木自無鬱結之憂。一旦邪入少陽，其氣鬱而不達，往往克害中土，而成肝脾同病。第三，少陽之邪可以燥化，轉屬陽明。

【原文】

得病六七日，脈遲浮弱，惡風寒，手足溫，醫二三下之，不能食，而脅下滿痛，面目及身黃，頸項強，小便難者，與柴胡湯。後必下重(1)，本渴飲水而嘔者，柴胡湯不中與也。食穀者噦(2)。（98）

【註解】

（1）下重：裏急後重。

（2）噦：呃逆。

【白話圖解】

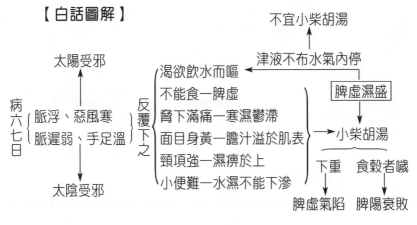

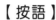
【按語】

小柴胡湯雖然在臨床上有廣泛的應用，但還是以辨證爲依據。本條文透過舉例說明了疑似少陽證，而服小柴胡湯後引起的一系列後果，意在引以爲戒。

【原文】

傷寒(1)四五日，身熱惡風，頸項強，脅下滿，手足溫(2)而渴者，小柴胡湯主之。（99）

【註解】

（1）傷寒：狹義傷寒。

（2）手足溫：根據278條所言，「傷寒脈浮而緩，手足自溫者，係在太陰」。一般手足溫屬太陰，但僅見手足微溫，餘處則冷，伴有脾胃虛寒證候，無身熱、口渴。但本條手足溫與身熱、渴並存，可見尚有陽明裏熱。

【白話圖解】

傷寒表證未解，邪氣入裏

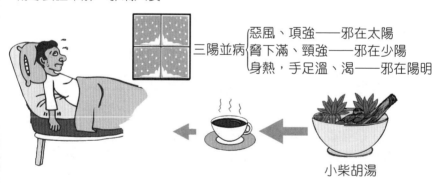

三陽並病
惡風、項強——邪在太陽
脅下滿、頸強——邪在少陽
身熱，手足溫、渴——邪在陽明

小柴胡湯

【按語】

三陽並病治以小柴胡湯，因於小柴胡湯具有舒展氣

機，扶正祛邪的作用，既能達邪外出，又能防邪氣內傳。當內外合邪，發汗要傷津助熱，清裏易鬱遏表寒，欲使邪外解而不內傳，非小柴胡湯不可。

　　具體應用時可以靈活變通，舉一反三，以和解爲主，或偏重於裏，或偏重於表，也可根據小柴胡湯方後的加減法治療。如加桂枝「和表」，去半夏加栝樓根治「渴」等。

【原文】

　　傷寒，陽脈澀(1)，陰脈弦(2)，法當(3)腹中急痛(4)，先與小建中湯，不差者，小柴胡湯主之。（100）

　　＜小建中湯方＞桂枝三兩，去皮；甘草二兩，炙；大棗十二枚，擘；芍藥六兩、生薑三兩，切；膠飴一升。

　　上六味，以水七升，煮取三升，去渣，內飴，更上微火消解，溫服一升，日三服。嘔家(5)不可用建中湯，以甜故也。

【註解】

　　（1）陽脈澀：陽脈，輕按即得。澀，主氣虛血少。陽脈澀，代指脾虛，不能化生氣血，而致氣血不足。

　　（2）陰脈弦：陰脈，重按即得。弦，木鬱氣滯，又主痛證。

　　（3）法當：推斷之詞，必然有此症。

　　（4）急痛：絞痛，或痙攣痛。

　　（5）嘔家：有嘔吐的病人，代指脾胃濕熱者。

【白話圖解】

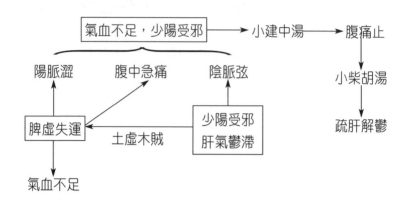

小建中湯方：

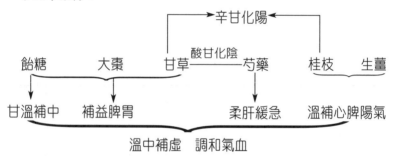

服藥禁忌：

嘔 ——→ 脾胃濕熱 ——忌用 / 不喜甘故——→ 小建中湯

【按語】

　　小建中湯和小柴胡湯都有調和肝脾的作用，小建中湯用於土虛木賊，小柴胡湯用於肝木犯脾。本證腹痛以中焦虛寒爲主，少陽之邪次之，若與小柴胡湯，其中苦寒之

品，必然使脾胃更加虛寒，正氣不足以抗邪，反引邪深入。若先與小建中湯，治療裏虛，寓扶正袪邪之意。故治療先建中氣，而後和解少陽，二者病情略似，治法不同。

上述對「陽脈澀，陰脈弦」的解釋，主要依據歷版《傷寒論》教材。根據《內經·陰陽應象大論篇》：「左右者，陰陽之道路也」；《難經》寸口脈與臟腑相應的理論，並結合臨床，「陽」解釋為右手關脈，候脾胃，右手關脈見澀為氣血不足，乃土虛不能化生使然；「陰」解釋為左手關脈，候肝膽，左手關脈見弦為肝旺。「陽脈澀，陰脈弦」則為土虛木旺之象。土虛木乘，可以出現脘腹疼痛脹滿等症。這樣解釋不僅可以把握肝脾不和的脈象，而且可在臨床上得以印證。

【原文】

傷寒中風，有柴胡證，但見一證便是(1)，不必悉具(2)。凡柴胡湯病證而下之，若柴胡證不罷者，復與柴胡湯，必蒸蒸而振(3)，卻(4)復發熱，汗出而解。（101）

【註解】

（1）但見一證便是：符合小柴胡湯證病機的證候，無論多少，有一個即可。

（2）不必悉具：主症不一定要全部具備，即以局部而窺見全部。

（3）蒸蒸而振：指高熱寒戰。蒸蒸，興盛貌，這裏形容高熱。振即寒戰。

（4）卻：然後。

【白話圖解】

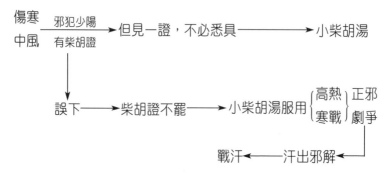

戰汗過程：

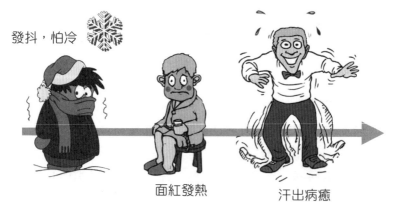

發抖，怕冷

面紅發熱

汗出病癒

【按語】

「但見一證便是，不必悉具」明確指出了小柴胡湯靈活應用的具體方法，為臨床上廣泛應用該方，奠定了理論基礎。

條文的後半段論述了服柴胡湯的機轉。柴胡湯證而誤用攻下，柴胡湯證仍然存在，還需用柴胡湯治之，由於已經誤下，正氣受傷但不虛弱，服藥後，正氣得到藥力的資助，奮起抗邪，祛邪於外，故惡寒、發熱；正勝邪卻，則

汗出病癒。這一過程後世稱爲「戰汗」。

【原文】

傷寒(1)二三日，心中悸而煩(2)者，小建中湯主之。
（102）

【註解】

（1）傷寒：狹義傷寒。

（2）煩：少陽受邪而煩。

【白話圖解】

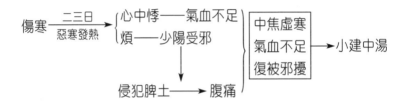

【按語】

湯名爲「小建中」，有建立中氣的意思，即建立脾胃之氣。脾胃健，化源足，肝脾調，氣血生，陰陽和，心中悸、煩自除。臨證時，在陰陽俱虛的情況下，補陰則瀉陽，補陽則礙陰，當以甘溫之劑首復脾胃之氣，即「甘溫除熱法」。古人云：「不問陰陽寒與熱，但將脾胃先安和。」對臨床有很好的指導意義。

【原文】

太陽病，過經(1)十餘日，反二三下之，後四五日，柴胡證仍在者，先與小柴胡。嘔不止，心下急(2)，鬱鬱微

煩(3)者，為未解也，與大柴胡湯下之則癒。（103）

　　<大柴胡湯方>柴胡半斤、黃芩三兩、芍藥三兩、半夏半升，洗；生薑五兩，切；枳實四枚，炙；大棗十二枚，擘。

　　上七味，以水一斗二升，煮取六升，去渣，再煎，溫服一升，日三服。一方加大黃(4)二兩，若不加，恐不爲大柴胡湯。

【註解】

　　（1）過經：邪離開本經，傳入他經，曰過經。此處指邪離太陽而傳入少陽。

　　（2）心下急：胃脘部拘急不舒或疼痛的感覺。

　　（3）鬱鬱微煩：鬱，鬱熱。鬱鬱微煩，熱結而內擾心神。

　　（4）大黃：按原方組成無大黃，而方後注云：「一方加大黃二兩，若不加，恐不為大柴胡湯。」考《金匱要略》《肘後方》《千金方》《外台秘要》等，記載的本方皆有大黃，故本方當有大黃為是。

【白話圖解】

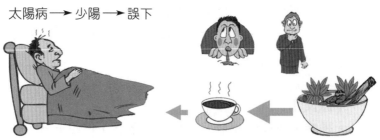

胸脅苦滿，喜吐，心煩——小柴胡湯

太陽病 → 少陽 → 誤下

心下急，嘔不止，鬱煩——大柴胡湯

大柴胡湯方 {
柴胡：解鬱
黃芩：清熱 } 除少陽之邪
大黃：瀉熱
枳實：理氣 } 瀉陽明熱結
芍藥：緩腹中實痛 } 理氣和血
半夏、生薑：和胃降逆
大棗：和中
} 和解少陽
通下裏實

【按語】

大柴胡湯是小柴胡湯的變方。因熱邪較重並裏實已成，恐緩中戀邪，故去人參、甘草，加大黃、枳實輕下實熱；因嘔不止、心下急，故重用生薑和胃降逆，加芍藥柔肝而緩腹中急痛。可見大柴胡湯是少陽、陽明同治而以止嘔、止痛的功能爲顯。故臨床上大柴胡湯多用於治療消化系統實熱性疾病，如胰腺炎、膽囊炎、膽石症、慢性胃炎等。筆者在臨證時，碰到肝膽實證，也善從少陽陽明治之，用大柴胡湯加減，療效較好。實驗證明，大柴胡湯有顯著的利膽排石效果。給予引起大鼠形成膽固醇結石的食物，大柴胡湯能明顯地降低膽石形成率，並使膽石形成的體積明顯減小，還能有效降低血中中性脂肪。

【原文】

傷寒(1)十三日不解，胸脅滿而嘔，日晡所發潮熱(2)，已而(3)微利，此本柴胡證，下之以不得利，今反利者，知醫以丸藥下之，此非其治也。潮熱者，實也，先宜服小柴胡湯以解外，後以柴胡加芒硝湯主之。〔104〕

＜柴胡加芒硝湯方＞柴胡二兩十六銖、黃芩一兩、人參一兩、甘草一兩，炙；生薑一兩，切；半夏二十銖，本云五枚，洗；大棗四枚，擘；芒硝二兩。

上八味，以水四升，煮取二升，去渣，內芒硝，更煮微沸，分溫再服。不解，更作。

臣億等謹按，《金匱玉函》方中無芒硝。別一方云，以水七升，下芒硝二合，大黃四兩，桑螵蛸五枚，煮取一升半，服五合，微下即癒。本云，柴胡再服，以解其外，餘二升加芒硝、大黃、桑螵蛸也。

【註解】

（1）傷寒：廣義傷寒，泛指外感熱病。

（2）日晡所發潮熱：日晡所，指申時左右，即下午3～5時。潮熱，發熱如潮水之起落，定時而發或增高，至時而降。日晡潮熱，是陽明實證典型的熱型，即下午發熱定時增高。

（3）已而：時間副詞，指時間較為短暫。

【白話圖解】

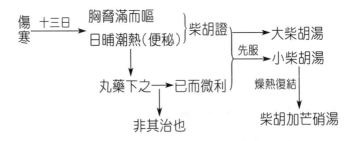

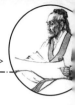

【按語】

同為少陽陽明同病，上條用大柴胡湯治之，本條用柴胡加芒硝湯治之。關鍵是本條病人誤用丸藥下後，正氣損傷，裏實尚存，不宜大黃、枳實蕩滌破滯，反更需人參、甘草之類藥物的扶正。故先服小柴胡湯和解樞機，達邪外出。若病不癒，燥結較甚，再以柴胡加芒硝湯，增加瀉熱潤燥之功。

綜合上條，《傷寒論》治療少陽陽明同病共有三法。一是小柴胡湯，治燥熱未實，大便不硬；二是柴胡加芒硝湯，治燥結甚而正氣已虛；三是大柴胡湯，治壅滯甚而正不虛。

【原文】

傷寒十三日，過經譫語者，以有熱也，當以湯下之。若小便利者，大便當鞕，而反下利，脈調和者，知醫以丸藥下之，非其治也。若自下利者，脈當微厥(1)，今反和者，此為內實(2)也，調胃承氣湯主之。（105）

【註解】

（1）脈當微厥：厥，極、甚之意。脈當微厥，作「脈來甚微」解。

（2）內實：胃家實。

【白話圖解】

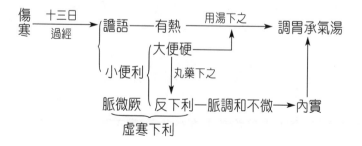

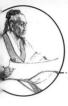

【按語】

以上兩條皆有丸藥誤下的病史，丸藥雖能通大便，但不能根除內在的燥熱，反而使病情更加錯綜複雜。告誡人們，不要一見大便不通就盲目服用瀉藥，否則，後患無窮。

曾接診一患者，面部色斑，大便秘結，被診治為熱結，用蘆薈、大黃屢次瀉下，美其名曰排毒養顏。不料，大便服藥時大瀉，停藥則秘，面部色斑不除反增萎黃，其中的道理發人深省。

【原文】

太陽病不解，熱結膀胱(1)，其人如狂(2)，血自下(3)，下者癒。其外不解者，尚未可攻，當先解其外，外解已，但少腹急結(4)者，乃可攻之，宜桃核承氣湯。（106）

＜桃核承氣湯方＞桃仁五十個，去皮尖；大黃四兩、桂枝二兩，去皮；甘草二兩，炙；芒硝二兩。

上五味，以水七升，煮取二升半，去渣，內芒硝，更上火，微沸下火，先食(5)溫服五合，日三服，當微利。

【註解】

（1）熱結膀胱：此處膀胱指下焦部位，包括膀胱、小腸、胞宮等。熱結膀胱，指邪熱與瘀血蓄於下焦。

（2）如狂：心神不寧，似神情異常之發狂，乃腹痛使然。

（3）血自下：所蓄之血，尚能夠自下的機轉。

（4）少腹急結：指下腹部拘急硬痛。

（5）先食：指飯前服，有利於藥達病所。

【白話圖解】

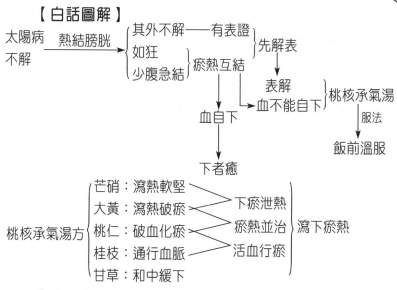

【按語】

桃核承氣湯證稱爲蓄血輕證，由瘀血與熱互結所產生的病證。在臨床上頗爲多見，從筆者行醫二十幾年來看，蓄血病證有二：

一是有類似於現代醫學的子宮腺肌病、子宮內膜異位症、急慢性盆腔炎等婦科疾病。每當經期，子宮內膜脫落，不能順利地排出體外，不通則痛，故痛經是典型症狀，常進行性加劇，有的痛經可以發展到難以忍受的地步，即使服用止痛藥也難以奏效，用「其人發狂」描述恰到好處。「下血乃癒」也是這些病症的一個重要指標，一般經血暢通，腹痛亦止。用桃核承氣湯加減治療也能取得較好的療效。

二是血液黏度增高是「蓄血」的客觀指標，是諸多疾病病理過程中的一個中間環節，凡具備「熱」與「瘀」表現的

皆可從蓄血論治。故桃核承氣湯加減，亦能用於腦血栓、冠心病、中風後遺症、脂肪肝等疾病的治療。

【原文】

傷寒(1)八九日，下之，胸滿煩驚(2)，小便不利，譫語，一身盡重，不可轉側者，柴胡加龍骨牡蠣湯主之。（107）

＜柴胡加龍骨牡蠣湯方＞柴胡四兩、龍骨、黃芩、生薑切；鉛丹、人參、桂枝去皮；茯苓各一兩半、半夏二合半，洗；大黃二兩、牡蠣一兩半，熬；大棗六枚，擘。

上十二味，以水八升，煮取四升，內大黃，切如碁子(3)，更煮一兩沸，去渣，溫服一升。本云，柴胡湯今加龍骨等。

【註解】

（1）傷寒：狹義傷寒。

（2）煩驚：心煩驚惕。

（3）碁子：漢代棋子，今有出土文物可見，小者3～5 cm³，大者約20 cm³。

【白話圖解】

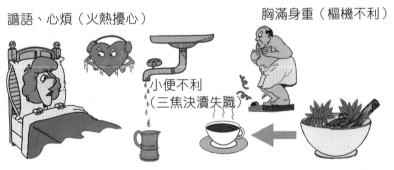

譫語、心煩（火熱擾心）　　　　　　胸滿身重（樞機不利）

小便不利（三焦決瀆失職）

邪犯少陽，彌漫三焦，正傷邪陷　　　柴胡加龍骨牡蠣湯

柴胡加龍骨牡蠣湯方	小柴胡湯（半量）去甘草：和解少陽（免甘緩留邪）	通陽
	桂枝、大黃：通陽、瀉熱	瀉熱
	龍骨、牡蠣、鉛丹：重鎮安神	重鎮
	茯苓：利水、寧心安神	安神

【按語】

本條爲虛實互見，表裏錯雜之證。雖病兼表裏，但病變中心仍在少陽，所以仍以和解法加減。柴胡加龍骨牡蠣湯多用以治療多種精神疾病所致的失眠，如神經官能症、更年期綜合徵、精神分裂症等，也可用於心血管系統疾病、甲狀腺功能亢進等病症。

鉛丹其成分爲四氧化三鉛，久服有毒，今多不用，改用磁石、代赭石、生鐵落或石決明代替。

【原文】

傷寒(1)，腹滿譫語，寸口脈浮而緊(2)，此肝乘脾也，名曰縱(3)，刺期門。（108）

【註解】

（1）傷寒：廣義傷寒。

（2）脈浮而緊：根據《辨脈法》：「脈浮而緊，名曰弦。」此指弦脈。

（3）縱：肝膽之氣放縱無羈，順勢而往。此指肝乘脾。

【白話圖解】

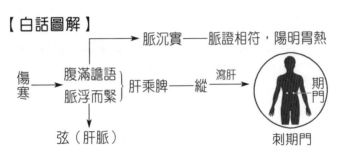

【按語】

由於肝膽之氣旺盛，影響脾胃而見腹滿譫語，所以治療用刺肝之募穴期門的方法，瀉肝膽之餘，而解脾胃之困。

【原文】

傷寒(1)發熱，嗇嗇惡寒，大渴欲飲水，其腹必滿，自汗出，小便利，其病欲解，此肝乘肺也，名曰橫(2)，刺期門。（109）

【註解】

（1）傷寒：狹義傷寒。

（2）橫：肝氣橫逆亢盛，犯上而侮其不勝。此指肝侮肺。

【白話圖解】

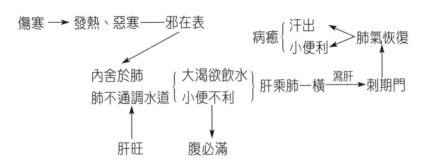

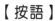
【按語】

證候表現雖然在肺的功能失調，究其原因，乃肝旺犯肺使然。故治以刺期門的方法，瀉肝之「橫」氣，恢復肺氣通調水道的功能，一旦汗出、小便利，知病即癒。

108、109兩條文的意義是運用五行學說，說明人體臟腑之間的病理聯繫，示人辨證求因，論治求本。

【原文】

太陽病，二日反躁，凡熨其背(1)，而大汗出，大熱入胃，胃中水竭，躁煩必發譫語。十餘日振慄(2)自下利(3)者，此為欲解也。故其汗從腰以下不得汗，欲小便不得，反嘔，欲失溲，足下惡風，大便硬，小便當數，而反不數，及不多，大便已，頭卓然而痛(4)，其人足心必熱，穀氣(5)下流故也。（110）

【註解】

（1）熨其背：熨背，古代火療法的一種，用瓦或磚燒熱，布包熨背，為發汗而設。

（2）振慄：正邪劇爭的表現。

（3）自下利：代指病機，言下利而邪有出路。

（4）頭卓然而痛：卓然，不平常也。頭卓然而痛，指頭痛非同一般。

（5）穀氣：陽氣。

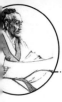
【白話圖解】

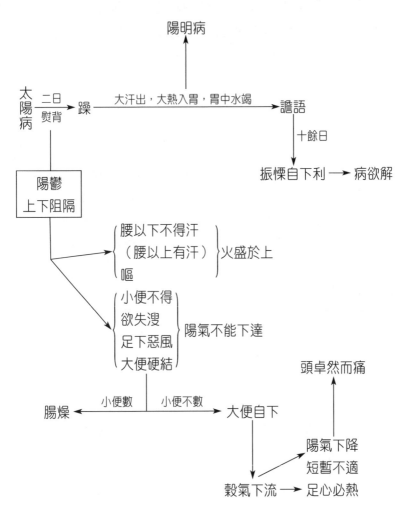

【按語】

東漢盛行火法發汗，除了熨背外，還有火薰、灸法、
燒針、溫針等法。本條文列舉熨法所產生的變證，也是對

火法發汗的否定。至於下虛表現，乃陽鬱於上，氣與津液不能下達所致，論其治則可清、可瀉、可解鬱、可通陽，唯獨溫補萬不可用。

【原文】

太陽病中風，以火劫(1)發汗，邪風被火熱(2)，血氣流溢(3)，失其常度。兩陽(4)相薰灼，其身發黃。陽盛則欲衄，陰虛小便難，陰陽俱虛竭，身體則枯燥，但頭汗出，劑頸而還(5)，腹滿微喘，口乾咽爛，或不大便，久則譫語，甚者至噦，手足躁擾，撚衣摸床(6)。小便利者，其人可治。（111）

【註解】

（1）火劫：劫，強迫之意。火劫，用火療（如燒針、熨背之類）強迫發汗。

（2）邪風被火熱：風邪與火邪相合，意同兩陽相薰。

（3）血氣流溢：氣血運行逆亂。

（4）兩陽：指風與火。

（5）但頭汗出，劑頸而還：指汗出局限於頭部，身體無汗。

（6）撚衣摸床：陰躁的一種表現。神志模糊，兩手無意識地反覆摸弄衣被。

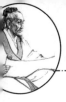

【白話圖解】

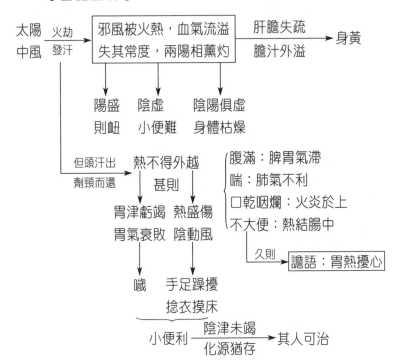

【按語】

本條主要論述火熱邪氣傷陰動血的病理變化，與臨床實際溫熱邪氣最易傷陰動風的病理特點頗爲相合。原文雖然源於誤治，理解時不要受此局限，應當深入理解，舉一反三。張仲景雖然未提出治療，但後世溫病學家創立的清熱涼血、養陰熄風等諸方，皆可變通使用。

條文最後根據小便的有無，決定預後的良否，有一定的參考價值。病情危重之時，根據小便的多寡判斷預後，實與現代醫學根據小便量的多少判斷腎功能有否衰竭的原理有相似之處。

【原文】

傷寒脈浮，醫以火迫劫之(1)，亡陽(2)，必驚狂，臥起不安者，桂枝去芍藥加蜀漆牡蠣龍骨救逆湯(3)主之。（112）

＜桂枝去芍藥加蜀漆牡蠣龍骨救逆湯方＞桂枝三兩，去皮；甘草二兩，炙；生薑三兩，切；大棗十二枚，擘；牡蠣五兩，熬；蜀漆三兩，洗去腥；龍骨四兩。

上七味，以水一鬥二升，先煮蜀漆，減二升，內諸藥，煮取三升，去渣，溫服一升。本云桂枝湯，今去芍藥加蜀漆、牡蠣、龍骨。

【註解】

（1）火迫劫之：同「火劫」。

（2）亡陽：這裏指亡失心陽。

（3）救逆湯：因證起於火劫之逆，故方以「救逆」名之。

【白話圖解】

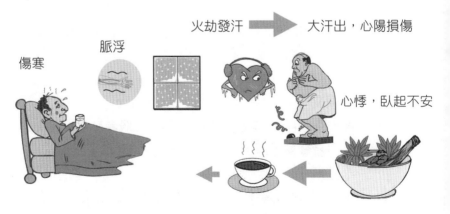

火劫發汗 ➡ 大汗出，心陽損傷

脈浮

傷寒

心悸，臥起不安

桂枝去芍藥加蜀漆牡蠣龍骨救逆湯

$$
桂枝去芍藥加蜀漆\ 牡蠣龍骨救逆湯方
\left\{
\begin{array}{l}
桂枝湯\left\{
\begin{array}{l}
去芍藥：陰柔之性有礙陽氣\\
桂、薑、草、棗：辛甘化陽溫通心陽
\end{array}\right.\\
蜀漆：散熱化痰\\
牡蠣、龍骨：潛鎮浮越之心神
\end{array}\right.
\left\}
\begin{array}{l}
溫通\\心陽\\鎮靜\\安神
\end{array}\right.
$$

【按語】

《素問・至真要大論》「諸躁狂越皆屬於火」，說明躁狂證候多因火盛所致。驗於臨床，見者恒多，當無疑義。但本條指出「亡陽，必驚狂」則為陽虛所致，其機制不僅是心陽亡失散亂，神氣浮越，還與陽虛不能布津，水停為痰，蒙蔽心竅相關。可見同為發狂，類有虛實之別。因此對於實火病人使用泄火、化痰、攻下等法治療無效，可從心陽虛論治，往往有效。

桂枝去芍藥加蜀漆牡蠣龍骨救逆湯方臨床治療心陽虛痰盛之失眠療效較好。其中的蜀漆乃常山之苗，功效與常山相似，若無蜀漆，可用常山代替，既能散火氣，又能滌痰開竅，作用與石菖蒲、遠志頗相似，可以相須為用。若兼有熱象可以配伍黃連、竹葉、大黃；兼有痰濕可加茯苓、半夏、薏苡仁等。

【原文】

形作傷寒(1)，其脈不弦緊而弱(2)。弱者必渴，被火必譫語。弱者發熱脈浮，解之當汗出癒。（113）

【註解】

（1）形作傷寒：證類似太陽傷寒，也有表證，但實非傷寒。

（2）弱：與太陽傷寒脈緊相對而言，並非脈微弱。

【白話圖解】

發熱、惡寒　　　　　　脈不緊而浮弱　➡　忌辛溫及火療發汗

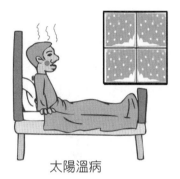

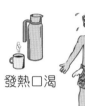

發熱口渴

太陽溫病　　　　　　　　　汗出而癒（辛涼解表）

【按語】

本條文講了兩方面的精神：溫病與傷寒的區別，溫病表證的治則與治禁。本條文中描述的證候與第6條較相似，太陽溫病初期可有發熱、脈浮、口渴的表現，當用辛涼解表之法，辛溫發汗及火法發汗當屬禁忌。若用之，必助熱傷陰，以致產生神昏譫語之變證。

【原文】

太陽病，以火薰(1)之，不得汗，其人必躁，到經不解(2)，必清血(3)，名為火邪。（114）

【註解】

（1）火薰：是利用藥物燃燒後的熱氣，或藥物煮沸後所產生的熱氣薰蒸人體取汗以治療疾病的一種方法，屬於火療的範圍。

（2）到經不解：太陽病到了應該解除的時日而熱邪不解除，意指陽鬱太盛。

（3）清血：「清」通「圊」，廁所也。清血即便血的意思。

【白話圖解】

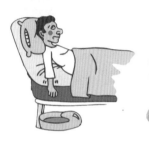

太陽病陽鬱太盛無汗

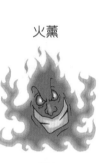

火薰

不得汗

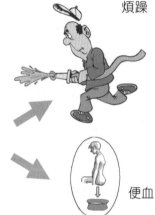

煩躁

便血

【按語】

火療之法可以使汗出太過，亦可不汗出。當汗不汗，表邪不得外泄，相反，火熱之氣內迫，出現一系列變證。

【原文】

脈浮熱甚，而反灸(1)**之，此為實，實以虛治**(2)**，因火而動，必咽燥吐血。**（115）

【註解】

（1）灸：指艾灸，將燃燒的艾絨放在穴位上稱之。一般用於虛寒證的治療。

（2）實以虛治：用治療虛證的方法治療實證。

【白話圖解】

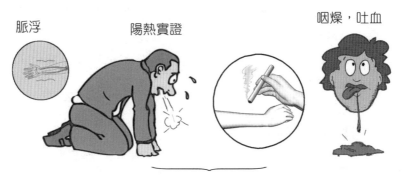

脈浮　　　陽熱實證　　　咽燥，吐血

實以虛治　　　熱盛傷津動血

【按語】

114條與115條均是誤用火法後，產生「火熱傷血，迫血妄行」的變證。古人曰：「陽絡傷則血外溢，血外溢則衄血；陰絡傷則血內溢，血內溢則便血。」關鍵要掌握熱入血分，有便血與吐血的不同變證，不必拘泥於是否誤火。至於熱入血分應如何治療，張仲景雖然沒有列出方藥，但不外乎清熱涼血諸法，如犀角地黃湯、清營湯之類的方劑。

【原文】

微數之脈，慎不可灸，因火為邪，則為煩逆，追虛逐實(1)，血散脈中(2)，火氣雖微，內攻有力，焦骨傷筋，血難復也。脈浮，宜以汗解，用火灸之，邪無從出，因火而盛，病從腰以下必重而痹(3)，名火逆也。欲自解者，必當先煩，煩乃有汗而解。何以知之？脈浮故知汗出解。

（116）

【註解】

（1）追虛逐實：陰本虛，反用灸火更傷其陰，謂追虛；熱本實，反用灸火助陽增熱，謂逐實。

（2）血散脈中：散，散亂、消散之意。血散脈中，指氣血損傷。

（3）痺：作「麻木」解。

【白話圖解】

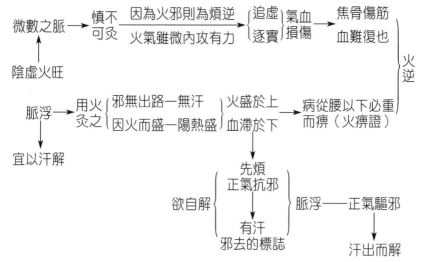

【按語】

本條文主要討論了陰虛火旺和表寒實證用灸法所產生的變證。目前臨床用灸法還是比較普遍的，除了艾灸外，還有薑灸等。如三伏天用薑灸三陰交、足三里等穴位有強壯身體之說。20年前，筆者不慎腰部韌帶扭傷疼痛，久治不癒，當時一位老師用麝香灸病痛處，即癒。但崇張仲景之說，灸火雖微內攻有力，可以導致氣血散亂，甚至陰血難復，所以在應用灸法時，嚴格地掌握適應證，體有熱、

表閉者勿用之。

【原文】

燒針令其汗，針處被寒(1)，核起而赤(2)者，必發奔豚。氣從少腹上沖心者，灸其核上各一壯，與桂枝加桂湯更加桂二兩也。（117）

＜桂枝加桂湯方＞桂枝五兩，去皮；芍藥三兩、生薑三兩，切；甘草二兩，炙；大棗十二枚，擘。

上五味，以水七升，煮取三升，去渣，溫服一升。本云，桂枝湯今加桂滿五兩。所以加桂者，以能泄奔豚氣也。

【註解】

（1）針處被寒：針刺部位被風寒所襲。

（2）核起而赤：針處寒閉陽鬱而見局部紅腫如核。

【白話圖解】

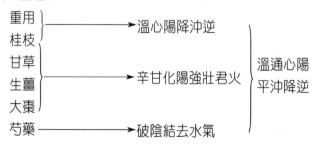

桂枝加桂湯方：

重用 桂枝 ──→ 溫心陽降沖逆

甘草 生薑 大棗 ──→ 辛甘化陽強壯君火

芍藥 ──→ 破陰結去水氣

溫通心陽平沖降逆

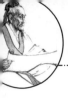

【按語】

奔豚病臨床多見於自主神經紊亂的一類疾病，如更年期綜合徵、胃腸易激綜合徵等。病人感覺有一股氣從下而上沖，有時痛苦不堪，但無明顯的體徵，實驗室檢查指標均正常。

中醫認為，引起該病的原因有二：一是本條所言，心陽虛，心火不能下達溫煦，下焦寒氣上沖所致，亦稱為寒奔豚；一是《金匱要略》所言，病發於肝，肝氣鬱結，化熱上沖所致，亦稱為熱奔豚，用奔豚湯治療。

奔豚雖有寒熱之分，但臨床上也有寒熱兼挾的。曾遇一更年期病人，形體較胖，面部虛浮，自覺有股氣從大腿往上沖，性情急躁，心慌口苦，脈弦，舌胖。辨證為心陽不足，水氣內停，肝火內盛，肝氣挾水氣上逆。用桂枝加桂湯合奔豚湯加減治療，療效較好。

【原文】

火逆下之，因燒針(1)煩躁者，桂枝甘草龍骨牡蠣湯主之。（118）

〈桂枝甘草龍骨牡蠣湯方〉桂枝一兩，去皮；甘草二兩，炙；牡蠣二兩，熬；龍骨二兩。

上四味，以水五升，煮取二升半，去渣，溫服八合，日三服。

【註解】

（1）火逆下之，因燒針：先火逆，後誤下，又燒針，多數醫家解釋為三誤。

【白話圖解】

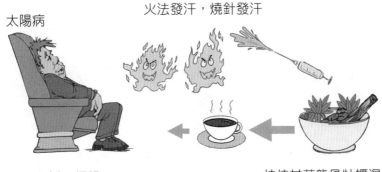

太陽病

火法發汗，燒針發汗

心悸、煩躁

桂枝甘草龍骨牡蠣湯

桂枝甘草龍骨牡蠣湯方 { 桂枝、甘草：溫通心陽 / 龍骨、牡蠣：重鎮安神 } 溫通心陽，潛鎮安神

【按語】

　　本證之煩躁，在臨床可有失眠、心神不寧等表現，應該是64條桂枝甘草湯證的進一步加重。故除用桂枝、甘草外，加用龍骨、牡蠣增強安神之效。桂枝甘草龍骨牡蠣湯方可用於心陽虛之失眠。

【原文】

太陽傷寒者，加溫針必驚(1)也。（119）

【註解】

（1）驚：代指心神不安的表現。

【白話圖解】

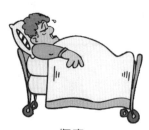

溫針發汗

傷寒

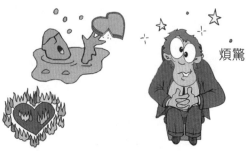

汗出太過，損傷心陽

寒邪化熱，內陷入裏

煩驚

【按語】

至110條而降，共10條，原文論述了火療引起的變證。火療具有發汗、通陽、散寒、除濕、通絡之效，但應用時有著嚴格的適應證和禁忌證。

若用於陽虛體痛、風寒濕痹、脘腹冷痛、宮寒痛經等症，只要方法得當，確有療效。若用於禁忌諸證，必然會導致各種變證，如以上條文所述。

【原文】

太陽病，當惡寒發熱，今自汗出，反不惡寒發熱，關上脈細數(1)者，以醫吐之過(2)也。一二日吐之者，腹中饑，口不能食；三四日吐之者，不喜糜粥，欲食冷食，朝食暮吐。以醫吐之所致也，此為小逆(3)。（120）

【註解】

（1）關上脈細數：關脈候脾胃，關脈細數主胃氣不足。

（2）過：過失，錯誤。即誤治的過錯。

（3）小逆：指誤治所引起比較輕微的變證。

【白話圖解】

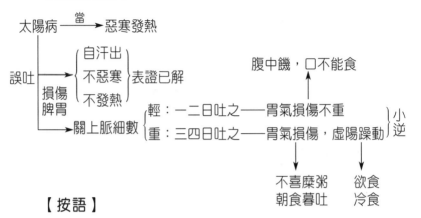

【按語】

太陽病不用汗法而用吐法，以致產生變證，故曰「以醫吐之過也」。因吐法寓有發散的作用，有時表邪雖然可以得到解除，但容易引起脾胃損傷之變證。關部為脾胃所主，關上脈細數，似乎脾胃有熱，但實際上並非如此，而是誤吐後，胃陽虛躁的假象，因此其脈必細而無力。

臨床上，胃之氣陰不足常表現出口渴、胃熱似饑、不能多食等，有的病人也會出現大便乾結的證候，治療應從補胃氣、養胃陰著手，千萬不要當做胃熱而投與大黃、黃連、知母、石膏之苦寒辛寒的藥物，否則更傷脾胃。

【原文】

太陽病吐之，但太陽病當惡寒，今反不惡寒，不欲近衣，此為吐之內煩(1)也。 （121）

【註解】

（1）內煩：內，裏也，在此指陽明胃。煩，熱也。內煩，指陽明胃熱。

【白話圖解】

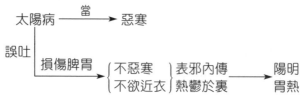

【按語】

本條是誤吐損傷胃中津液，胃中燥熱，當屬實熱，可與白虎湯、調胃承氣湯一類的方藥治之。

【原文】

病人脈數(1)，數為熱，當消穀引食，而反吐者，此以發汗，令陽氣微，膈氣虛(2)，脈乃數也。數為客熱(3)，不能消穀，以胃中虛冷，故吐也。（122）

【註解】

（1）脈數：指關脈數。

（2）陽氣微，膈氣虛：指胃陽不足。

（3）客熱：此指假熱。

【白話圖解】

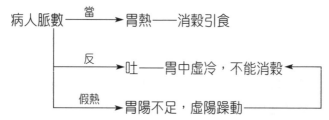

【按語】

一般情況，脈數指熱，脈遲指寒，但在虛寒證中亦能見到脈數。故脈數有虛實之分。主虛數脈，必按之微弱、

無力，往往是陽虛的表現。臨床上可以結合證候表現綜合判斷，脈數而消穀善饑，口乾欲飲，大便乾結，從熱論治；脈數而不欲飲食，多食則胃中不舒，口乾又不欲多飲，從虛論治。

【原文】

太陽病，過經十餘日，心下溫溫(1)欲吐，而胸中痛，大便反溏，腹微滿，鬱鬱微煩者。先此時自極吐下者，與調胃承氣湯。若不爾者，不可與(2)。但欲嘔，胸中痛，微溏者，此非柴胡湯證，以嘔故知極吐下也。調胃承氣湯。（123）

【註解】

（1）溫：通「慍、蘊」，蓄積鬱結之意。

（2）不爾者，不可與：大便溏、腹滿等症，若不是胃熱所致，不宜用調胃承氣湯。

【白話圖解】

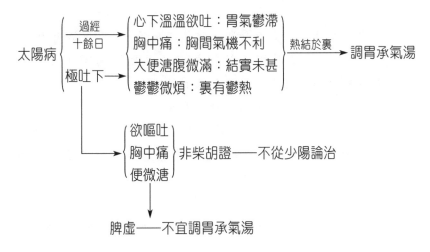

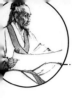

【按語】

從120條至123條討論吐後的變證。歷代醫家認爲吐法易傷脾胃，不被看好，故至今臨床，吐法較少應用。但因藥物、食物不節損傷胃氣而嘔吐者並不少見。吐後，病作何變，皆應辨證論治，不應以吐後必虛概之。

【原文】

太陽病六七日，表證仍在，脈微而沉(1)，反不結胸(2)，其人發狂(3)者，以熱在下焦，少腹當鞭滿，小便自利者，下血乃癒。所以然者，以太陽隨經，瘀熱在裏(4)故也，抵當湯主之。（124）

＜抵當湯方＞水蛭熬；虻蟲各三十個，去翅足，熬；桃仁二十個，去皮尖；大黃三兩，酒洗。

上四味，以水五升，煮取三升，去渣，溫服一升。不下，更服。

【註解】

（1）脈微而沉：「微」同「結、澀」，不暢也。血熱搏結於下焦，氣血受阻，脈見微而沉，但必沉微有力。

（2）反不結胸：結胸是中、上焦的病變。反不結胸，說明病不在中、上焦而在下焦。

（3）發狂：106條如狂之甚者。

（4）太陽隨經，瘀熱在裏：指太陽表邪不解，循經入裏化熱，與瘀血相結，蓄於下焦。可理解爲蓄血證病機。

【白話圖解】

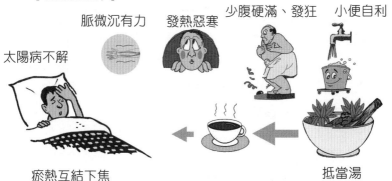

脈微沉有力　　發熱惡寒　　少腹硬滿、發狂　　小便自利

太陽病不解

瘀熱互結下焦　　　　　　　　　　　　　　　　抵當湯

抵當湯方 { 水蛭、虻蟲：蟲類藥，力量峻猛，破血逐瘀 } 直抵當攻之處
　　　　 { 大黃：瀉熱，推陳致新 } 活血瀉熱 { 破瘀瀉熱
　　　　 { 桃仁：活血化瘀 }

【按語】

本條為蓄血重證，病機與106條基本相同，皆為表證未解，血熱互結下焦。不同的是，本條病勢急重，雖表裏同病，但急當救裏，不待表解，攻逐瘀血。由於血結較深，桃核承氣湯已不能勝任，用抵當湯直入血分破血逐瘀。

抵當湯現代臨床多用於瘀熱病證，如腦血栓、栓塞性靜脈炎、子宮內膜異位症、子宮肌瘤、前列腺增生等，以脈澀、舌紅暗或淡紫或舌邊尖瘀點為應用指標。虻蟲很難尋到，以地鱉蟲代替。余善用該方加味治療子宮內膜異位症，對緩解疼痛、控制病情療效較好。曾治一在40歲左右婦女，患子宮腺肌病多年，平素腹部不舒，腰部墜痛，經期腹痛如狂，西醫建議手術治療。患者不願手術而求救於中醫。觀其脈證，從下焦蓄血論治。方用水蛭9 g、地鱉蟲

9 g、桃仁 10 g、大黃 9 g、黃耆 30 g、茯苓 12 g、白朮 10 g、黨參 12 g、貝母 12 g、石見穿 15 g、天葵子 12 g、貓爪草 20 g、夏枯草 15 g、柴胡 10 g、枳實 10 g；經期加三棱、莪朮各 12 g，全蠍 2 g，延胡索 15 g，赤芍 15 g。兩年下來，痛經進行性減輕，不痛有時亦會出現，病情完全控制，無須手術治療。

【原文】

太陽病身黃(1)，脈沉結，少腹鞕，小便不利者，為無血(2)也。小便自利，其人如狂者，血證諦（3）也，抵當湯主之。（125）

【註解】

（1）身黃：皮膚發黃，見於多種疾病。此處乃瘀血結於下焦，營氣不能正常分佈使然。

（2）無血：無蓄血的表現。

（3）諦：確實無誤之意。

【白話圖解】

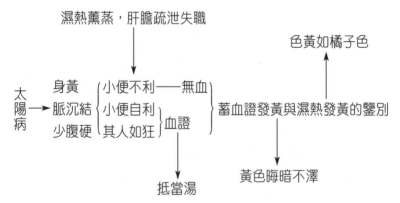

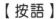

【按語】

脈沉結意同脈沉澀，乃氣血不暢所致，不能理解為現代脈律失常的結脈。不管濕熱內停，還是血熱互結，皆能影響氣機的暢通、血液的運行，故均可見脈沉結。

【原文】

傷寒有熱，少腹滿，應小便不利，今反利者，為有血(1)也，當下之，不可餘藥(2)，宜抵當丸。（126）

＜抵當丸方＞水蛭二十個，熬；虻蟲二十個，熬，去翅足；桃仁二十五個，去皮尖；大黃三兩。

上四味，搗分四丸，以水一升，煮一丸，取七合服之，晬時(3)當下血，若不下者，更服。

【註解】

（1）有血：指蓄血證。

（2）不可餘藥：不可用其他藥物。從抵當丸服法看，亦可理解為不可剩餘藥渣，即連湯連渣一併服下。

（3）晬時：即周時，一晝夜24小時。

【白話圖解】

發熱惡寒

少腹滿

小便自利，蓄血證　　小便不利，蓄水證

抵當丸

抵當丸方 {抵當湯減水蛭、虻蟲用量\n抵當湯加重桃仁用量} 製作丸劑 → 瀉熱逐瘀，峻藥緩圖

【按語】

本條的蓄血程度介於桃核承氣湯證和抵當湯證之間（從少腹滿得知），由於本證比桃核承氣湯證血結為深，而又較抵當湯證病勢為緩，故以抵當湯的藥物，減輕劑量，改做丸劑而為緩攻之品。根據病情的輕重緩急，選擇藥物的劑型，對臨床還是有一定的指導意義。大凡病急者投與湯藥，病勢得緩，以丸藥善後。

【原文】

太陽病，小便利者，以飲水多，必心下悸(1)；小便少者，必苦裏急(2)也。（127）

【註解】

（1）心下悸：心下，指胃脘部。心下悸，即胃脘部脹滿不舒。

（2）裏急：指小腹部脹滿有不舒服的感覺。

【白話圖解】

胃虛水停

太陽病　　　　　　　　　小便利，心下悸　小便少，苦裏急

蓄水證

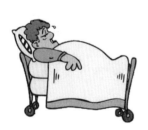

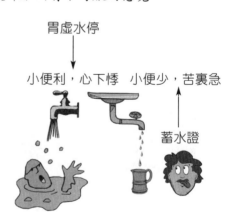

【按語】

本條主要從小便利與少，心下悸與少腹裏急辨水停的部位。條文中雖未列出方劑，但根據水停部位，可以分別治以茯苓甘草湯和五苓散。

辨太陽病脈證並治〈下〉

【原文】

問曰：病有結胸(1)，有藏結(2)，其狀何如？答曰：按之痛，寸脈浮，關脈沉(3)，名曰結胸也。（128）

何謂藏結？答曰：如結胸狀，飲食如故，時時下利，寸脈浮，關脈小細沉緊(4)，名曰藏結。舌上白胎滑(5)者，難治。（129）

【註解】

（1）結胸：結胸，證候名，指痰水等實邪結於胸膈，以胸脘部疼痛而硬為主症的一種病證。

（2）藏結：「藏」通「臟」。藏結，證候名，指臟氣虛衰，陰寒凝結的一種病證。

（3）寸脈浮，關脈沉：借脈論病機，表邪（浮）入裏化熱，與痰水（沉）相結。

（4）寸脈浮，關脈小細沉緊：借脈論病機，病起於表證（浮），臟氣虛（小細）而寒氣結（沉結）。

（5）白胎滑：「胎」通「苔」，白胎滑，指白滑苔，主陽虛寒盛。

【白話圖解】

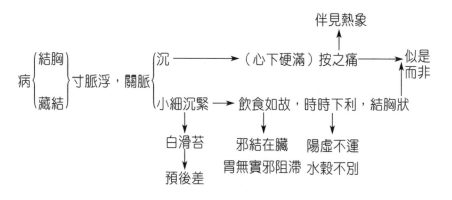

【按語】

128條、129條討論的是同一個話題，即結胸與藏結的異同，故用圖解述之。結胸是表邪內陷，與痰水相結，屬實證，脈雖沉，有可下之理；藏結是五臟之陽皆虛，陰寒積漸凝結，屬虛實挾夾，雖有脘腹硬滿之證，慎不可攻。

結胸從病性分爲實熱結胸和寒實結胸；從病變範圍分爲小結胸與大結胸。

【原文】

藏結無陽證(1)，不往來寒熱，其人反靜(2)，舌上胎滑者，不可攻也。（130）

【註解】

（1）陽證：口渴、潮熱等熱象。

（2）反靜：沒有煩躁的表現。

【白話圖解】

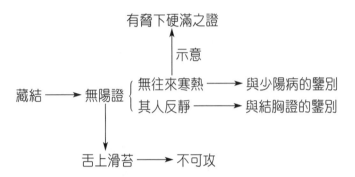

【按語】

本條再言，藏結雖有實邪結聚，但無陽證，是本虛標實，不宜攻下。藏結到底是什麼疾病？一般認為相當於現代醫學的腹部腫瘤、肝硬化、肝脾腫大一類的疾病。

【原文】

病發於陽(1)，而反下之，熱入因作結胸；病發於陰(2)，而反下之，因作痞(3)也。所以成結胸者，以下之太早故也。結胸者，項亦強，如柔痓狀(4)，下之則和，宜大陷胸丸。（131）

＜大陷胸丸方＞大黃半斤、葶藶子半升，熬；芒硝半升、杏仁半升，去皮尖，熬黑。

上四味，搗篩二味，內杏仁、芒硝，合研如脂，和散，取如彈丸一枚，別搗甘遂末一錢匕，白蜜二合，水二升，煮取一升，溫頓服之，一宿乃下，如不下，更服，取下為效。禁如藥法(5)。

【註解】

（1）陽：陽指體質，即體質偏於熱，體內有痰水內停者。

（2）陰：陰指體質，即體質較弱，體內無痰水內停者。

（3）痞：《傷寒論》中「痞」的含義有二：一指腫塊，二是證候名，此處是後者。

（4）如柔痓狀：「痓」當作「痙」，見《金匱要略‧辨痙濕暍脈證第四》，是一種項背強直、甚至角弓反張的證候名，發熱、汗出的稱「柔痙」，發熱、無汗的稱「剛痙」。如柔痙狀，即言有發熱、汗出、項強的症候表現。

（5）禁如藥法：即134條方後的藥法，「得快利，止後服」。

【白話圖解】

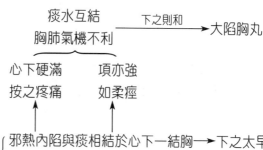

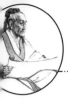
【按語】

本條首先討論結胸與痞證的成因，兩者都來源於太陽病誤下，但由於體質不同，而產生兩種不同的病理變化，可見體質的強弱對於疾病的預後和傳變至關重要。至於「陰陽」的理解，聯繫臨床，認為「有無慢性病灶」更容易理解。若患者有胸脘腹部慢性病，外邪內入易引起急性發作，稱作「病發於陽」，無則不宜發作，稱為「病發於陰」。由於誤下，影響脾胃氣機，可以產生痞證。

接著對實熱結胸證提出了治療。由於本結胸部位偏上，臨床證候可見肺氣不利的表現，如咳嗽、氣喘、氣短、胸悶等。不用湯劑而用丸藥，緩攻上部之邪，使藥力留存時間相對較長，是為對證之法。方後云，「一宿乃下，如不下，再服，取下為效」，示人藥性的緩慢。

大陷胸丸可用於慢性支氣管炎、哮喘、肺氣腫、胸膜炎、氣胸等病。凡病性屬痰水熱互結，病位偏上，形證俱實者，均可化裁使用。

【原文】

結胸證，其脈浮大(1)者，不可下，下之則死。（132）

【註解】

（1）脈浮大：指浮大無力之脈，主正氣虛衰。

【白話圖解】

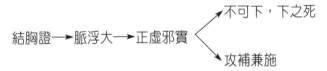

結胸證→脈浮大→正虛邪實　＜　不可下，下之死　／　攻補兼施

【按語】

邪實正虛，下之則正氣不支，虛脫而死。正確治療方法是，攻補兼施，或先補虛後攻裏。

【原文】

結胸證悉具，煩躁(1)者亦死(2)。 （133）

【註解】

（1）煩躁：指躁，正氣散亂的表現。

（2）死：指預後不佳。

【白話圖解】

結胸證 → 煩躁 → 正不勝邪 → 預後不好

【按語】

「煩躁」一症，有陽煩與陰躁之分。陽煩一般見於病初或三陽病，是正氣抗邪的表現；陰躁一般見於久病正虛，精神渙散，多主惡候。

【原文】

太陽病，脈浮而動數，浮則為風(1)，數則為熱(2)，動則為痛(3)，數則為虛(4)，頭痛發熱，微盜汗出(5)，而反惡寒者，表未解也。醫反下之，動數變遲(6)，膈內拒痛，胃中空虛，客氣動膈(7)，短氣躁煩，心中懊憹，陽氣(8)內陷，心下因鞕，則為結胸，大陷胸湯主之。若不結胸，但頭汗出，餘處無汗，劑頸而還，小便不利，身必發黃。（134）

＜大陷胸湯方＞大黃六兩，去皮；芒硝一升、甘遂一錢匕。

上三味，以水六升，先煮大黃取二升，去渣，內芒硝，煮一兩沸，內甘遂末，溫服一升，得快利，止後服。

【註解】

（1）風：指風寒邪氣。

（2）熱：指表有熱，寫發熱、惡寒。

（3）動則為痛：動為邪甚，陰陽相搏而為痛。

（4）虛：無形之意，即無形之熱。

（5）盜汗出：外感病中出現盜汗多見於三陽病，此指太陽病而言，但一般以少陽、陽明多見。

（6）動數變遲：指外邪入裏。

（7）客氣動膈：客氣，外邪。客氣動膈，指外邪內陷胸膈。

（8）陽氣：指陽熱邪氣。

【白話圖解】

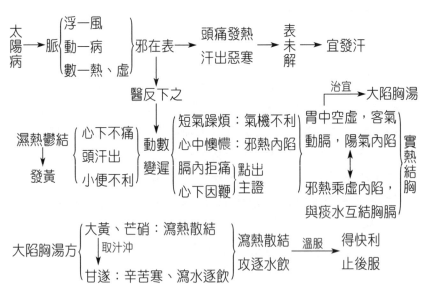

【按語】

大陷胸湯證，臨床所見與急性胰腺炎、急性膽囊炎、急性腸梗阻、粘連性腸梗阻、化膿性闌尾炎等病較相似，病情急，脘腹部疼痛較明顯。大陷胸湯證與大陷胸丸證的主要區別在於病情的緩急、證候的輕重、部位的偏差。

大陷胸湯劑量大而瀉下力量峻猛，見效迅速，但體質不強者慎用；大陷胸丸相對劑量較小而瀉下力量緩慢，適合體質偏弱而不耐峻下者。

【原文】

傷寒(1)六七日，結胸熱實，脈沉而緊(2)，心下痛，按之石鞭(3)者，大陷胸湯主之。（135）

【註解】

（1）傷寒：狹義傷寒。

（2）脈沉而緊：結胸證典型脈象。沉主裏，緊主水、主痛。

（3）石鞭：指腹肌高度緊張，乃腹痛使然，說明邪結之甚。

【白話圖解】

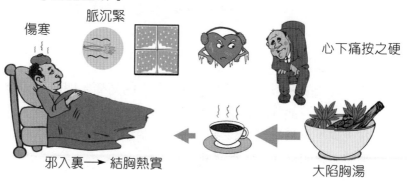

脈沉緊

傷寒

心下痛按之硬

邪入裏→結胸熱實

大陷胸湯

【按語】

本條是典型的熱實結胸證，雖然論述簡略，但包括了病史、病機、病性、主證、主脈、主方，較134條容易理解，便於初學者掌握大陷胸湯證。

【原文】

傷寒十餘日，熱結在裏(1)，復往來寒熱者，與大柴胡湯，但結胸，無大熱者，此為水結在胸脅(2)也，但頭微汗出者，大陷胸湯主之。〔136〕

【註解】

（1）裏：指胃。

（2）水結在胸脅：指結胸證病機。後人據此，將大陷胸湯證稱之為「水結胸」。

【白話圖解】

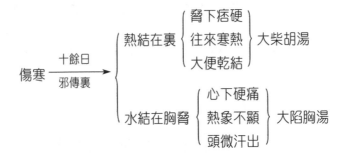

【按語】

大柴胡湯證亦可出現心下、脅下的病痛，與結胸證有相似之處，故提出鑒別。大陷胸湯證，水熱結在胸脅，外無大熱，胸脅硬滿，疼痛劇烈；大柴胡湯證，鬱熱結於少陽而兼陽明燥結，往來寒熱，心下痞硬。

【原文】

太陽病，重發汗而復下之，不大便五六日，舌上燥而渴，日晡所小有(1)潮熱，從心下至少腹鞕滿而痛，不可近(2)者，大陷胸湯主之。（137）

【註解】

（1）小有：作「輕微」解。

（2）不可近：指腹痛拒按。

【白話圖解】

太陽病 —重發汗復下之→ 邪傳裏

熱與痰水相結
- 範圍大：從心下至少腹
- 程度重：硬滿疼痛拒按

津傷胃燥
- 不大便數日：腸熱燥結
- 舌上燥而渴：胃熱津傷
- 日晡潮熱：熱涉及陽明

大陷胸湯

【按語】

本條論述了結胸重證，不僅病變範圍之大、疼痛程度之重，而且涉及陽明，出現土燥之象。並且示人與陽明病大承氣湯證相鑒別。大承氣湯證，以燥結為主，潮熱明顯兼譫語，腹痛局限臍周圍；大陷胸湯證，雖然出現土燥證候，但以水結為主，潮熱小，有較輕，疼痛部位雖廣，還以心下為中心。

【原文】

小結胸病，正在心下(1)，按之則痛，脈浮(2)滑者，小陷胸湯主之。（138）

＜小陷胸湯方＞黃連一兩、半夏半升，洗；栝樓實大者一枚。

上三味，以水六升，先煮栝樓，取三升，去渣，內諸藥，煮取二升，去渣，分溫三服。

【註解】

（1）正在心下：借此說明病變範圍的局限。

（2）浮：浮大有力，主熱盛。

【白話圖解】

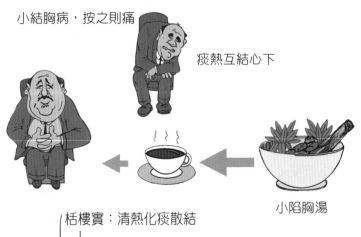

小結胸病，按之則痛

痰熱互結心下

小陷胸湯

小陷胸湯方　栝樓實：清熱化痰散結

先煎，去渣

黃連：增清熱之功

半夏：添化痰之效　清熱滌痰開結

【按語】

小陷胸湯不僅清熱滌痰，而且有緩下的作用。所以不但能治胃脘部痞塞脹痛、噯氣嘔惡、不饑不食、大便乾結、舌苔黃膩、脈浮滑等，對於支氣管炎、肺炎、冠心

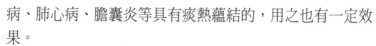

病、肺心病、膽囊炎等具有痰熱蘊結的，用之也有一定效果。

　　熱實結胸由大陷胸丸證、大陷胸湯證、小陷胸湯證組成，三者之間有著病勢輕重緩急、病位大小之差異，病機大同小異，熱與痰水相結致使。

【原文】
　　太陽病，二三日，不能臥，但欲起，心下必結，脈微弱者，此本有寒分(1)也。反下之，若利止，必作結胸；未止者，四日復下之，此作協熱利(2)也。（139）

【註解】
　　（1）寒分：指水飲邪氣。
　　（2）協熱利：協同表證而下利的稱之。

【白話圖解】

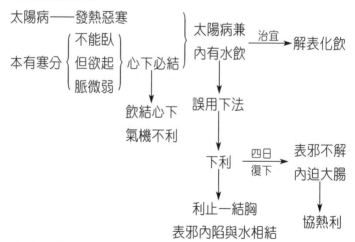

【按語】
　　太陽病兼內有水飲證，可用小青龍湯治之。若用下

法,表邪不解反而入裏,形成變證。若邪與水結於上就形成結胸,根據邪有否化熱,可熱實結胸,亦可寒實結胸。若邪下注大腸,可見下利不止。

【原文】

太陽病,下之,其脈促(1),不結胸(2)者,此為欲解也。脈浮(3)者,必結胸;脈緊者,必咽痛;脈弦者,必兩脅拘急;脈細數者,頭痛未止;脈沉緊者,必欲嘔;脈沉滑者,協熱利;脈浮滑者,必下血(4)。(140)

【註解】

(1)脈促:代指正氣抗邪。

(2)不結胸:代指邪未內傳。

(3)脈浮:代指陽熱盛。

(4)下血:指大便出血。

【白話圖解】

太陽病 —誤下→

脈促
不結胸 —正勝邪法→ 病癒

正不勝邪
邪氣內傳 —體質不同→
脈浮:結胸——邪熱與痰水相結
脈緊:咽痛——寒邪客於咽喉
脈弦:兩脅拘痛——少陽經氣不利
脈細數:頭痛未止——陰虛火旺
脈沉緊:嘔——寒飲犯胃
脈沉滑:脅熱利——邪化熱內迫大腸
脈浮滑:下血——熱傷血絡

【按語】

本條論述太陽病誤下後,憑脈測證的分析方法。按照

上述原文理解，有點牽強附會。但以理解其主要精神爲要，舉一反三，指導臨床，切忌拘泥套搬。

【原文】

病在陽，應以汗解之，反以冷水潠(1)之，若灌之，其熱被劫(2)不得去，彌更(3)益煩，肉上粟起(4)，意欲飲水，反不渴者，服文蛤散；若不差者，與五苓散。寒實結胸，無熱證者，與三物小陷胸湯(5)白。散亦可服。（141）

〈文蛤散方〉文蛤五兩。

上一味爲散，以沸湯和一方寸匕服，湯用五合。

〈五苓散方〉（略，見71條）。

〈白散方〉桔梗三分、巴豆一分，去皮心，熬黑研如脂；貝母三分。

上三味爲散，內巴豆，更於臼中杵之，以白飲和服，強人半錢匕，羸者減之。病在膈上必吐，在膈下必利，不利進熱粥一杯，利過不止，進冷粥一杯，身熱皮粟不解，欲引衣自覆，若以水潠之，洗之，益令熱劫不得出，當汗而不汗則煩，假令汗出已，腹中痛，與芍藥三兩如上法。

【註解】

（1）潠（ㄒㄩㄣˋ）：用冷水噴灑病人體表，古代退熱的一種方法。

（2）劫：強迫、控制。此作「控制」解。

（3）彌更：更加。

（4）肉上粟起：肌膚上起如粟粒狀的「雞皮疙瘩」。

（5）與三物小陷胸湯：此句可能是衍文，可刪除。

【白話圖解】

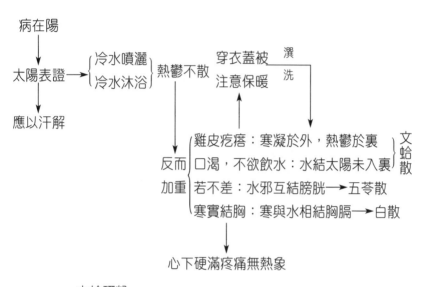

病在陽

太陽表證 → { 冷水噴灑 / 冷水沐浴 } 熱鬱不散 → 穿衣蓋被 / 注意保暖　（潠洗）

應以汗解

反而加重

雞皮疙瘩：寒凝於外，熱鬱於裏 } 文蛤散

口渴，不欲飲水：水結太陽未入裏

若不差：水邪互結膀胱 → 五苓散

寒實結胸：寒與水相結胸膈 → 白散

心下硬滿疼痛無熱象

文蛤散方 { 文蛤研粉 / 沸水 } 調和服之 → 清熱化痰利水

溫寒逐水滌痰破結

白散方 { 桔梗3份：開肺祛痰 / 貝母3份：散結祛痰 / 巴豆1份：瀉下寒結 } 研粉臼中杵 白飲 } 和服 { 體質壯者可服1g左右 / 藥後反應或吐或下 / 不利進熱粥一杯 / 利過不止，進冷粥一杯 }

【按語】

本條透過討論水結在表的文蛤散證和水結在裏的寒實結胸證，說明水結之證可表、可裏、可寒、可熱。

文蛤散證類似於五苓散證，但水結程度輕，熱象明顯。

寒實結胸與實熱結胸對舉，乃寒與痰水相結心下使然。既爲結胸，當有心下硬滿疼痛之狀，但無熱象，可以表現出胸悶氣急、大便不暢、脈沉緊、苔白等寒實證。

白散方，由於方中三味藥其色皆白，又名散劑，故名。據臨床報導，服用生巴豆末100 mg，有利膽作用。

【原文】

太陽與少陽並病(1)，頭項強痛，或眩冒，時如結胸(2)，心下痞鞕者，當刺大椎第一間，肺俞、肝俞，愼不可發汗，發汗則譫語，脈弦。五日譫語不止，當刺期門。（142）

【註解】

（1）太陽與少陽並病：先太陽病，邪傳少陽，而太陽病證不罷，太陽少陽俱病謂之。

（2）時如結胸：有時會出現類似心下硬痛的證候。

【白話圖解】

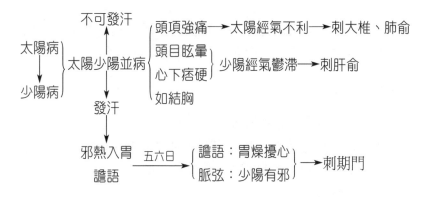

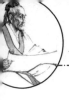

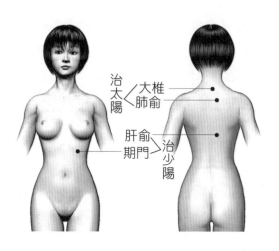

治太陽〈大椎／肺俞
肝俞／期門〉治少陽

【按語】

少陽有禁汗之忌（詳見265條），太少並病不可辛溫發汗。若僅以頭項強痛而用汗法，既傷胃中津液，又使少陽邪熱乘胃，發生譫語。譫語又見脈弦，爲少陽陽明同病，不可下，因少陽也有禁下之例（詳見264條），所以用刺期門的方法，泄肝膽之熱，待少陽邪熱祛除，則胃熱多能透達，而譫語自止。爲治病求本之法。經氣壅滯，熱邪內鬱，用針灸疏通經絡、泄熱的作用，爲湯藥不及。臨床上可用刺期門、肝俞的方法治療肝鬱而胸脅不舒等。

【原文】

婦人中風，發熱惡寒，經水適來(1)，得之七八日，熱除(2)而脈遲(3)身涼。胸脅下滿，如結胸狀，譫語者，此爲熱入血室(4)也，當刺期門，隨其實而取之。（143）

【註解】

（1）經水適來：月經期。

（2）熱除：熱除連後面的身涼，意為邪氣入內，表
證解除。

（3）脈遲：遲而有力，主邪有所結，氣血澀滯。

（4）血室：歷來爭論較多，當「胞宮」解較合適。

【白話圖解】

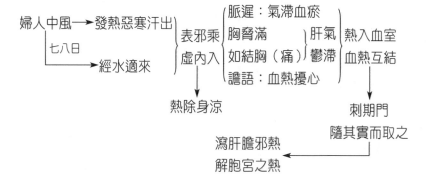

【按語】

本條文的譫語與陽明病燥熱之譫語病機不同，乃血熱
擾心所致。胞宮與衝脈、任脈直接聯繫，且與肝經相通，
故婦女月經等病與肝有著密切的關係，清代醫家葉天士有
「女人以肝為先天」之說。本條文用針刺肝之募穴期門的
方法，透過瀉肝膽之熱，解胞宮血分之熱，實開創了婦科
病從肝論治的先河。

【原文】

婦人中風，七八日，續得寒熱，發作有時，經水適
斷(1)者，此為熱入血室，其血必結，故使如瘧狀，發作有
時，小柴胡湯主之。（144）

【註解】

（1）經水適斷：此句移至「婦人中風，七八日」之後較為合適。意為月經不當斷而斷。

【白話圖解】

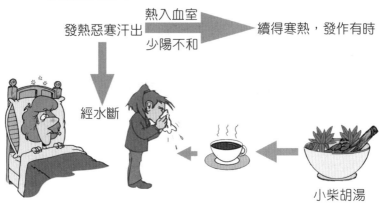

發熱惡寒汗出　熱入血室　少陽不和　續得寒熱，發作有時

經水斷

小柴胡湯

【按語】

本條提出用小柴胡湯治療熱入血室，其實也是從肝論治婦女病的又一種方法。熱入血室病，在臨床上與經期感冒、慢性盆腔炎、子宮內膜炎、產後感染很相似，在治療用藥時，疏肝固然重要，但活血涼血之藥不容忽視，酌加大黃、丹皮、生地、紅花、桃仁、鹿銜草、赤勺、當歸等。

【原文】

婦人傷寒，發熱，經水適來，晝日明瞭，暮則譫語(1)，如見鬼狀(2)者，此為熱入血室，無犯胃氣及上二焦(3)，必自癒。（145）

【註解】

（1）晝日明瞭，暮則譫語：晝日神識清楚，入夜神

識昏憒而譫語，說明熱在血分。

（2）如見鬼狀：對譫語的形容。

（3）上二焦：指上焦和中焦。

【白話圖解】

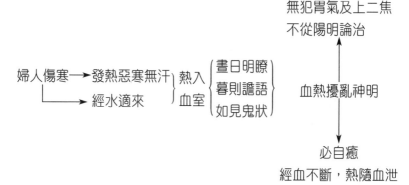

無犯胃氣及上二焦
不從陽明論治

婦人傷寒 → 發熱惡寒無汗 ┐ 熱入 ｛晝日明瞭
→ 經水適來 ┘ 血室 ｛暮則譫語
｛如見鬼狀

血熱擾亂神明

必自癒
經血不斷，熱隨血泄

【按語】

熱入血室，經血是否暢通，對病的預後至關重要。只要經血不斷，邪熱就有隨血而去的機轉，故云「必自癒」。若言及論治，活血祛瘀之藥不可不用。無犯胃氣及上二焦，再三告誡人們，不要認為有譫語就簡單判斷為陽明病而誤用下法損傷胃氣。治病務必求本。

以上三條，均論熱入血室病。

【原文】

傷寒六七日，發熱微(1)惡寒，支節(2)煩疼，微嘔，心下支結(3)，外證未去者，柴胡桂枝湯主之。(146)

＜柴胡桂枝湯方＞桂枝一兩半，去皮；黃芩一兩半、人參一兩半、甘草一兩，炙；半夏二合半，洗；芍藥一兩半、大棗六枚，擘；生薑一兩半，切；柴胡四兩。

上九味，以水七升，煮取三升，去渣，溫服一升，本云人參湯，作如桂枝法，加半夏、柴胡、黃芩，復如柴胡法。今用人參作半劑(4)。

【註解】

（1）微：本條文兩處出現「微」，一是微惡寒，一是微嘔，意指表邪輕，少陽鬱滯不甚。

（2）支節：四肢關節。

（3）心下支結：支，支撐，可引申為梗阻感。結，凝聚，可引申為重壓感。心下支結，即自覺胃脘部痞悶不舒。

（4）本云……半劑：此29字，《玉函》卷八無。因與方意不符，可存疑不論。

【白話圖解】

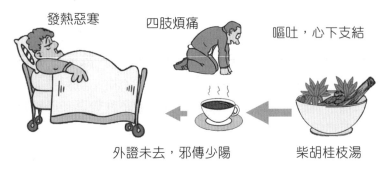

發熱惡寒　　四肢煩痛　　嘔吐，心下支結

外證未去，邪傳少陽　　柴胡桂枝湯

柴胡桂枝湯方 { 小柴胡湯（用量減半）：解少陽之邪 } 和解少陽 兼以解表
　　　　　　{ 桂枝湯（用量減半）：解太陽之邪 }

【按語】

當病情複雜，單張方劑效果不理想時，可以由兩張或兩張以上的方劑合用，取得更大的療效。柴胡桂枝湯實開「兩方相合創立複方」之先河。後世醫家多有發揮，如平

胃散與五苓散相合爲胃苓湯，桂枝湯與理中湯相合爲和解湯等。兩方合用，不僅調整了方劑功效，開拓了新的治療範圍，而且利用複方的原理，不斷創立新方，對方劑學的發展具有重要意義。

柴胡桂枝湯既能調和營衛，又能和解少陽，在臨床上應用廣泛，對病毒性感冒、自主神經紊亂一類疾病療效尤佳。

曾治一位60歲的女性患者，時寒熱交作，一日數發，四肢關節酸痛，胸悶脅脹，舌紅、苔薄、脈弦細，實驗室檢查指標正常，辨證屬肝氣鬱滯、營衛不和，用本方加當歸、芍藥，服藥14劑，寒熱即解。

【原文】

傷寒五六日，已發汗而復下之，胸脅滿微結(1)，小便不利，渴而不嘔，但頭汗出，往來寒熱，心煩者，此爲未解也，柴胡桂枝乾薑湯主之。（147）

〈柴胡桂枝乾薑湯方〉柴胡半斤、桂枝三兩，去皮；乾薑二兩、栝樓根四兩、黃芩三兩、牡蠣二兩，熬；甘草二兩，炙。

上七味，以水一斗二升，煮取六升，去渣，再煎取三升，溫服一升，日三服，初服微煩，復服汗出便癒。

【註解】

（1）微結：微，指邪熱不甚；結，指水解。微結，點出了病的性質，氣鬱水結。

【白話圖解】

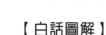

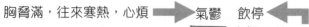

胸脅滿，往來寒熱，心煩 ➡ 氣鬱　飲停 ⬅ 小便不利，口渴不嘔，頭汗出

傷寒

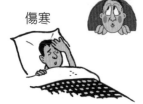

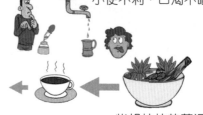

邪傳少陽，樞機不利三焦決瀆失職

柴胡桂枝乾薑湯

柴胡桂枝乾薑湯方 {
小柴胡湯 {
去 {
半夏、生薑：胃氣尚和
人參、大棗：壅阻留飲
}
加 {
桂枝、乾薑：通陽化飲
栝樓根、牡蠣：散結
柴胡、黃芩：和解少陽
甘草：調和諸藥
}
}
}

和解少陽 溫化水飲 ——藥後——➡ 汗出 ——➡ 氣機條達 津液輸布 ——➡ 癒

【按語】

　　《傷寒論》中，水飲內停一般茯苓、桂枝同用。本條水飲內停主要是少陽樞機不利而致三焦決瀆失職，水飲停聚的部位偏於胸脅，故不用茯苓滲利小便，重用桂枝、乾薑溫通。待陽氣宣通，氣機調和，三焦通暢，水液代謝正常，小便自利。

　　根據「水結」這一病機，臨床可用此方治療水液代謝失調、脂肪代謝失調一類的疾病，如脂肪肝、肥胖病、神經性水腫、黏液性水腫等。

【原文】

　　傷寒五六日，頭汗出，微惡寒，手足冷，心下滿，口

不欲食，大便鞕，脈細者，此為陽微結(1)，必有表，復有裏也。脈沉，亦在裏也，汗出為陽微(2)。假令純陰結(3)，不得復有外證，悉入在裏。此為半在裏半在外(4)也。脈雖沉緊，不得為少陰病，所以然者，陰不得有汗。今頭汗出，故知非少陰也，可與小柴胡湯。設不了了者，得屎而解。（148）

【註解】

（1）陽微結：熱在裏而大便秘結，稱「陽結」。外邪未完全入裏，熱結輕淺者，稱「陽微結」。

（2）陽微：此指陽微結。

（3）純陰結：陽虛陰寒結聚而大便秘結，稱「陰結」。沒有兼夾表證的陰結，稱「純陰結」。

（4）半在裏半在外：指表裏同病，不要理解為少陽病之半表半裏。

【白話圖解】

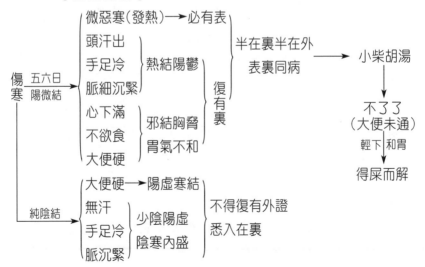

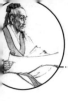

【按語】

同為大便秘結，且有純陰結與陽微結之分，意在示人審證求因，審因論治。陽微結用小柴胡湯治療，是原文230條精神的體現。小柴胡湯有「上焦得通，津液得下，胃氣因和，身濈然汗出而解」的作用，故服用小柴胡湯，暢達樞機，調和表裏，驅邪於外，其病即癒。若服湯後，大便不通，病人感覺不適，此為胃氣未和，只需微通其大便，腑氣通則癒。

純陰結的治療，應採用溫下之法，《金匱要略》的大黃附子湯可以選用。

【原文】

傷寒五六日，嘔而發熱者，柴胡湯證具，而以他藥下之，柴胡證仍在者，復與柴胡湯。此雖已下之，不為逆，必蒸蒸而振，卻發熱汗出而解。若心下滿而鞕痛者，此為結胸也，大陷胸湯主之。但滿而不痛者，此為痞(1)，柴胡不中與之，宜半夏瀉心湯。（149）

＜半夏瀉心湯方＞半夏半升，洗；黃芩、乾薑、人參、甘草炙，各三兩；黃連一兩、大棗十二枚，擘。

上七味，以水一斗，煮取六升，去渣，再煎取三升，溫服一升，日三服。須大陷胸湯者，方用前第二法(2)。

【註解】

（1）痞：痞證，證候名。心下（脾胃）氣機窒塞不通所致。

（2）方用前第二法：指「辨太陽病脈證並治下」的第二張方子，即大陷胸湯。

【白話圖解】

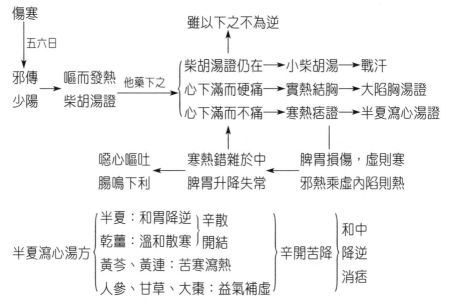

服法：煮後去渣再煎，進一步濃縮中和，適合胃氣上逆者。

【按語】

　　寒熱錯雜痞證，屬脾胃病。既名痞證，並以心下脹滿堵塞為主證，乃胃熱脾寒，中焦脾胃氣機不暢使然。既不同於少陽病表裏氣機不和，又不同於結胸證有形邪結，所以病變部位在心下而按之不痛。

　　半夏瀉心湯開闢了治療脾胃寒熱錯雜，氣機痞塞的法門。凡中焦脾胃氣機不暢，皆可用辛開苦降之法。這一配伍方法不僅為後世醫家所推崇，亦是目前治療胃腸疾病的主要大法。朱丹谿治療肝火犯胃的「左金丸」；《和劑局方》治療濕熱痢疾的「香連丸」皆是承襲此法而靈活變通

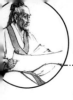

的典範。臨證中，諸如慢性胃炎、結腸炎之類的胃腸疾病，常有寒熱相持、虛實挾雜的表現，既有脘脹、納呆、腹痛等胃氣不和的證，又有腸鳴下利、腹痛欲瀉等脾氣下陷的候。辛開苦降，補瀉兼施，以藥物性味之偏，糾正腸胃的寒熱不和，虛實不調，升降失常，以期平之。

【原文】

太陽少陽並病，而反下之，成結胸，心下鞕，下利不止，水漿不下(1)，其人心煩(2)。（150）

【註解】

（1）水漿不下：食欲極度不振。

（2）心煩：代指正虛邪實，正不勝邪的病機。

【白話圖解】

太陽少陽併病 —反下之→ { 結胸 —水熱互結→ 心下硬 / 不利不止 } 脾虛氣陷 —正不勝邪→ 心煩 / 水漿不入

【按語】

太陽與少陽並病，治療可用柴胡桂枝湯雙解兩經之邪，捨此而反用下法，太陽表邪入裏，結於胸中爲結胸。或少陽木賊，乘虛侮脾，遂利不止。

【原文】

脈浮而緊(1)，而復下之，緊反入裏(2)，則作痞，按之自濡(3)，但氣痞(4)耳。（151）

【註解】

（1）脈浮而緊：代言太陽表證。

（2）緊反入裏：指表邪入裏。

（3）濡：柔軟。

（4）氣痞：氣機窒塞不通。

【白話圖解】

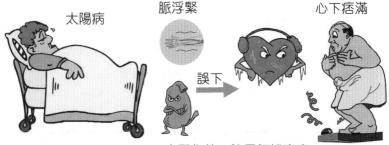

表邪化熱，脾胃氣機窒塞

【按語】

　　本條再言痞證的病因病機和證候特點。臨床所見痞證並非皆從太陽傳變而來，多見於胃病、胃脹氣之人，有的病人也可出現脹滿疼痛，但程度不重，多喜按。

【原文】

　　太陽中風(1)，下利嘔逆，表解者，乃可攻之。其人漐漐汗出，發作有時，頭痛，心下痞鞕滿，引脅下痛，乾嘔短氣，汗出不惡寒者，此表解裏未和也，十棗湯主之。（152）

　　〈十棗湯方〉芫花熬、甘遂、大戟。

　　上三味等分，各別搗為散，以水一升半，先煮大棗肥

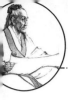
者十枚，取八合，去渣，內藥末。強人服一錢匕，羸人服半錢，溫服之，平旦(2)服。

若下少，病不除者，明日更服，加半錢。得快下利後，糜粥自養。

【註解】

（1）太陽中風：代指風寒邪氣。

（2）平旦：清晨。

【白話圖解】

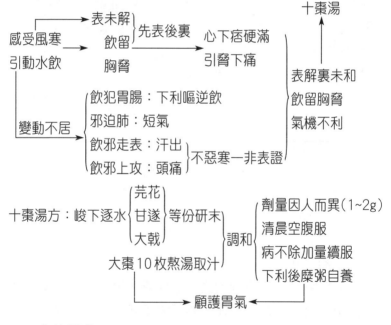

【按語】

風寒引動飲邪，水飲停留在胸脅之間的病證，《金匱要略》名爲懸飲。十棗湯爲治療懸飲的代表方，臨床上常用於滲出性胸膜炎、胸腔積液、肝硬化腹水、血吸蟲病

等，但本方畢竟藥性峻猛，使用時務必注意，需體質壯實者方可用。

【原文】

太陽病，醫發汗，遂發熱惡寒，因復下之，心下痞，表裏俱虛，陰陽氣並竭(1)，無陽則陰獨(2)，復加燒針，因胸煩，面色青黃(3)，膚瞤(4)者，難治；今色微黃，手足溫者，易癒。（153）

【註解】

（1）陰陽氣並竭：陰者，裏也。陽者，表也。竭，正氣竭乏，即表裏氣血俱虛之意。

（2）無陽則陰獨：無陽，表證已罷陰獨，只有裏證。

（3）面色青黃：青為肝之本色，黃為脾之本色。脾病見青色，為色克病，乃凶中之逆；肝病見黃色，為病克色，乃凶中之順，皆屬逆證，故曰難治。

（4）膚瞤：皮膚跳動、震顫，主肝風內動。

【白話圖解】

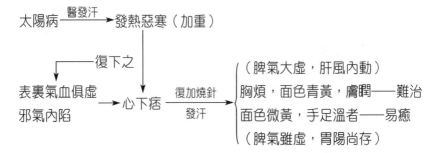

【按語】

根據陰陽五行和臟象學說，五臟應五色，臟腑氣血的

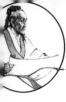

枯榮可以在面部得到反映，如肝病見青色、心病見赤色、脾病見黃色、肺病見白色、腎病見黑色。若病與色相應，稱爲正病正色，表示病情不重。若反見他色，稱爲病色交錯，其中又有相生爲順、相剋爲逆之分。

舉脾病爲例，因火生土、土生金，故脾病見赤色、白色爲順，預後較好；因木剋土、土剋水，故脾病見青色、黑色爲逆，預後較差。本條文由觀察面色的變化判斷預後，對臨床有一定的指導意義。腎陽虛衰之人，面色反見赤色，乃虛陽浮越之戴陽證，預後不佳。

【原文】

心下痞，按之濡，其脈關上浮(1)者，大黃黃連瀉心湯主之。〔154〕

＜大黃黃連瀉心湯方＞大黃二兩、黃連一兩。

上二味，以麻沸湯(2)二升漬(3)之，須臾，絞去渣，分溫再服。

臣億等看詳大黃黃連瀉心湯，諸本皆二味，又後附子瀉心湯，用大黃、黃連、黃芩、附子，恐是前方中亦有黃芩，後但加附子也，故後云附子瀉心湯，本云加附子也。

【註解】

（1）脈關上浮：浮，泛指陽脈。即關脈滑數有力，主胃熱。

（2）麻沸湯：滾沸的水。

（3）漬：浸泡。

【白話圖解】

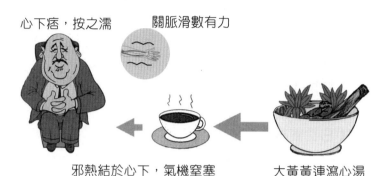

心下痞，按之濡　　　關脈滑數有力

邪熱結於心下，氣機窒塞　　　大黃黃連瀉心湯

大黃黃連瀉心湯方 ⎰ 大黃：瀉熱和胃 ⎱ 苦寒之藥 ──開水沖泡→ 取其苦寒之氣
　　　　　　　　⎱ 黃連：清胃厚腸 ⎰ 送用　　　　　　　瀉熱消痞
　　　　　　　　　 黃芩：瀉火解毒

【按語】

　　大黃黃連瀉心湯證實屬胃熱氣滯證，臨床表現除心下痞、脈滑數外，尚有心煩、口渴、口臭、苔黃等。大黃黃連瀉心湯的煎服法與眾不同，妙在用滾開的熱水浸泡片刻，去渣即飲。這就是無大腸積滯用大黃的奧妙，薄其苦泄之性，防其直下腸道而發揮清中焦無形之熱的作用。

　　《金匱要略》驚悸吐衄篇的瀉心湯，藥物與大黃黃連瀉心湯相同，治療吐血、衄血，但用煎煮之法，而且頓服，取味厚力大直瀉血分之熱。臨床用此方治療咽痛、牙痛、牙齦出血等因火熱邪氣所致的病證，療效滿意。

【原文】

　　心下痞，而復(1)**惡寒汗出者，附子瀉心湯主之。**（155）

<附子瀉心湯方>大黃二兩，黃連、黃芩各一兩，附子一枚，炮，去皮，破，別煮取汁。

上四味，切三味，以麻沸湯二升漬之，須臾絞去渣，內附子汁，分溫再服。

【註解】

（1）復：作「重疊、並見」解。

【白話圖解】

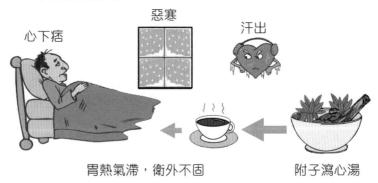

附子瀉心湯方 ─── 附子 ── 煎煮取汁 → 溫陽固表

大黃、黃連、黃芩 ── 開水沖泡 → 瀉火消痞

寒熱併用
瀉火扶陽

【按語】

本條證候寒熱錯雜，既有胃熱氣滯，又有衛陽不足，所以在治療上也應寒熱並用。若單用苦寒治療熱痞，就必然使陽氣更虛而加重惡寒；若單用辛溫來治療惡寒，就必然使痞滿之勢更盛，故需雙方兼顧，用附子瀉心湯。專煎附子，取其味厚，發揮溫補之效。另漬三黃，取其氣薄，

意在清胃消痞。前輩們評價爲：寒熱異其氣，生熟異其性，藥雖同行，功則各奏。

【原文】

本以下之(1)，故心下痞，與瀉心湯。痞不解，其人渴而口燥煩(2)，小便不利者，五苓散主之。一方云，忍之一日乃解(3)。（156）

【註解】

（1）本以下之：本以，源於。本以下之，說明心下痞因於瀉下。

（2）口燥煩：煩，作「甚」解。口燥煩，口乾特甚。

（3）一方云，忍之一日乃解：《註解傷寒論》無此語。

【白話圖解】

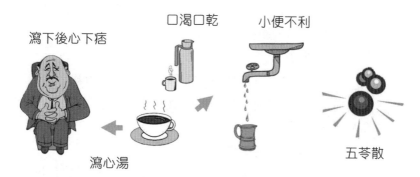

瀉下後心下痞　　口渴口乾　　小便不利

瀉心湯　　五苓散

【按語】

心下痞有熱痞與水痞之分，熱痞因於邪熱窒塞中焦氣機；水痞源於下蓄之水上逆，阻遏中焦氣機。水痞雖然表

現在中，且病根在下，故用瀉心湯不效，用五苓散乃是治本之法。

綜前所述，心下痞塞，因出各異，有寒熱痞、熱痞、水痞、痰氣痞（見161條）等不同，臨證時當細辨爲要。

【原文】

傷寒汗出解之後，胃中不和，心下痞鞕(1)，乾噫食臭(2)，脅下有水氣，腹中雷鳴(3)，下利者，生薑瀉心湯主之。（157）

＜生薑瀉心湯方＞生薑四兩，切；甘草三兩，炙；人參三兩、乾薑一兩、黃芩三兩、半夏半升，洗；黃連一兩、大棗十二枚，擘。

上八味，以水一斗，煮取六升，去渣，再煎取三升，溫服一升，日三服。

附子瀉心湯，本云加附子。半夏瀉心湯，甘草瀉心湯，同體別名耳。生薑瀉心湯，本云理中人參黃芩湯，去桂枝、朮，加黃連並瀉肝法(4)。

【註解】

（1）痞鞕：指按腹部，腹肌有緊張感，但按之不痛。

（2）乾噫食臭：乾噫，噯氣。食臭，食物氣味。乾噫食臭，噯氣中有食物的氣味。

（3）腹中雷鳴：指腸鳴劇烈。

（4）附子瀉心湯……並瀉肝法：《玉函》《千金翼》《註解傷寒論》無此50字。

【白話圖解】

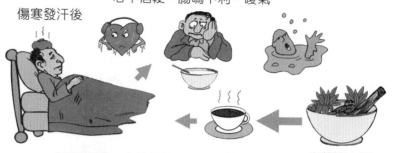

傷寒發汗後

心下痞鞕，腸鳴下利，噯氣

邪熱傳裏，寒熱錯雜，水停食滯

生薑瀉心湯

生薑瀉心湯方 $\left\{\begin{array}{l}\text{生薑：和胃降逆，消食化飲}\\\text{半夏瀉心湯減乾薑用量}\end{array}\right\}$ 辛開苦降，散水消食

服法：煮後去渣再煎，進一步濃縮中和，適合胃氣上逆者。

【按語】

　　生薑瀉心湯組方原則與半夏瀉心湯基本相同，不同之處，就是用了生薑，針對「胃中不和，脅下有水氣」而設。生薑長於發散、降逆、健胃，驗之臨床，確有很好的化飲、消食、止逆之效。餘善用生薑6g，稍煮飲汁，解口泛清水、飽餐後食滯、胃寒噯氣等症。凡遇胃寒飲停食滯者，處方用藥必加生薑。對胃寒氣逆、消化不良之類的病證，生薑配伍半夏優於乾薑配伍半夏。

【原文】

　　傷寒中風，醫反下之，其人下利日數十行，穀不化，腹中雷鳴，心下痞鞕而滿，乾嘔心煩不得安，醫見心下

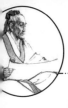

痞，謂病不盡，復下之，其痞益甚，此非結熱，但以胃中虛，客氣(1)上逆，故使鞭也(2)，甘草瀉心湯主之。（158）

〈甘草瀉心湯方〉甘草四兩，炙；黃芩、乾薑各三兩，半夏半升，洗；大棗十二枚，擘；黃連一兩。

上六味，以水一斗，煮取六升，去渣，再煎取三升，溫服一升，日三服。

臣億等謹按，……是半夏、生薑、甘草瀉心三方，皆本於理中也，其方必各有人參，今甘草瀉心湯中無者，脫落之也。又按《千金》並《外台秘要》，治傷寒䘌食用。此方皆有人參(3)，知脫落無疑。

【註解】

（1）客氣：胃氣。

（2）此非結熱……故使鞭也：自注句，說明不能用下法的原因。

（3）人參：原方無，根據林億校正應有。

【白話圖解】

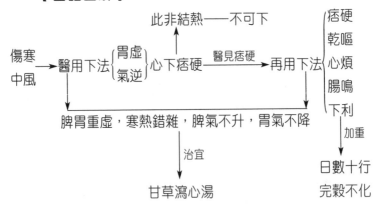

甘草瀉心湯方 $\left\{\begin{array}{l}\text{重用炙甘草：甘溫補中，健脾和胃}\\\text{半夏瀉心湯：辛開苦降，和胃消痞}\end{array}\right.$ $\left.\begin{array}{l}\\\\\end{array}\right\}$ 和胃補中 消痞止利

服法：煮後去渣再煎，進一步濃縮中和，適合胃氣上逆者。

【按語】

半夏、生薑、甘草三瀉心湯是治療寒熱痞證的方劑，而功用各有不同。半夏瀉心湯爲治療寒熱痞證的基本方；兼有水飲食滯者，用生薑瀉心湯，加用生薑消食化飲；脾胃大傷，痞利俱重者，用甘草瀉心湯，加重甘草用量，取其調補中虛之意。

三瀉心湯的臨床應用，可以不局限於「心下痞」，凡辨證爲胃熱脾虛，脾胃升降失司的病證皆可用之。曾用半夏瀉心湯加減治療面部痤瘡。

章某，女，36歲，已婚，2005年11月15日初診。面部痤瘡3年。期間多次就診，被診斷爲胃熱上薰面部所致，而屢服瀉熱之藥。不僅痤瘡未癒，反增腹瀉、噯氣、胃脘部不舒。診見滿臉痤瘡，以口唇周圍爲甚，大便溏薄，日行2～3次，納食不香，口淡無味，舌淡，苔薄膩略黃，脈細數。證屬脾濕胃熱，治宜辛開苦降，擬半夏瀉心湯加味治療。藥用：製半夏10 g、乾薑6 g、黃連5 g、黃芩10 g、黨參15 g、炙甘草6 g、茯苓10 g、白朮10 g、薏苡仁30 g、綠梅花10 g、防風10 g、蘇梗10 g，先予7劑，常規煎服。囑其忌辛辣食物。二診：食慾好轉，大便次數減少，時值經期，月經提前1週，量多色暗，原方加赤芍15 g、鹿銜草15 g、當歸12 g，涼血活血，再予7劑，常規煎服。三診：大便基本成形，面部新的痤瘡沒有再現，仍與半夏瀉心湯加減變化治療1月餘，痤瘡基本消退。

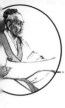

【原文】

傷寒服湯藥，下利不止，心下痞鞕。服瀉心湯已，復以他藥下之，利不止，醫以理中與之，利益甚。理中者，理中焦(1)，此利在下焦(2)，赤石脂禹餘糧湯主之。復不止者，當利其小便。（159）

＜赤石脂禹餘糧湯方＞赤石脂一斤，碎；太一禹餘糧一斤，碎。

上二味，以水六升，煮取二升，去渣，分溫三服。

【註解】

（1）理中焦：治療中焦虛寒。

（2）利在下焦：下焦，代指腎氣。利在下焦，腎氣不固，不能約束二便而下利不止。

【白話圖解】

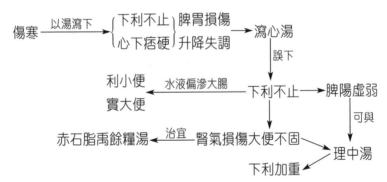

【按語】

本條以舉例方式，探討痞利的若干治法，歸納起來有四：心下痞、下利，寒熱錯雜的用甘草瀉心湯等；中焦虛寒

下利用理中湯；下焦滑脫，下利不止用赤石脂禹餘糧湯；水液代謝失調，水濕偏滲大腸的下利，用利小便實大便的方法，五苓散可選用。仲景設法論治，示人辨證的重要。

　　赤石脂禹餘糧湯因有較強的固澀作用，用於下利，必然是滑脫不禁，否則有留邪之弊。此外還可用於帶下過多、脫肛等病證。

【原文】

　　傷寒吐下後，發汗，虛煩(1)，脈甚微，八九日心下痞鞕，脅下痛，氣上沖咽喉(2)，眩冒，經脈動惕(3)者，久而成痿(4)。（160）

【註解】

　　（1）虛煩：不同於76條之虛煩，本條乃陽虛陰乘所致。

　　（2）氣上沖咽喉：指咽喉部梗阻不舒。

　　（3）經脈動惕：肌肉震顫、抖動。

　　（4）痿：證候名，肢體痿弱，無力運動。

【白話圖解】

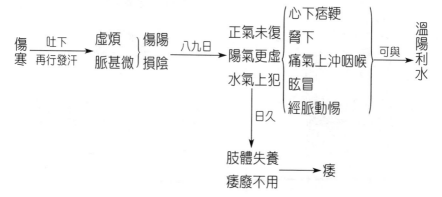

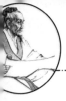

【按語】

本條文的主要意義在於「心下痞鞕」一證，與瀉心湯證的鑒別，乃陽虛不能制水，水氣上犯所致。可用茯苓桂枝白朮甘草湯或真武湯治之。

【原文】

傷寒發汗，若吐若下，解後(1)心下痞鞕，噫氣(2)不除者，旋覆代赭湯主之。（161）

＜旋覆代赭湯方＞旋覆花三兩、人參二兩、生薑五兩、代赭石一兩、甘草三兩，炙；半夏半升，洗；大棗十二枚，擘。

上七味，以水一斗，煮取六升，去渣，再煎取三升，溫服一升，日三服。

【註解】

（1）解後：指表證解除。

（2）噫氣：噯氣。參見157條。

【白話圖解】

心下痞硬，噫氣不除

傷寒發汗
若吐若下

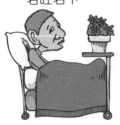

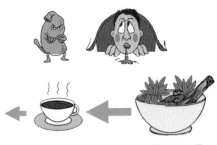

表邪內陷，肝胃氣逆

旋覆代赭湯

旋覆代赭湯方 {
旋覆花：消痰降氣
代赭石：鎮肝降逆
}肝氣條達而下行
半夏、生薑：降逆和胃，去痰飲之凝結
人參、甘草、大棗：甘溫扶虛，補氣壯土
}和胃化痰
鎮肝降逆

服法

去渣再煎

【按語】

心下痞硬不僅與脾胃虛弱、痰濕中阻有關，而且還常挾肝氣上逆。此時治予瀉心湯，氣逆難平，不易奏效。需在調和脾胃基礎上，增鎮肝降逆之藥方可，非旋覆花、代赭石莫屬。由於旋覆代赭湯降氣、化痰、補虛的作用突出，臨床上應用廣泛，如脾虛痰盛、肺氣不降之咳嗽氣喘；胃虛胃氣不降之噫嗝、反胃呃逆；肝胃氣逆之「梅核氣」等。

曾用本方加刀豆、柿蒂、沉香治療呃逆不止。徐姓老人，年齡70歲，由於肺癌行放射療法，口乾、咽燥，善喜冷食，一年後出現食慾不振、噯氣、呃逆等症，有時呃逆發作數小時不解，痛苦不堪。余接診，見其舌淡、苔白厚、脈沉弱，辨證為脾虛氣逆，用此法治之。服藥一劑，呃逆即止，後兩年中，凡呃逆一現，即服此方皆效。

總之，應用此方的關鍵是把握「虛」、「逆」兩字，至於「心下痞硬」之證，可有可無。

【原文】

下後不可更行桂枝湯，若汗出而喘，無大熱者，可與麻黃杏子甘草石膏湯。（162）

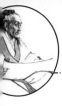

＜麻黃杏子甘草石膏湯方＞（略，見63條）。

【按語】

本條與63條所論的內容基本相同。不同之處僅在於一是汗後，一是下後而已。

從「下後不可更行桂枝湯」看，原爲太陽病，因誤下而致表邪內陷。證見「汗出而喘，無大熱」，爲表邪化熱迫肺，肺熱壅盛，故不可再與桂枝湯類方，與麻杏石甘湯清肺平喘。

劉渡舟先生認爲：「本方列於此處，似與上下文皆無聯繫，疑原文排列有誤。」

【原文】

太陽病，外證(1)未除，而數(2)下之，遂協熱而利，利下不止，心下痞鞕，表裏不解者，桂枝人參湯主之。（163）

＜桂枝人參湯方＞桂枝四兩，另切；甘草四兩，炙；白朮、人參、乾薑各三兩。

上五味，以水九升，先煮四味，取五升，內桂，更煮取三升，去渣，溫服一升，日再(3)夜一服。

【註解】

（1）外證：表證。

（2）數：屢次、反覆。

（3）再：二次。

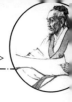

【白話圖解】

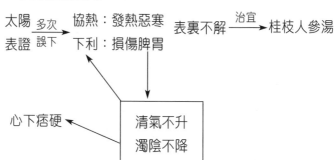

桂枝人參湯方 $\left\{\begin{array}{l}\text{乾薑、白朮：溫中散寒}\\\text{人參、甘草：補中益氣}\\\text{桂枝：解表通陽} \longrightarrow \text{（後下）}\end{array}\right.$ 先煮 $\left.\right\}$ 溫中解表 ——服法→ 晝夜服（日二夜一）

【按語】

協熱而利，即協熱利。熱，即表熱，指發熱惡寒等表證未除的病象，不是指病性屬熱。第139條、第140條雖然提到，但沒有列出治法。第34條葛根黃芩黃連湯證，表邪化熱、傳裏下利，若表證未解，亦可稱協熱利，屬裏熱兼表下利。本條則屬裏寒兼表下利，兩者有寒熱虛實之不同。

桂枝人參湯，即人參湯加桂枝而成。人參湯出於《金匱要略》胸痹心痛短氣篇，其藥物組成同理中湯，唯甘草劑量少於理中湯。故有醫家稱桂枝人參湯證為「太陰兼表證」。

【原文】

傷寒大下後，復發汗，心下痞，惡寒(1)者，表未解也。不可攻(2)痞，當先解表，表解乃可攻痞。解表宜桂枝

湯，攻痞宜大黃黃連瀉心湯。（164）

【註解】

（1）惡寒：表證惡寒，含發熱、無汗等症。

（2）攻：作「治療」解。

【白話圖解】

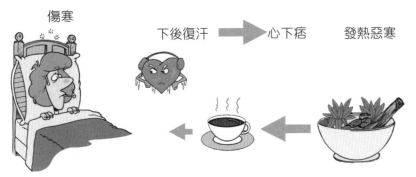

邪化熱，表未解　先解表：桂枝湯；後治痞：大黃黃連瀉心湯

【按語】

《傷寒論》治病的原則：凡表裏同病，表證實，裏證實，應當先解表邪，待表邪解除後，再治療裏證。本證解表宜桂枝湯，僅是舉例而言，因桂枝湯辛溫，不利於裏熱，應用時酌加清熱之品，不可照搬原文。待表解後，再用大黃黃連瀉心湯以治其痞。假如表未解而先用苦寒泄痞，會使外邪盡陷，而致病情加重，甚至惡化。

臨床上常常會碰到一些患有慢性疾病的人感冒了的例子，如筆者在治療一例閉經的患者時，病人感冒了，應遵循表裏先後的治療原則，一般外邪不重，表裏同治；若外感較重，必先治其表證。

【原文】

傷寒發熱，汗出不解(1)，心中痞鞕，嘔吐而下利(2)者，大柴胡湯主之。（165）

【註解】

（1）不解：不是表證未解，指邪氣內傳，病未結束。

（2）下利：《醫宗金鑒》認為，下利的「下」字，是「不」字之誤，可供參考。亦可理解為熱結旁流之類的下利。

【白話圖解】

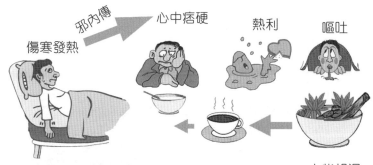

邪內傳　　心中痞硬　　熱利　　嘔吐

傷寒發熱

少陽受邪，氣機鬱滯
陽明受邪，熱結胃腸

大柴胡湯

【按語】

本條可與第103條互參。「下利」一證，性質屬熱屬實，可為熱性泄瀉，亦可熱結旁流之類，否則不可用大柴胡湯治療。

【原文】

病如桂枝證(1)，頭不痛，項不強，寸脈微浮，胸中痞鞕，氣上沖喉咽，不得息者，此為胸有寒(2)也，當吐之，

宜瓜蒂散。（166）

　　＜瓜蒂散方＞瓜蒂一分，熬黃；赤小豆一分。

　　上二味，各別搗篩，爲散已，合治之，取一錢匕，以香豉一合，用熱湯七合，煮作稀糜，去渣，取汁和散，溫頓服之。不吐者，少少加，得快吐乃止。諸亡血虛家，不可與瓜蒂散。

【註解】

　　（1）病如桂枝證：有發熱、惡寒、汗出等類似桂枝湯證的證候。

　　（2）寒：作「實邪」解。

【白話圖解】

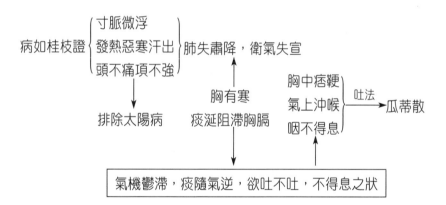

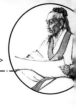

【按語】

瓜蒂散是湧吐劑的代表方。根據原文76條方後云「得吐者，止後服」，醫家認為梔子豉湯是湧吐劑。如成無己「與梔子豉湯，以吐胸中之邪」供參考。

清·程國彭對《傷寒論》的吐法評價曰：「吐法必須用得其時，適合其證，瞭解其人，選擇其藥幾方面都選得很恰當，才能取得預期的療效。反之，用既非其時，辨亦非其證，患者的習性既不瞭解，方藥的當否亦未詳審，懵懵然而用之，非徒無益，而反有害，此《傷寒論》有可吐不可吐之嚴辨也。」由於湧吐劑作用迅猛，易傷胃氣，所以用吐法必須嚴謹，中病即止，年老體弱、孕婦、產後均宜慎用。

瓜蒂散是一種良好的快速、簡便、徹底的催吐劑，後世醫家將湧吐劑用於誤食毒物，作為排出毒物的一種急救方法，簡便易行。但適合服毒時間短，毒物仍停留在胃中，意識清楚易合作的病人。

本方為散劑，一般每次服3g，若不吐可逐漸加至5g。中病即止，不必盡劑，以免過吐傷正。若改散劑為湯劑，則效果更佳，但不宜久煎。

【原文】

病脅下素有痞(1)**，連在臍傍，痛引少腹，入陰筋**(2)**者，此名藏結，死。**〔167〕

【註解】

（1）痞：此處作「腫塊」解。

（2）陰筋：指外生殖器。

【白話圖解】

臟氣虛衰，寒凝血結

臟氣更虛寒結加重

預後差

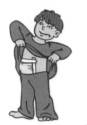
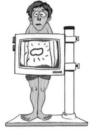
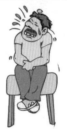
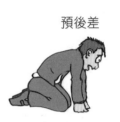

腫塊連及臍旁　　　臟氣衰竭，病涉三陰

【按語】

本條文承接129條，再言藏結的臨床表現。結合目前臨床，藏結病有類似於腹部腫瘤、肝脾腫大等一類的疾病，由於正虛邪實，攻補兩難，治療比較困難，預後較差。

從128條至本條，實際上都是圍繞著「心下痞（硬）」展開的，主要論述了藏結、結胸、痞證三大病證的辨證治療，示人「心下痞（硬）」有著寒熱虛實的區別，治療可清（大黃黃連瀉心湯）、可下（大陷胸湯）、可吐（瓜蒂散）、可溫（桂枝人參湯）、可和（半夏瀉心湯）、可消（五苓散）等，切忌見「痞」就一下了之。

辨證的精細與否，決定著療效的好壞，對學者有很大的啓發、指導意義。

【原文】

傷寒若吐若下後，七八日不解，熱結在裏，表裏(1)俱

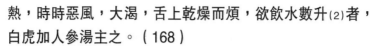

熱，時時惡風，大渴，舌上乾燥而煩，欲飲水數升(2)者，白虎加人參湯主之。（168）

　　＜白虎加人參湯方＞知母六兩、石膏一斤，碎；甘草二兩，炙；人參二兩、粳米六合。

　　上五味，以水一斗，煮米熟湯成，去渣，溫服一升，日三服。此方立夏後，立秋前乃可服。立秋後不可服；正月二月三月尚凜冷，亦不可與服之，與之則嘔利而腹痛，諸亡血虛家亦不可與；得之則腹痛利者，但可溫之，當癒(3)。

　　【註解】

　　（1）表裏：此指人體內外，不是指表證、裏證。

　　（2）欲飲水數升：形容口渴之甚。

　　（3）此方立夏後……但可溫之，當癒：《傷寒論》中其他有關白虎加人參湯條文的附方及《金匱要略》中白虎加人參湯後均無此62字，疑是後人所加。

　　【白話圖解】

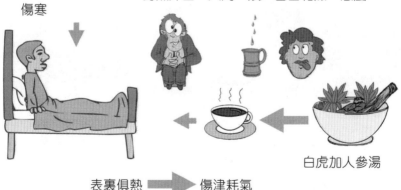

身熱汗出，大渴，煩，舌面乾燥，惡風

傷寒

白虎加人參湯

表裏俱熱　➡　傷津耗氣

＜白虎加人參湯方＞（略，見26條）

【按語】

心煩伴口渴是熱盛的標誌，大渴加舌燥是津傷的表現，煩渴舌燥是白虎加人參湯證的辨證要點。時時惡風，爲熱盛汗多，津氣兩傷，衛氣不固的表現。其特點是隨著汗出的或多或少，時作時止，與太陽中風自始至終存在於表證階段的惡風明顯不同。

【原文】

傷寒無大熱(1)，口燥渴，心煩，背微惡寒者，白虎加人參湯主之。〔169〕

【註解】

（1）傷寒無大熱：熱盛於裏，而體表之熱不明顯。

【白話圖解】

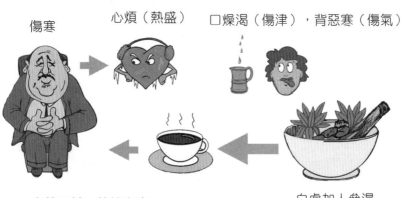

傷寒　　心煩（熱盛）　　口燥渴（傷津），背惡寒（傷氣）

表熱不甚，熱結在裏　　　白虎加人參湯

【按語】

本條「無大熱」與「背微惡寒」，意在與太陽病、少陰病的區分。太陽病見惡寒而伴有發熱，隨著汗出惡寒消

失，而本證背惡寒由衛氣虛、腠理不固所致，故惡寒隨著汗出會越來越甚。少陰陽虛雖見背惡寒，但無煩渴之證，並見厥冷脈微等寒象，與本證截然相反。

【原文】

傷寒(1)脈浮(2)，發熱無汗，其表不解，不可與白虎湯。渴欲飲水，無表證者，白虎加人參湯主之。（170）

【註解】

（1）傷寒：指風寒表實證。

（2）脈浮：可作「脈浮緊」解，主太陽表證；亦可作「脈洪大」解，主陽明裏熱。從條文表裏同病看，作「脈浮大」解較為合適。

【白話圖解】

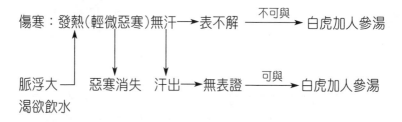

【按語】

本條舉太陽表實為例，說明表不解者，不可用白虎加人參湯。因為白虎湯是辛甘大寒之劑，用於表寒證，不僅表邪不解，寒涼冰伏，鬱遏陽氣，甚或外邪內陷，產生變證。

【原文】

太陽少陽並病，心下鞕(1)，頸項強而眩者，當刺大椎、肺俞、肝俞，慎勿下之。（171）

【註解】

（1）心下鞕：心下，理解為胸脅。心下鞕，與胸脅苦滿同類，但氣鬱較甚。

【白話圖解】

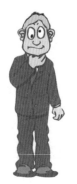

太陽病

少陽病
頸部不舒
目眩胸脅滿

頭項強痛

太陽、少陽並病

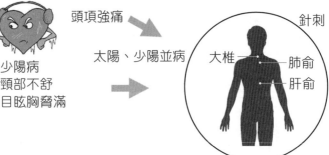

針刺
大椎
肺俞
肝俞

【按語】

本條與150條相互呼應，太陽少陽並病，邪在經絡，勿以下法治之，否則會產生結胸病或脾虛下利等變證。太陽表邪不解，當用汗法，但少陽病有禁汗之戒。選用刺法，刺大椎、肺俞解太陽之邪，刺肝俞解少陽之邪，從而達到太少兩解的目的。「慎勿下之」再次示人，見心下痞須分虛實，無形之痞勿下，有形之痞結方可下之。

【原文】

太陽與少陽合病(1)，自下利(2)者，與黃芩湯，若嘔

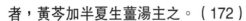

者，黃芩加半夏生薑湯主之。（172）

　　＜黃芩湯方＞黃芩三兩、芍藥二兩、甘草二兩，炙；大棗十二枚，擘。

　　上四味，以水一斗，煮取三升，去渣，溫服一升，日再夜一服。

　　＜黃芩加半夏生薑湯方＞黃芩三兩、芍藥二兩、甘草二兩，炙；大棗十二枚，擘；半夏半升，洗；生薑一兩半（一方三兩），切。

　　上六味，以水一斗，煮取三升，去渣，溫服一升，日再夜一服。

【註解】

　　（1）太陽與少陽合病：聯繫上條看，可能有頭痛項強、惡寒、發熱、胸脅苦滿等症。

　　（2）自下利：即未經瀉下而自發的下利，是本條合病的主證。

【白話圖解】

頭痛項強，發熱惡寒

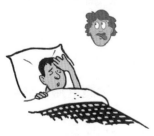

胸脅苦滿，目眩

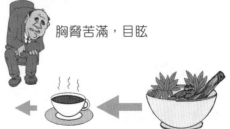

太陽、少陽合病

下利：黃芩湯

嘔吐：黃芩加半夏生薑湯

黃芩湯及黃芩加半夏生薑湯方：

黃芩：清肝膽之熱 ⎫
芍藥：養肝膽之陰 ⎭ 制肝氣橫逆

↓

甘草 ⎫ 緩急止痛
大棗 ⎭ 益氣扶正

清熱止利

和胃降逆 ⎰ 半夏：和胃化痰降逆
　　　　⎱ 生薑：和胃化飲降逆

服法：晝夜服，白天二服，夜一服。

【按語】

本條之下利除肝膽之熱內迫大腸外，尚有氣機不利的病機，故臨床表現為下利而大便不爽、後重難通、肛門灼熱等。黃芩湯，由清少陽之熱，斂肝膽之氣，達到解大腸之熱而止利的目的，被後世稱為治療熱利的祖方。現代常用的治療痢疾名方「芍藥湯」，即由黃芩湯發展而成的。

黃芩加半夏生薑湯治療的嘔吐，屬於少陽邪熱犯胃，那麼半夏、生薑的用量不宜太大，否則有辛溫助熱之弊。若少陽邪熱較甚，胃熱氣逆而嘔者，半夏、生薑可不用，改用黃連、竹茹，清熱止嘔。

【原文】

傷寒胸(1)中有熱，胃中(2)有邪氣(3)，腹中痛，欲嘔吐者，黃連湯主之。（173）

＜黃連湯方＞黃連三兩、甘草三兩，炙；乾薑三兩、桂枝三兩，去皮；人參二兩、半夏半升，洗；大棗十二枚，擘。

上七味，以水一斗，煮取六升，去渣，溫服，晝三夜二。疑非仲景方。

【註解】

（1）胸：作「胃」解。

（2）胃中：指腹部。

（3）邪氣：寒氣。

【白話圖解】

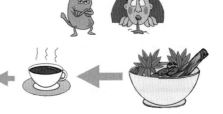

腹中痛　欲吐

黃連湯

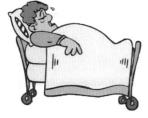

傷寒 ➡ 胃熱脾寒

脾寒氣滯，胃熱氣逆

黃連湯方 { 黃連：清胃之熱
乾薑：散脾之寒
桂枝：通上下之陰陽
人參、甘草、大棗：補脾之虛
半夏：和中焦之陰陽 } 清上溫下
和胃降逆

服法：晝三、夜二，即採取少量頻服的方法。因嘔吐嚴重，為避免藥後即吐的現象而設。

【按語】

本條主要是陰陽升降失其常度，陽在上不能下交於陰，故下寒者自寒。陰在下不能上交於陽，故上熱者自熱。其表現的「上吐下痛」證候也比較典型。與半夏瀉心

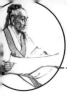
湯證胃熱脾寒略同。不同的是，半夏瀉心湯證胃熱較重，以氣機窒塞，心下痞爲主證；黃連湯證偏於脾寒，以寒熱格拒上下，腹痛爲主證。故半夏瀉心湯用黃芩，增清熱開結之效；黃連湯用桂枝，交通上下陰陽。

本方臨床多用於消化系統疾病，如慢性胃炎、慢性腸炎、膽囊炎等，以噁心、噯氣、腹痛爲主要表現。

【原文】

傷寒八九日，風濕相搏，身體疼煩(1)，不能自轉側，不嘔，不渴，脈浮虛而澀者，桂枝附子湯主之。若其人大便鞕，小便自利者，去桂加白尤湯主之。（174）

＜桂枝附子湯方＞桂枝四兩，去皮；附子三枚，炮，去皮，破；生薑二兩，切；大棗十二枚，擘；甘草二兩，炙。

上五味，以水六升，煮取二升，去渣，分溫三服。

＜桂枝附子湯去桂加白尤湯方＞附子三枚，炮，去皮，破；白尤四兩、生薑三兩，切；甘草二兩，炙；大棗十二枚，擘。

上五味，以水六升，煮取二升，去渣，分溫三服。初一服，其人身如痹(2)，半日許復服之，三服都盡，其人如冒狀(3)，勿怪(4)。此以附子、尤並走皮內，逐水氣未得除，故使之耳。法當加桂四兩。此本一方二法，以大便鞕，小便自利，去桂也；以大便不鞕，小便不利，當加桂。附子三枚恐多也，虛弱家及產婦，宜減服之。

【註解】

（1）疼煩：煩，劇也。疼煩，疼痛劇烈。

（2）身如痹：身體麻木。

（3）如冒狀：頭暈目眩。

（4）初一服……勿怪：是服用大劑量附子後藥性發作的毒副作用，應重視。

【白話圖解】

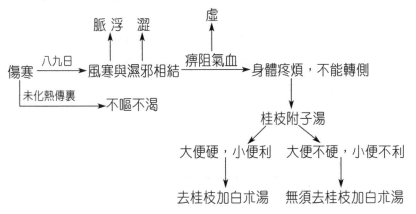

傷寒 ——八九日——→ 風寒與濕邪相結 ——痹阻氣血——→ 身體疼煩，不能轉側

脈 浮 澀　　　虛

——未化熱傳裏——→ 不嘔不渴

桂枝附子湯

大便硬，小便利　　大便不硬，小便不利

去桂枝加白朮湯　　無須去桂枝加白朮湯

桂枝附子湯去桂加白朮湯方：

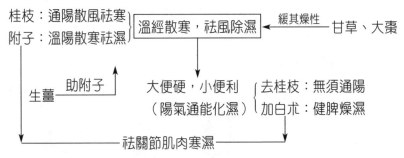

桂枝：通陽散風祛寒

附子：溫陽散寒祛濕　} 溫經散寒，祛風除濕 ←緩其燥性— 甘草、大棗

生薑 —助附子→

大便硬，小便利（陽氣通能化濕）

去桂枝：無須通陽
加白朮：健脾燥濕

——————祛關節肌肉寒濕——————

注意：體質虛弱、產婦身體疼痛者，應減少用量。

【按語】

本條是風濕傷於肌表的證治。風濕病屬雜病範圍，風寒濕邪留於肌表，阻礙氣血運行，以身體疼痛爲主證，與

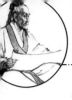

傷寒表實證有相似之處，而實非太陽病，應予以區別。

桂枝附子湯即桂枝湯去芍藥加附子，與第22條桂枝去芍藥加附子湯藥味完全相同，唯附子、桂枝用量較大，重在溫經散寒化濕。

【原文】

風濕相搏，骨節疼煩，掣痛(1)不得屈伸，近之(2)則痛劇，汗出短氣，小便不利，惡風不欲去衣，或身微腫者，甘草附子湯主之。（175）

＜甘草附子湯方＞甘草二兩，炙；附子二枚，炮，去皮，破；白朮二兩、桂枝四兩，去皮。

上四味，以水六升，煮取三升，去渣，溫服一升，日三服。初服得微汗則解，能食，汗止復煩者，將服五合，恐一升多者，宜服六七合為始。

【註解】

（1）掣痛：牽制肢體時患處疼痛。

（2）近之：碰到病處、按壓。

【白話圖解】

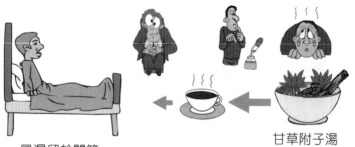

骨節疼煩，按之痛劇　短氣　小便不利　汗出　惡風

風濕留於關節　　　　　　　　　　甘草附子湯

甘草附子湯方 {
　桂枝：通陽散風寒
　附子：溫陽散寒祛濕
　白朮：健脾燥濕行水
　甘草：甘緩諸藥
} → 祛風通絡　溫陽化氣 → { 溫陽散寒　祛濕止痛 }

↓

每次服60%~70%，
峻藥緩行

【按語】

上條風濕留於肌肉，故身體疼煩，不能自轉側。本條風濕流注關節，故骨節疼煩，不能按、摸、屈伸，可見病情較上條爲重。但在附子用藥上，甘草附子湯證輕於桂枝附子湯證，原因是風濕在表，利於速去，大劑量的附子是爲了儘快祛邪。風濕進一步深入，流注關節，難於速去，故減輕附子用量，意在緩行。

甘草附子湯、桂枝附子湯治療風濕病，緩解疼痛方面確有療效。

【原文】

傷寒(1)脈浮滑，此以表有熱，裏有寒(2)，白虎湯主之。（176）

＜白虎湯方＞知母六兩、石膏一斤，碎、甘草二兩，炙、 粳米六合。

上四味，以水一斗，煮米熟湯成，去渣，溫服一升，日三服。

臣億等謹按：前篇云：熱結在裏，表裏俱熱者，白虎湯主之。又云：其表不解，不可與白虎湯。此云脈浮滑，表有熱裏有寒者，必表裏字差矣。又陽明一證云：脈浮

遲，表熱裏寒，四逆湯主之。又少陰一證云：裏寒外熱，通脈四逆湯主之。以此表裏自差明矣。《千金翼》云：白通湯，非也。

【註解】

（1）傷寒：廣義傷寒，泛指外感熱病。

（2）裏有寒：參林億等校正，作「裏有熱」解。

【白話圖解】

傷寒 ⎰ 表有熱：發熱、汗出、不惡寒 ⎱ 無形燥熱充斥內外 ──治宜──→ 白虎湯
   ⎱ 裏有熱：心煩、口渴

↓

脈浮滑有力

白虎湯方 ⎰ 石膏：辛寒清熱 ⎱ 清胃熱而滋胃燥 ⎱ 辛寒清熱
     知母：泄火滋燥
     甘草、粳米：益氣和中免寒涼傷胃

【按語】

本條在寫法上，詳於脈而略於證，「脈浮滑」既言脈象，又寓病機。既然無形燥熱充斥內外，那麼身熱等症就不必自言。白虎湯證被稱為陽明熱證，或陽明經證，是陽明病的主要證型之一。

白虎湯用辛寒與苦寒質潤藥物配伍，清熱潤燥；寒涼藥物配伍甘緩養胃之品，清熱而無傷中之弊，是清解燥熱的良方。白虎湯作為清法的代表方，臨床上得到廣泛的應用。清代溫病學派將其作為治療氣分熱盛的主方，用於溫病。現代據文獻報導，廣泛運用於感染性疾病，如流行性感冒、肺炎、流行性日本腦炎、流行性腦脊髓膜炎、流行

性出血熱、鉤端螺旋體病、麻疹、產後發熱等，以及風濕性關節炎、糖尿病、風濕熱、過敏性紫癜等病症，屬氣分實熱者。

【原文】

傷寒脈結代(1)，心動悸(2)，炙甘草湯主之。〔177〕

＜炙甘草湯方＞甘草四兩，炙；生薑三兩，切；人參二兩、生地黃一斤、桂枝三兩，去皮；阿膠二兩、麥門冬半升，去心；麻仁半升、大棗三十枚，擘。

上九味，以清酒(3)七升，水八升，先煮八味，取三升，去渣，內膠烊消盡，溫服一升，日三服。一名復脈湯。

【註解】

（1）脈結代：結脈、代脈各有特徵，一般不能並見，其所以並言，即指脈動有歇止。

（2）心動悸：動，跳動。心動悸，心悸怔忡。

（3）清酒：米酒。

【白話圖解】

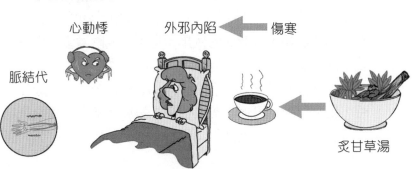

心動悸　　外邪內陷　←　傷寒

脈結代

炙甘草湯

心的陰陽，氣血俱虛

炙甘草湯方：

			溫通心陽				
炙甘草 人參 大棗	補氣養心	化生氣血	通陽利血脈	桂枝 生薑 — 清酒	麥門冬 生地黃 阿膠 麻仁	滋陰 — 養血	補脈氣體 滋陰養血

通陽復脈，滋陰養血

【按語】

目前認為，炙甘草湯證類似現代醫學中以心律失常為主要表現的疾病，如冠心病、病毒性心肌炎、風濕性心臟病、肺源性心臟病、高血壓心臟病、甲狀腺功能亢進等多種疾病。

炙甘草湯是補法的代表方。《醫寄伏陰論》將本方稱為「復脈湯」，是滋陰之祖方也。《溫病條辨》去本方的益氣溫陽之參、桂、薑、棗加養血斂陰的白芍，變陰陽氣血並補之劑為滋陰養液之方，取名為「加減復脈湯」，治療溫病後期，熱灼陰傷。現代臨床常用於功能性心律不整、期外收縮，有較好的效果。也用於氣陰兩虛之虛癆乾咳、自汗盜汗、大便乾結、更年期綜合徵等病症。

雖然炙甘草湯應用廣泛，但須注意，若用大量甘草時，出現浮腫，可加茯苓或茯神；對於便溏者，用酸棗仁代替有潤下作用的火麻仁；用於心臟病，如出現浮腫、腹脹便溏、咳血者禁用。

用炙甘草治療病毒性心肌炎後遺症，療效較好。徐

某，男，15歲，學生。一年前患病毒性心肌炎，經西醫治療後，病情控制，但覺胸悶、心悸、脈搏歇止。診見面少血色，動則氣短，便溏，脈緩時止，舌體胖質紅，治用炙甘草湯加味。炙甘草15 g、黨參12 g、桂枝12 g、生薑6 g、酸棗仁15 g、柏子仁12 g、麥門冬15 g、阿膠珠15 g、生地15 g、黃耆30 g、五味子10 g、麥芽15 g。服藥3個月，諸症消失，至今10年身體壯實。

【原文】

脈按之來緩，時一止復來者，名曰結。又脈來動(1)而中止，更來小數(2)，中有還者反動(3)，名曰結，陰(4)也。脈來動而中止，不能自還(5)，因而復動者，名曰代，陰也。得此脈者必難治。（178）

【註解】

（1）動：脈搏跳動。

（2）更來小數：小數，略為快一些，非指小脈和數脈。更來小數，止後能還。

（3）中有還者反動：止中有動。

（4）陰：結脈、代脈所主之證為陽虛陰盛、氣血不足之陰證，故為陰也。

（5）不能自還：歇止時間較長，止中無動。

【白話圖解】

正常脈象

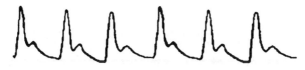

結脈

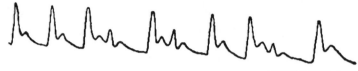

不規則的歇止，
主陰證

代脈

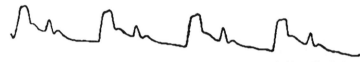

有規則的歇止，
主陰證

【按語】

《傷寒論》中的結脈與代脈都是指脈律不整齊而有間歇的一類脈象，與現在中醫診斷學的結脈、代脈含義略有不同。

脈　象	《傷寒論》	《中醫診斷學》
結　脈	① 脈率緩慢，不規則的歇止，歇止時間短。 ② 脈率緩慢，中一止，復來時有一二次搏動較快。	脈率比較緩慢而有不規則的歇止。
代　脈	脈率跳動快、慢均可，歇止時間長。	脈率比較緩慢，有規律的歇止，可伴形態的變化。

結、代兩脈均由陰陽氣血虛衰所致，病情較重，所以稱爲陰脈，故曰難治。《內經》「代脈見之，臟器衰

微」。結、代兩脈各有特徵，在臨床上一般不能並見，之所以並稱，是因爲都屬陰脈，且都有間歇的特徵。然而難治並非不治。上面條文所述的炙甘草湯，如用之得當，能收到較好的效果。

此外，還有一種「促脈」，脈率比較快而有不規則的歇止。三者均稱爲間歇脈。

臨床也有因痰食阻滯、瘀血凝結、水飲內停、猝然失血、劇烈吐瀉等，而見結脈、代脈者，則不可一概而論，應具體問題具體分析，針對其病因病機，施以正確的治療方法。

另外，健康青年，或孕婦在活動時，偶見結脈、代脈（一般以每分鐘不超過3次），不作爲病態。

太陽病總結

太陽病內容至此全部結束了，三篇除論述了太陽表證的病機、主證、治則、方藥外，還論述了太陽表證失治、誤治後發生的臟腑虛實寒熱的種種變證。病人體質不同，病邪性質不同，傳變的部位不同，是導致太陽變證產生的根本。

《傷寒論》中大約有近1/3的篇幅論述誤治的變證，這些變證不受六經病的局限和傳經的約束，涉及範圍廣泛，反映了太陽病的多樣性和複雜性。

外邪

火逆諸證 ← 火療發汗 ← 人體 → 太陽溫病

太陽中風證　　　　　　　　　　太陽傷寒證
（桂枝湯類證）　→ 表鬱輕證 ← （麻黃湯類證）

傳　　　變

陽明病　少陽病　少陰病

白虎湯證、調胃承氣湯證　小柴胡湯類證　乾薑附子湯證

熱證
胸膈——梔子豉湯類證
肺——麻黃杏仁甘草石膏湯證
大腸——葛根黃芩黃連湯證、黃芩湯證

陽虛
心——桂枝甘草湯類證
脾——茯苓桂枝白朮甘草湯證、小建中湯證、厚朴生薑半夏甘草人參湯證
胃——茯苓甘草湯證、旋覆代赭湯證
腎——真武湯證

陰虛——芍藥甘草湯證

陰陽兩虛
心——炙甘草湯證
腎——芍藥甘草附子湯證

胃熱
脾寒
痞證
上熱下寒——黃連湯證
寒熱錯雜——半夏瀉心湯等三證
熱痞——大黃黃連瀉心湯證

有形邪結
水邪互結膀胱——蓄水證
血熱互結下焦——蓄血三證
邪與痰水相結——結胸四證
痰邪阻於胸膈——瓜蒂散證
水停胸脅——十棗湯證
陽衰邪凝——藏結、純陰結

其他病證
協熱利——桂枝人參湯證
陽微結
熱入血室
風濕病

辨陽明病脈證並治

【原文】

問曰：病有太陽陽明(1)，有正陽陽明(2)，有少陽陽明(3)，何謂也？答曰：太陽陽明者，脾約(4)是也；正陽陽明者，胃家實(5)是也；少陽陽明者，發汗、利小便已，胃中燥、煩、實，大便難是也。（179）

【註解】

（1）太陽陽明：由太陽表證形成的陽明裏證稱之。

（2）正陽陽明：陽明病本身病變所形成的胃家實證稱之。

（3）少陽陽明：由少陽病變化而形成的陽明病稱之。

（4）脾約：胃熱腸燥，津液受傷，脾陰不足，使脾為胃行津液的功能受到約束，而見大便硬，小便數的病證。

（5）胃家實：有廣義和狹義之分，廣義指陽明病病機（180條），狹義指胃腸燥結的病證，本條即是。

【白話圖解】

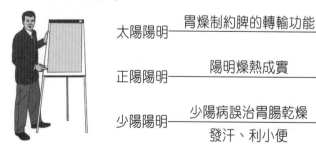

太陽陽明 ——胃燥制約脾的轉輸功能——→ 脾約證

正陽陽明 ——陽明燥熱成實——→ 胃家實

少陽陽明 ——少陽病誤治胃腸乾燥 發汗、利小便——→ 大便難

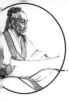

【按語】

本條採用問答形式，舉例說明陽明病大便難的成因和程度。學習者應互文見義，靈活體會，不可機械地理解爲太陽病誤治形成脾約證；陽明本經自病形成胃家實；少陽病誤治形成大便難。應互文見義，即太陽病非形成脾約證，陽明發病非形成胃家實，少陽病誤治非形成大便難。

【原文】

陽明之為病(1)，**胃家實**(2)是也。（180）

【註解】

（1）陽明之為病：指陽明病提綱。

（2）胃家實：胃家，指胃與大腸。實，指胃腸燥熱實。胃家實，病邪深入陽明，胃腸燥熱亢盛，病變以裏熱實證為特徵，即陽明病病機。

【白話圖解】

陽明病 $\begin{cases} 陽明熱證——無形燥熱未與積滯相結而彌漫全身 \\ 陽明實證——燥熱與宿食相結，形成燥屎而結於腸道 \end{cases}$ 胃家實

【按語】

胃家實高度概括了陽明病的證候特點和基本病理，揭示了病變的本質，因而作爲陽明病提綱。即爲提綱，以後凡稱陽明病者，多屬胃家實之證，而凡屬胃家實者，又必屬陽明病。理解本條要注意兩個問題：一是本條與其他五經提綱不同，主要從病機立論，《玉函經》將其列於篇首。二是單憑此條說明陽明病全貌還不夠全面，必須與陽明病主脈主證互參。

【原文】

問曰：何緣得陽明病？答曰：太陽病，若發汗，若下，若利小便，此亡津液，胃中乾燥，因轉屬陽明。不更衣(1)，內實(2)，大便難者，此名陽明也。（181）

【註解】

（1）更衣：解大便之婉辭。

（2）內實：胃家實。

【白話圖解】

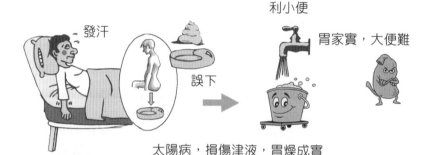

太陽病，損傷津液，胃燥成實

【按語】

本條與179條互參，說明太陽病轉屬陽明可有多種證候表現，不一定形成脾約證，也可形成胃家實，大便難等多種病證。但太陽病誤治轉屬陽明也不是絕對的，如71條，太陽病發汗後，津傷而未形成燥化。

【原文】

問曰：陽明病外證(1)云何？答曰：身熱，汗自出，不惡寒，反惡熱也。（182）

【註解】

（1）外證：《傷寒論》中的「外證」多指太陽表

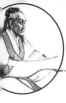

證，但此處不作「表證」解，是指陽明裏證表現於外的證候。

【白話圖解】

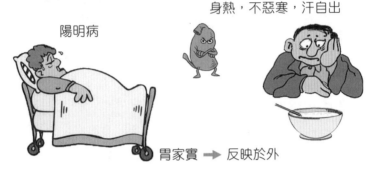

身熱，不惡寒，汗自出

陽明病

胃家實 ➡ 反映於外

【按語】

古人云：「有諸內必形諸外，觀其外即可知其內。」本條的證候是「胃家實」反映於外的表現。臨床辨識陽明病，必須以陽明病外證作為依據，故可將此作為陽明病提綱的補充。

陽明病發熱有別於太陽病，首先陽明病但熱不寒，太陽病發熱惡寒同現；陽明病發熱熱勢高，手按肌表灼熱，皮膚潮潤；太陽病發熱為肌表溫溫有熱，按之覺得熱勢不高，皮膚較乾。

【原文】

問曰：病有得之一日(1)，不發熱而惡寒者，何也？答曰：雖得之一日，惡寒將自罷(2)，即汗出而惡熱也。

（183）

【註解】

（1）一日：初得病。

（2）自罷：自然消失。

【白話圖解】

【按語】

　　陽明病初感外邪，衛陽內鬱，熱勢未盛可見不發熱而惡寒。但隨著燥熱的形成，惡寒很快自罷，而出現陽明外證，不惡寒，但惡熱，身熱，汗自出。

　　陽明病初期出現「惡寒」，與太陽病初期的惡寒有著本質的區別。「惡寒自罷」是陽明病惡寒的特點，惡寒程度輕，時間短暫，不經治療惡寒自然消失。與他經「惡寒」有明顯的區別，如太陽病發熱惡寒並見；少陽病寒熱往來；三陰病但寒不熱，它們不經治療，惡寒不會自罷。

【原文】

　　問曰：惡寒何故自罷？答曰：陽明居中，主土(1)也，萬物所歸(2)，無所復傳(3)，始雖惡寒，二日自止，此為陽明病也。（184）

【註解】

（1）陽明居中，主土：胃屬燥土，土生萬物，人體

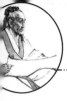

各組織、氣血、臟腑、經絡都要得到脾胃之精微的滋養。
外邪進入陽明，邪從燥化，形成燥熱實證。

（2）萬物所歸：無論三陰三陽之邪，在一定的條件
下，都能燥化而形成陽明病。

（3）無所復傳：胃家實一旦形成，別無去路，或
清、或下治療後，病情好轉，不易傳入他經；或燥實結
滯，傷及腎陰，土燥水竭，病情惡化。

【白話圖解】

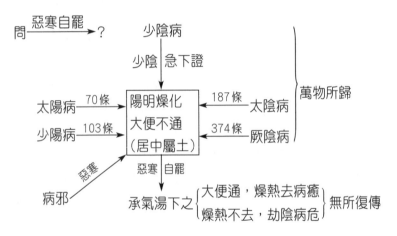

【按語】

本條文雖然承上條言惡寒自罷的原因，實際上揭示了
一個規律，凡病皆會燥化。我臨證時常會見到一種現象，
不論實證、虛證，發展到一定的階段大都會出現腸燥便秘
的表現。其實答案很簡單，「陽明居中，主土也，萬物所
歸，無所復傳」。基於病變的寒熱虛實不同，預後不盡相
同，有的瀉後，燥熱去，熱退病癒；有的瀉則去、復又
結，纏綿難癒；有的結滯不去，直至耗竭真陰。

【原文】

本太陽初得病時，發其汗，汗先出不徹(1)，因轉屬陽明也。傷寒發熱無汗，嘔不能食，而反汗出濈濈然(2)者，是轉屬陽明也。（185）

【註解】

（1）徹：透也、盡也。

（2）濈濈然：形容汗出連綿不斷。

【白話圖解】

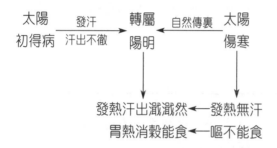

太陽　　發汗　　　轉屬　　自然傳裏　太陽
初得病　汗出不徹　陽明　　　　　　　傷寒

發熱汗出濈濈然 ←── 發熱無汗
胃熱消穀能食 ←── 嘔不能食

【按語】

本條再言太陽病轉屬陽明的兩個原因。一是太陽病汗出不徹，外邪不能及時排除，入裏化燥，轉屬陽明；二是胃陽素旺或素有內熱之人，不經誤治，外邪循經轉屬陽明。嘔不能食，乃胃陽素旺，胃氣上逆使然，但畢竟未到胃中燥熱、消穀善饑地步，故不能食。

【原文】

傷寒(1)三日，陽明脈大。（186）

【註解】

（1）傷寒：廣義傷寒，泛指外感熱病。

【白話圖解】

$$外感\\熱病 \longrightarrow 大脈 \begin{cases} 洪大滑數 —— 陽明熱證 \\ 沉實有力 —— 陽明實證 \end{cases}$$

【按語】

《診宗三昧》云:「大脈者,應指滿溢,倍於尋常。」大脈,應該是脈體寬大、脈形較長,脈率略數,脈位偏浮,滑利有力的脈象,是陽明病的主脈。因為陽明為多氣多血之經,病入陽明,燥熱熾盛,氣血沸騰,血脈充盈,故脈呈「大」象。

【原文】

傷寒脈浮而緩,手足自溫者,是為繫在太陰(1)。太陰者,身當發黃(2),若小便自利者,不能發黃。至七八日大便鞕者,為陽明病也。(187)

【註解】

(1)繫在太陰:繫,涉及之意。繫在太陰,即病屬太陰。

(2)發黃:指太陰寒濕發黃,詳見259條。

【白話圖解】

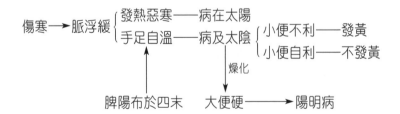

【按語】

太陽病既可轉屬陽明，亦可涉及太陰，關鍵是患者脾胃功能的強弱。胃陽素旺者易傳陽明，脾氣素虛者易爲太陰病。

古人云：「實則陽明，虛則太陰」本條寓意可見一斑。反映了陰陽表裏病證在其發展過程中，可以相互轉化。太陰病當脾陽恢復時，病變可由濕化燥、由寒變熱，由虛轉實，由陰出陽，形成陽明病。反之陽明病日久，脾陽損傷，可由熱變寒，由實轉虛，由陽入陰，形成太陰病。

【原文】

傷寒轉繫陽明者，其人濈然微(1)汗出也。（188）

【註解】

（1）微：熱勢不盛。

【白話圖解】

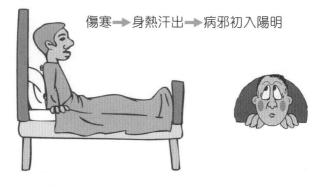

傷寒 ➡ 身熱汗出 ➡ 病邪初入陽明

【按語】

本條採用省文筆法，突出陽明主證，僅舉「汗出」一證，以示轉屬陽明，理解時應與其他條文互參。

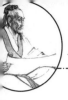

【原文】

陽明中風(1)，口苦咽乾，腹滿微喘，發熱惡寒，脈浮而緊。若下之，則腹滿小便難也。（189）

【註解】

（1）陽明中風：陽明經感受了風熱邪氣。疑與219條「三陽合病」錯簡，此處作「三陽合病」解釋更為恰當。

【白話圖解】

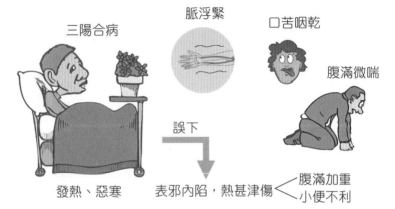

三陽合病

脈浮緊

口苦咽乾

腹滿微喘

誤下

發熱、惡寒　　表邪內陷，熱甚津傷　　腹滿加重　小便不利

【按語】

表裏同病，根據《傷寒論》的治療原則，當先表後裏，或表裏同治偏重於表。下之過早，使邪乘機內陷，腹滿不僅不除反而加重。

【原文】

陽明病，若能食，名中風(1)；不能食，名中寒(2)。（190）

【註解】

（1）中風：陽明中風。

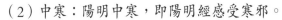

（2）中寒：陽明中寒，即陽明經感受寒邪。

【白話圖解】

陽明病 $\begin{cases} 陽明中風——能食（熱能消穀） \\ 陽明中寒——不能食（寒傷陽，陽不消穀） \end{cases}$

【按語】

太陽病以有汗、無汗別風寒，是根據風寒的特徵。陽明病以能食、不能食別風寒，不單是根據風寒的特徵，還結合人的體質因素，實際具有內外相結合的病機概念，因此有一定的辨證意義。平素胃陽旺盛之人，感受風邪，風爲陽熱之邪，熱能化穀，故「能食」，名中風。胃陽素弱之人，感受寒邪，寒爲陰邪，易傷中陽，陽虛則不能腐熟水穀，故不能食，名中寒。

【原文】

陽明病，若中寒者，不能食，小便不利，手足濈然汗出(1)，此欲作固瘕(2)，必大便初鞕後溏。所以然者，以胃中冷，水穀不別故也。（191）

【註解】

（1）手足濈然汗出：此處手足汗出的病機爲胃虛、濕勝、陽微，陽不外固，濕從四末而泄，與陽明實證的手足汗出的病機不同。

（2）固瘕：指胃中虛寒，水穀不消而積結的病證，臨床表現爲大便初頭硬、後溏泄，且久而不止。

【白話圖解】

$$陽明病 \xrightarrow[\text{感受寒邪}]{\text{胃陽不足}} 陽明中寒 \begin{cases} 不能食 \\ 小便不利 \\ 手足濈然汗出 \\ 大便初鞕後溏 \end{cases} \begin{matrix} 胃中冷 \\ 水穀不別 \end{matrix}$$

【按語】

陽明中寒證與陽明燥實證，由於皆是胃的病變，臨床表現近似，需採用同中求異的方法加以鑒別。

證型特點	陽明實熱證	陽明中寒證
不能食	燥屎內結，氣機窒塞	中虛不能腐熟水穀
手足濈然汗出	熱聚於胃蒸達四肢	中虛寒水濕外溢四肢
鑒別點	小便數，大便硬	小便不利，大便初硬後溏
	全身熱象（潮熱譫語）	無全身燥熱情況
病　機	胃熱燥結成實	胃冷水穀不別
治　療	攻下邪熱	溫胃散寒

陽明病多屬胃家實，病變以燥熱爲主，但胃陽一旦損傷，亦可出現寒證，意在告誡人們，不要以「胃家實」概言陽明。

【原文】

陽明病，初欲食，小便反不利，大便自調，其人骨節疼，翕翕如有熱狀(1)，奄然(2)發狂，濈然汗出而解者，此水不勝穀氣(3)，與汗共並，脈緊(4)則癒。（192）

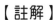

【註解】

（1）翕翕如有熱狀：自感發熱，但身體皮膚不熱。

（2）奄然：忽然。

（3）穀氣：指胃陽。

（4）脈緊：代指病機，即正氣勝邪。

【白話圖解】

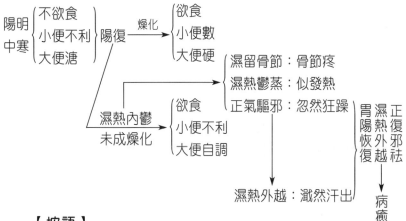

【按語】

本條釋義有所爭論，有說陽明中寒，胃陽恢復；有說陽明中風；有說濕邪鬱表等。一般教材不作詳解。

筆者認爲本條再三論證了陽明病的複雜性與多變性，與上條意義相同，不要以「胃家實」概言陽明。

【原文】

陽明病欲解時，從申至戌(1)上。（193）

【註解】

（1）申至戌：申、酉、戌三個時辰，即下午3點至晚上9點。

【白話圖解】

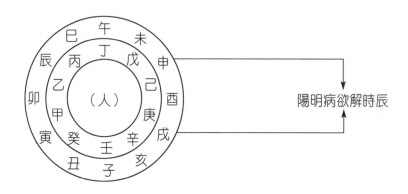

陽明病欲解時辰

【按語】

陽明病欲解時辰正好是日落西下至黃昏天黑之時，陽明陽熱邪氣可乘自然界陽氣衰減之時而有所減退，有利於泄熱於外的治療。

【原文】

陽明病，不能食，攻其熱(1)必噦，所以然者，胃中虛冷故也。以其人本虛(2)，攻其熱必噦。〔194〕

【註解】

(1) 攻其熱：指用承氣湯攻下。

(2) 本虛：指胃陽虛。

【白話圖解】

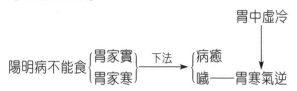

【按語】

不能食就陽明病來說，既有屬於實熱的，也有屬於虛寒的。如果不能食的同時兼痞滿燥實等證，毫無疑問是屬於陽明腑實，可以用攻其熱的方法進行治療。不能食伴見大便溏，則是由於胃中虛冷、胃陽不足所致，所以禁攻，而用溫補的方法。示人同中求異。

【原文】

陽明病，脈遲(1)，食難用飽，飽則微煩頭眩，必小便難，此欲作穀癉(2)。雖下之，腹滿如故，所以然者，脈遲故也。（195）

【註解】

（1）脈遲：此處脈遲，當為無力，主虛寒證。

（2）穀癉：病名，黃疸病的一種。詳見《金匱要略》黃疸病篇，「癉」通「疸」。穀疸因發病與飲食有關，故稱之。穀疸有兩種類型，一是脾胃濕熱，二是脾胃虛寒。本條所言是後者。

【白話圖解】

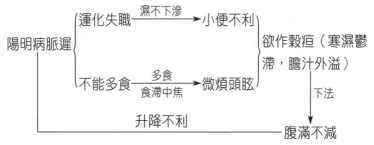

【按語】

本條雖言穀疸，實際上論述了寒濕發黃證候表現以及

治療禁忌，與259條合參。

【原文】

陽明病，法多汗，反無汗，其身如蟲行皮中(1)狀者，此以久虛(2)故也。（196）

【註解】

（1）身如蟲行皮中：對身癢的形容。

（2）久虛：脾胃氣虛。

【白話圖解】

陽明病 ｛ 正常：多汗——熱迫津液外泄
　　　　 反常：無汗、身癢——氣虛無以作汗 ← 氣虛之人患陽明病

【按語】

雖然身熱、汗出不惡寒是陽明病的辨證要點，但由於體質不同，特別是氣虛之人，無力釀汗達於肌表，可見無汗的反常現象。臨證治療就不能一概而論，可在治陽明同時兼補其虛，如白虎加人參湯是也。

【原文】

陽明病，反無汗，而小便利，二三日嘔而咳，手足厥者，必苦頭痛(1)。若不咳不嘔，手足不厥者，頭不痛。（197）

【註解】

（1）苦頭痛：苦於頭痛。

【白話圖解】

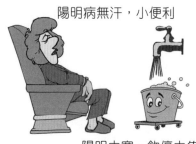

陽明病無汗，小便利

陽明中寒，飲停中焦

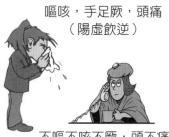

嘔咳，手足厥，頭痛
（陽虛飲逆）

不嘔不咳不厥，頭不痛
（陽復飲消）

【按語】

本條主要示人具體分析的辨證方法，陽虛運化失司，水飲內停上逆，則見頭痛諸證，隨著陽氣的恢復，寒飲消失，頭痛一症亦除。說明臨床各種症狀都有著內在的聯繫，不能絕對分開看待。

【原文】

陽明病，但頭眩，不惡寒，故能食而咳，其人咽必(1)痛。若不咳者，咽不痛。（198）

【註解】

（1）必：作「可能」解。

【白話圖解】

陽明病 { 頭眩 / 不惡寒 / 能食 } 陽明中風 / 風熱上乾 { 咳嗽——風熱犯肺——咽痛 / 不咳——肺未受邪——咽不痛 } 咽喉 / 肺之門戶

【按語】

本條從陽明中風角度再言，證候之間的內在聯繫，有助於臨床辨證。

【原文】

陽明病，無汗，小便不利，心中懊憹者，身必(1)發黃。（199）

【註解】

（1）必：作「可能」解。

【白話圖解】

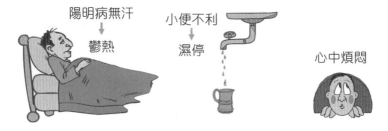

【按語】

陽明病發黃的主要原因是濕熱鬱蒸（詳見136條），無汗和小便不利是形成陽明病發黃的主要原因。陽明濕熱發黃的特徵，必須具備身黃、目黃、尿黃三黃，特別是目黃，《中醫診斷學》稱之為陽黃。

【原文】

陽明病，被火(1)，額上微汗出，而小便不利者，必發黃。（200）

【註解】

（1）被火：誤用火療方法。

【白話圖解】

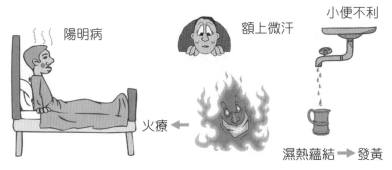

陽明病

額上微汗

小便不利

火療

濕熱蘊結 ➡ 發黃

【按語】

本條從另一角度論述陽明病發黃的病因，再三強調陽明病無汗或汗出不暢，加之小便不利是形成濕熱發黃的重要條件。

【原文】

陽明病，脈浮而緊(1)者，必潮熱，發作有時(2)。但浮者，必盜汗(3)出。（201）

【註解】

（1）脈浮而緊：不作「風寒在表」解。是陽明熱盛、胃燥成實的脈象，浮為熱盛於外，緊為邪結在裏。

（2）發作有時：日晡時分發熱加重。

（3）盜汗：濈然汗出。

【白話圖解】

脈浮緊 {
太陽病：發熱惡寒無汗
陽明病：日晡潮熱汗出 ◀── 脈浮（熱盛）
}

【按語】

本條僅是憑脈來推斷證候，不能絕對看待，臨證時仍

需脈證合參，方能得出確切的診斷。

【原文】

陽明病，口燥，但欲漱水，不欲咽者，此必衄(1)。（202）

【註解】

（1）衄：指肌衄，類似溫病熱入營血之斑疹。

【白話圖解】

陽明病 ⎰熱在氣分：口燥口渴欲飲水
　　　 ⎱熱在血分：口燥但欲漱水不欲咽

　　　　　　　　　　⟶ 迫血妄行：衄血

【按語】

本條熱迫營血致衄的辨證，為後世溫病學家「衛氣營血辨證」的創立奠定了理論基礎。「口燥，但欲漱水，不欲咽者」是熱在血分的辨證要點，至今指導著臨床診斷。口中乾燥、欲飲水數升為氣分之熱，但僅欲以水漱口，卻不欲咽下，則與熱在氣分有別。因為血屬陰，其性濡潤，熱在血分，血熱被蒸，榮氣上潮，所以口雖燥而不欲飲水。本條言衄血僅舉例而言，動血之證尚多，除發斑外，尚有吐血、便血等。

由於時代的局限，張仲景未提出治療，可參考《溫病學》，用「犀角地黃湯」之類的方藥涼血散血，清熱解毒。

【原文】

陽明病，本(1)自汗出，醫更重發汗，病已差(2)，尚微

煩不了了(3)者，此必大便鞕故也。以亡津液，胃中乾燥，故令大便鞕。當問其小便日幾行，若本小便日三四行，今日再(4)行，故知大便不久出。今為小便數少，以津液當還入胃中，故知不久必大便也。〔203〕

【註解】

（1）本：本身。

（2）病已差：陽明病發熱汗出的證候解除。

（3）微煩不了了：輕度發熱而身體不適。

（4）再：二。

【白話圖解】

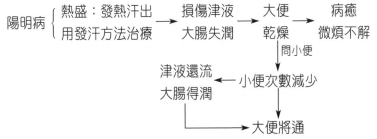

【按語】

本條根據小便的多少來推測大便硬的程度，實際上是由小便的情況，來判斷人體津液代謝功能是否正常，對臨床有一定的參考價值。但也不能局限拘泥，因為小便多寡還受氣候、飲食等條件的影響。

總之，大便是否乾燥與大腸的燥潤密切相關，也是判斷人體津液代謝是否正常的指標之一。

【原文】

傷寒(1)嘔多(2)，雖有陽明證，不可攻之。〔204〕

【註解】

（1）傷寒：泛指外感熱病。

（2）嘔多：既可指胃氣上逆的病機，亦可指邪結胸膈、胃脘，邪有隨嘔外越之病勢。

【白話圖解】

病：嘔多
- 邪結胸膈胃脘——正氣袪邪（宜用吐法）
- 六經病——胃氣上逆
  - 太陽病：先表後裏　禁用下法
  - 少陽病：禁下之戒
  - 陽明病：裏實未成
  - 三陰病：裏虛寒證

↓

陽明證
（不大便）

【按語】

嘔多表現為病機向上，多因於熱結於胸膈、胃脘，病勢向上，並且病邪有隨嘔外越之勢。六經病中，嘔吐為少陽主證之一，即使大便不通等裏實證，也當選用小柴胡湯和解少陽，然後再進行攻裏，或以大柴胡湯，柴胡加芒硝湯等兩治少陽陽明，絕不能徑攻陽明，而遺少陽於不顧。總之，不要盲目地使用下法，否則會產生多種變證。

【原文】

陽明病，心下鞕滿者，不可攻(1)之。攻之，利遂不止者死(2)，利止者癒。（205）

【註解】

（1）不可攻：指不可用大承氣湯。

（2）死：指預後不佳。

【白話圖解】

陽明病 ──大承氣湯──→ 損傷脾胃 ──下利──→ ┌ 利不止：脾胃大傷──難治
心下硬滿　　　　　　　 脾氣下陷　　　　　　└ 利止：中氣自復──病癒

病尚在胃 ──可與──→ 調胃承氣湯
腸燥未成

【按語】

陽明病胃脘部硬滿，因病位偏於上，尚未入腑成實，不可盲目地使用大承氣湯峻下。即使有大便不通的表現，可用調胃承氣湯緩下。

【原文】

陽明病，面合色赤(1)，不可攻之。必發熱，色黃(2)者，小便不利也。（206）

【註解】

（1）面合色赤：滿面通紅，是熱在陽明之經，不能透達，鬱熱上蒸所致。

（2）色黃：指濕熱發黃。

【白話圖解】

陽明病 ──下法──→ ┌ 損傷脾胃水濕不運──小便不利 ┐ 濕熱相合──→ 發黃
滿面通紅　　　　　└ 鬱熱不解，反而更加怫鬱　　　┘

無形燥熱 ──可與──→ 白虎湯

【按語】

陽明病有陽明熱證與陽明實證之分。燥結未形成，切

忌用承氣湯攻下，否則會產生變證，濕熱發黃僅舉例而言。

【原文】

陽明病，不吐不下(1)，心煩(2)者，可與調胃承氣湯。
（207）

＜調胃承氣湯方＞甘草二兩，炙、芒硝半斤、大黃四兩，清酒洗。

上三味，切，以水三升，煮二物至一升，去渣，內芒硝，更上微火一二沸，溫頓服之，以調胃氣。

【註解】

（1）不吐不下：寫陽明腑氣不通，有燥實內結之證。

（2）心煩：指實煩，因大便不通，濁熱上擾所致。

【白話圖解】

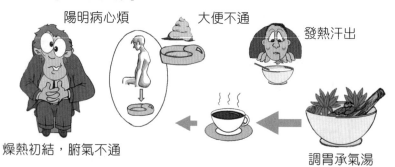

陽明病心煩　　　　大便不通　　　發熱汗出

燥熱初結，腑氣不通　　　　　　　　調胃承氣湯

調胃承〔大黃：瀉熱去實〕先煎 ——→ 入芒硝 略煮 ——→ 以調胃氣
氣湯方〔甘草：甘緩和中〕去渣　　瀉熱潤燥 溫頓服

瀉熱和胃，潤燥軟堅

【按語】

原文29條、70條與本條皆提到調胃承氣湯，但三者服

法不一，29條少少溫服之；70條頓服；本條溫頓服之。其實是根據病人體質、病邪的輕重緩急而制定的服藥方式。少少溫服之，取其緩發揮作用，適合病勢較緩，體質不強者；（溫）頓服之，取其迅速收效作用，適合病勢急，體質較強者。

總之，調胃承氣湯中芒硝用量較大，因無枳實、厚朴配伍，所以瀉下力量較弱，並且配伍甘草，又緩大黃、芒硝下趨之性，為下法中之緩劑。具有泄陽明胃腸之燥熱，且能軟堅通便而不傷胃氣的作用。適用於燥熱初結，或邪實內聚而體質虛弱者。

【原文】

陽明病，脈遲(1)，雖汗出不惡寒者，其身必重，短氣腹滿而喘，有潮熱者，此外欲解，可攻裏也。手足濈然汗出者，此大便已鞕也，大承氣湯主之；若汗多，微發熱惡寒者，外未解也(2)，一法，與桂枝湯。其熱不潮，未可與承氣湯；若腹大滿不通(3)者，可與小承氣湯，微和胃氣(4)，勿令至大泄下。（208）

＜大承氣湯方＞大黃四兩，酒洗；厚朴半斤，炙，去皮；枳實五枚，炙；芒硝三合。

上四味，以水一斗，先煮二物，取五升，去渣，內大黃，更煮取二升，去渣，內芒硝，更上微火一兩沸，分溫再服，得下餘勿服。

＜小承氣湯方＞大黃四兩、厚朴二兩，炙，去皮；枳實三枚，大者，炙。

上三味，以水四升，煮取一升二合，去渣，分溫二

服。初服湯當更衣，不爾者盡飲之，若更衣者，勿服之。

【註解】

（1）脈遲：作「脈沉實有力」解，是燥實內結，氣血運行不暢的反應。

（2）外未解也：《千金要方》卷九、《外台秘要》卷一下有「桂枝湯主之」。

（3）不通：大便不通。

（4）微和胃氣：指輕輕地攻下。

【白話圖解】

```
┌─────────────────┐
│ 燥熱不甚，腑氣不通 │──→ 熱不潮，腹滿不通 ──輕下──→ 小承氣湯
└─────────────────┘                    │
                                      ↓
          ┌ 脈遲：氣血不暢          潮熱、大便硬、手足    ┌─────────┐
          │ 身重：燥結氣滯          汗出（陽明燥結已甚）←─│ 燥熱甚結， │
          │ 短氣：氣機不得通降                         │ 腑氣不通  │
   陽明病 ─┤ 腹滿：腸腑燥實              │可攻           └─────────┘
          │ 喘：肺氣壅滯               ↓
          └ 汗出不惡寒：表證已解       大承氣湯
          │                          ↑
          └──→ 汗多發熱惡寒（表證未解）──不可與──┘
```

```
            ┌ 枳實：理氣消痞（先煎）┐
            │ 厚朴：行氣除滿（先煎）┘ 行氣散結 ┐ 瀉熱行氣，
大承氣湯方 ──┤ 大黃：瀉熱去實（後下）┐          ├ 峻下燥結
            └ 芒硝：瀉熱潤燥（最後下）┘ 瀉熱散結 ┘
```

```
            ┌ 枳實：理氣消痞 ┐
            │ 厚朴：行氣除滿 ┤ 瀉熱行氣，       ┌ 大便通─停服
小承氣湯方 ──┤              │ 輕下燥結 ──→ 初服 ┤
            └ 大黃：瀉熱去實 ┘               └ 便不通─續服
```

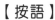

【按語】

本條體現了動態的辨證方法與隨證選方的原則,對學習《傷寒論》有很好的指導意義。首先,根據表證的有無,確定是否可以運用下法;其次,根據燥結的輕重而選擇輕下還是峻下。「潮熱」一症,作爲陽明腑實已成標誌之一,一般以潮熱的有無辨燥結腑實有否形成,以潮熱的輕重辨燥結腑實的輕重。但在臨證時,仍須結合全身證候加以分析,知常達變。

調胃承氣湯、小承氣湯、大承氣湯三方,不僅是治療陽明實證的主方,亦是苦寒下法的代表方。調胃承氣湯大黃、芒硝配伍甘草,以瀉熱爲主,通便力薄,爲下法中的緩劑;小承氣湯用大黃配伍理氣藥,不僅瀉熱,尙能導滯,但未用芒硝,爲下法中的輕劑;大承氣湯,既用硝、黃瀉熱,又用枳實、厚朴行氣導滯,爲下法中的峻劑。

承氣湯的創立,成爲後世醫家治療熱實燥結的主要方劑,吳鞠通在大承氣湯基礎上加減化裁,創新加黃龍湯治療腑實而兼氣液兩虛者;宣白承氣湯治療痰熱阻肺、腑有熱結者;導赤承氣湯治療腑實而兼小腸熱盛者;牛黃承氣湯治療熱入心包而兼腑實;增液承氣湯治療腑實兼陰液不足,無水行舟者。現代認爲大承氣湯有瀉熱、通便、抗菌、排毒、解痙,增強胃腸道蠕動的作用。廣泛運用於感染性疾病以及消化、呼吸、循環、泌尿、神經、精神、內分泌等系統的疾病治療,如日本腦炎、急性病毒性肝炎、肺炎、菌痢、急慢性腎炎、腦血管意外、角膜炎、急性腸梗阻、急性胰腺炎、膽道感染等,只要實熱結盛,腑氣閉阻,患者體質強者,均可用本方治療而取效。

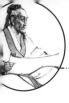

【原文】

陽明病，潮熱，大便微鞭者，可與大承氣湯，不鞭者不可與之。若不大便六七日，恐有燥屎(1)，欲知之法，少與小承氣湯，湯入腹中，轉失氣(2)者，此有燥屎也，乃可攻(3)之。若不轉失氣者，此但初頭鞭，後必溏，不可攻之，攻之必脹滿不能食也。欲飲水者，與水則噦。其後發熱者，必大便復鞭而少也，以小承氣湯和(4)之。不轉失氣者，慎不可攻也。（209）

【註解】

（1）燥屎：病理概念，指燥熱與宿實相結，阻於腸道，引起大便不通的病理現象。

（2）失氣：失，矢也。失氣即矢氣，俗稱放屁。

（3）攻：指峻下。

（4）和：平和之意，引申為輕下。

【白話圖解】

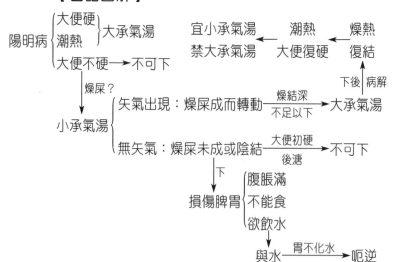

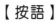
【按語】

　　大承氣湯是峻下劑，用之得當，收效甚速，用之不當，反易傷胃氣，而引起變證。本條舉例說明大、小承氣湯的辨證運用，並且提出了小承氣湯的試探療法。

　　「燥屎」是大承氣湯證的一個特徵，可有全身證候，如潮熱、譫語、手足濈然汗出；亦有局部證候，如大便硬結、腹硬滿疼痛、拒按。只有具備這些證候，則燥屎已成，方可大承氣湯攻下。下後燥熱復結，但正氣已傷，不宜再用峻下而用輕下。若不大便六七日，恐有燥屎，難以確診，少與小承氣湯試探。由此可見，張仲景對峻下應用的謹慎態度。再三示人，辨證必須綜合分析，切忌只據一症就盲目論治。

【原文】

　　夫實則譫語，虛則鄭聲⑴。鄭聲者，重語⑵也。直視譫語，喘滿者死，下利者亦死。（210）

【註解】

　（1）鄭聲：指意識不清，語言重複，聲低氣微。

　（2）重語：語言重複。

【白話圖解】

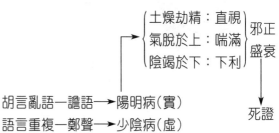

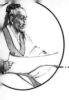

【按語】

譫語多見於實證，一般預後尚可。但也可見於陽熱極盛，陰精將竭之危候。治療可參考《溫病學》，用安宮牛黃丸一類方劑。

【原文】

發汗多，若重發汗者，亡其陽(1)，譫語。脈短(2)者死，脈自和(3)者不死。（211）

【註解】

（1）亡其陽：陽氣因汗出而外泄，以致不足。

（2）脈短：短小而堅搏的脈象，屬真臟脈、胃氣衰竭的表現。

（3）脈自和：指與短脈相對的長脈，脈體寸、關、尺三部可及，是正氣不衰之徵。

【白話圖解】

汗多 ➡ 陽虛

脈短 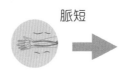  預後差

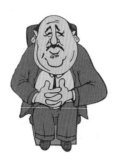

譫語

心氣散亂，神無所主

脈長 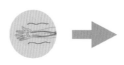 預後好

【按語】

「實則譫語，虛則鄭聲」是辨證的一般規律。但譫語亦有屬虛的，本條即討論虛證的譫語，並憑脈決其預後。

根據脈象推斷疾病的預後，是中醫脈學的重要內容。如久病、重病，雖精神不振，但脈漸和緩有力，是胃氣漸復、疾病向癒之佳兆。若脈急疾短堅，是無胃、無神、無根的表現，是病邪深重、元氣衰竭、胃氣已敗的象徵。

【原文】

傷寒若吐若下後不解，不大便五六日，上至十餘日，日晡所發潮熱，不惡寒，獨語如見鬼狀。若劇者，發則不識人，循衣摸床(1)，惕而不安(2)，微喘(3)直視，脈弦(4)者生，澀(5)者死。微者，但發熱譫語者，大承氣湯主之。若一服利，則止後服。（212）

【註解】

（1）循衣摸床：指患者意識障礙時，所出現的兩手不由自主地沿衣被床帳反覆摸弄的動作，也叫捻衣摸床，多見於熱病後期或其他危重證，屬於陰躁。

（2）惕而不安：心中惶恐悸動不安。

（3）微喘：作「呼吸淺促」解，肺氣衰竭的表現。

（4）脈弦：作「脈長」解，意為正氣未衰。

（5）澀：作「脈短」解，意義同211條。

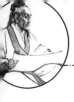

【白話圖解】

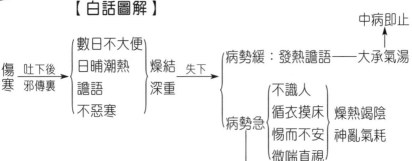

【按語】

下法的應用講究的是尺度，下之過早，有傷正邪陷之弊。當下不下，又有傷氣竭陰之憂。本條強調，陽明燥結，當下即下。否則，必然耗竭真陰，使病情變得錯綜複雜，危候迭生，給治療帶來困難。所以正確的辨證是施治的前提，只有辨證正確，施治才能恰到好處。

由於當時歷史條件局限，本條的死證，並非今天的死證。後世在《傷寒論》基礎上發展的溫病學說，對這種情況提出扶正祛邪、開竅安神的治則，用清宮湯送服安宮牛黃丸或紫雪丹。

【原文】

陽明病，其人多汗，以津液外出，胃中燥(1)，大便必鞕，鞕則譫語，小承氣湯主之。若一服譫語止者，更莫復服。（213）

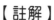

【註解】

（1）胃中燥：指胃家實。

【白話圖解】

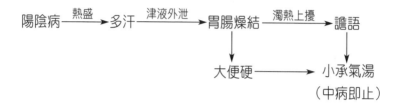

【按語】

本條舉「大便硬」一症，論述小承氣湯證，示人與大承氣湯證的互相鑒別。上條譫語用大承氣湯，而本條則用小承氣湯，關鍵是大便硬。212條不大便上至十餘日，燥結深重，非大承氣湯峻下不可。本條汗多津傷，燥結初起，不用峻下，以小承氣湯泄熱通便即可。

【原文】

陽明病，譫語發潮熱，脈滑而疾(1)者，小承氣湯主之。因與承氣湯一升，腹中轉氣者，更服一升，若不轉氣者，勿更與之。明日又不大便，脈反微澀(2)者，裏虛也，為難治，不可更與承氣湯也。（214）

【註解】

（1）脈滑而疾：脈滑數。

（2）微澀：微主氣虛，澀主血虛，氣血不足之象。

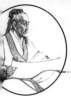

【白話圖解】

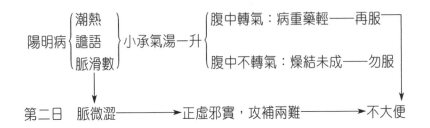

【按語】

本條用小承氣湯治療的依據是「脈滑數」。脈搏流利，說明氣血運行暢通，燥結未甚，故無須峻下。文末鄭重提出「不可更與承氣湯也」，是仲景擔心人們只考慮攻邪而忽略扶正，故慎重提出治禁，以防虛虛之禍。後世醫家提出的黃龍湯、增液承氣湯等可考慮使用。

【原文】

陽明病，讝語有潮熱，反不能食者，胃中必有燥屎五六枚(1)也；若能食者，但鞭耳。宜大承氣湯下之(2)。（215）

【註解】

（1）胃中必有燥屎五六枚：胃，指腸。五六枚，對燥結程度重的形容。

（2）宜大承氣湯下之：倒裝文法，當接在「燥屎五六枚也」後。

【白話圖解】

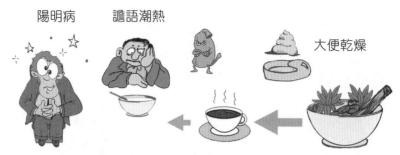

陽明病　　　譫語潮熱　　　　　　　　　　　　大便乾燥

不能食（胃腸皆滿，欲食不能）：大承氣湯
能食（燥結不甚，僅大便硬）：小承氣湯

【按語】

本條以不能食與能食作為大承氣湯、小承氣湯的使用指標。一般來說，胃熱則消穀善饑，胃家實當欲食。但腸中燥屎阻結，腸胃皆滿，不能進行正常的虛實交替，欲食不能，故曰「反」。

說明燥屎程度很重，若再見到潮熱、譫語等症，宜用大承氣湯攻下。燥屎內阻較輕，胃氣未受到影響，食慾旺盛，沒有到大結大實的程度，可用小承氣湯治療。

【原文】

陽明病，下血(1)譫語者，此為熱入血室，但頭汗出者，刺期門，隨其實而寫(2)之，濈然汗出則愈。（216）

【註解】

（1）下血：指陰道出血。

（2）寫：通「瀉」。

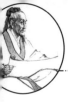

【白話圖解】

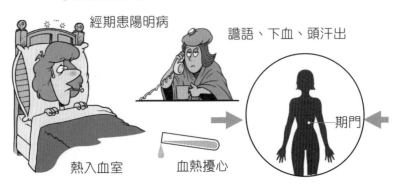

經期患陽明病

譫語、下血、頭汗出

期門

熱入血室

血熱擾心

疏肝氣泄血分之熱

【按語】

　　譫語、頭汗出與陽明燥實證相同，不同的是沒有便秘而下血，是熱入血分的確據。血分是廣義的，自然包括血室在內。血室與肝脈、衝脈有關，仲景雖用刺期門的方法治療熱入血室，寓治婦女病從肝論治的思想。

【原文】

　　汗出譫語者，以有燥屎在胃中，此為風(1)也。須下者，過經(2)乃可下之。下之若早，語言必亂，以表虛(3)裏實故也。下之癒，宜大承氣湯(4)。〔217〕

【註解】

　　（1）風：風邪，此指表證。

　　（2）過經：指表邪傳裏。

　　（3）表虛：指桂枝湯證。

　　（4）下之癒，宜大承氣湯：倒裝文法，應接在「過經乃可下之」後。

【白話圖解】

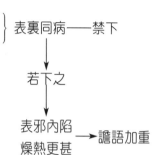

陽明病：汗出譫語便秘 → 燥屎在胃中
太陽病：汗出發熱惡寒 → 此為風也 〉表裏同病——禁下

表邪入裏
可下 ↓
大承氣湯

若下之 ↓

表邪內陷
燥熱更甚 → 譫語加重

【按語】

本條論述了表證未解，慎用大承氣湯，否則下之過早，對病情不利。再三告誡下法的使用，務須適時對證。

【原文】

傷寒(1)四五日，脈沉而喘滿，沉為在裏，而反發其汗，津液越出，大便為難，表虛(2)裏實，久則譫語。（218）

【註解】

（1）傷寒：狹義傷寒，即風寒表實證。

（2）表虛：指衛陽虛。

【白話圖解】

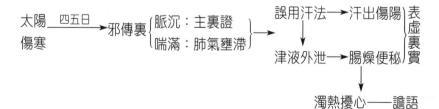

太陽
傷寒 ── 四五日 → 邪傳裏 { 脈沉：主裏證
喘滿：肺氣壅滯 }

誤用汗法 → 汗出傷陽 } 表
津液外泄 → 腸燥便秘 } 虛裏實

濁熱擾心──譫語

【按語】

本條所言的「表虛裏實」含義與上條不同，《傷寒論》中陰陽、表裏等均無固定的概念，不同的條文有不同的含義，也是《傷寒論》的一大特點。

上條言當汗不汗，加重病情；本條言不汗而汗，損傷正氣。可見汗法的應用和下法一樣，皆有嚴格的適應證。

【原文】

三陽合病(1)，腹滿身重，難以轉側，口不仁(2)，面垢(3)，譫語遺尿。發汗則譫語；下之則額上生汗(4)，手足逆冷。若自汗出者，白虎湯主之(5)。（219）

＜白虎湯方＞（略，見176條）。

【註解】

（1）三陽合病：疑與189條「陽明中風」錯簡，此處作「陽明中風」解釋更為恰當。

（2）口不仁：口舌麻木，食不知味，陽明胃熱，胃氣失和所致。

（3）面垢：面部如蒙油垢，燥熱循陽明經上薰所致。

（4）額上生汗：額上汗出如油，亡陰的表現。

（5）若自汗出者，白虎湯主之：倒裝文法，應接在「譫語遺尿」後。

【白話圖解】

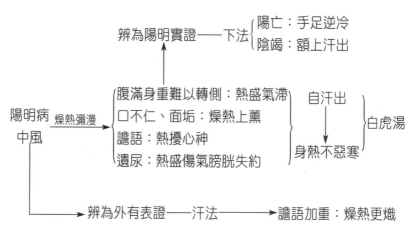

【按語】

　　本條主要討論白虎湯證。胃中燥熱循陽明經內外、上下彌漫，表現出眾多的全身證候。基於此，白虎湯的應用超越了治療外感熱病，熱在氣分的範疇，凡是辨證燥熱者皆可用之。口舌、面部、額上等部位為陽明經循行之處，故也可從陽明論治。曾遇一患者，經常頭痛連及額部，診見口氣較重，口舌乾燥，脈滑。診斷為胃中燥熱，以白虎湯論治，服藥數劑，諸症好轉。又如面部油膩、痤瘡者以陽明燥熱論治，收效較大。

【原文】

　　二陽並病(1)，太陽證罷，但發潮熱，手足漐漐汗出，大便難而譫語者，下之則愈，宜大承氣湯。（220）

【註解】

　　（1）二陽並病：指太陽、陽明並病。

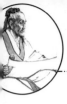

【白話圖解】

太陽病 ➡ 陽明病

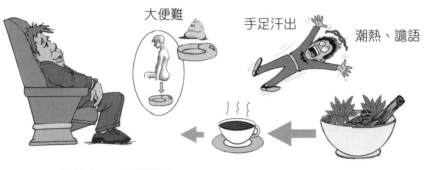

大便難

手足汗出

潮熱、譫語

二陽並病 ➡ 太陽證罷

大承氣湯

【按語】

本條也是強調二陽並病，不可用下法，待表證已解，邪完全歸並陽明方可下之。

從210條至本條，都有「譫語」一症，但治療各異。歸納起來，引起譫語的病因有四：一是燥熱阻結腸道，濁熱擾心，用承氣湯瀉熱通腑，譫語自止；二是無形燥熱彌漫，心神擾亂，用白虎湯治之；三是血熱擾心，用刺期門瀉肝祛邪；四是汗多亡陽，心無所主之虛證譫語。總之，應前後互參，同中求異，對比分析。

【原文】

陽明病，脈浮而緊，咽燥口苦，腹滿而喘，發熱汗出，不惡寒，反惡熱，身重。若發汗則躁(1)，心憒憒(2)，反譫語。若加溫針，必怵惕(3)，煩躁不得眠。若下之，則胃中空虛，客氣(4)動膈，心中懊憹，舌上胎(5)者，梔子豉

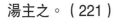

湯主之。（221）

　　＜梔子豉湯方＞（略，見76條）。

【註解】

（1）躁：煩躁、躁擾。

（2）心憒憒：心中煩亂不安。

（3）怵惕：恐懼不安之狀。

（4）客氣：邪氣。

（5）舌上胎：作「黃白相間的舌苔」解。

【白話圖解】

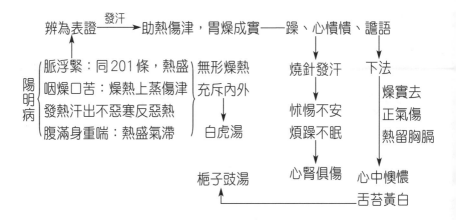

【按語】

　　熱鬱胸膈，對太陽病而言熱鬱較深，對陽明病而言熱鬱較淺。梔子豉湯證既可出現在太陽病變證中，亦可出現於陽明病中。兩者雖然來路不同，表現不一，但熱鬱病機相同。故皆以清宣之法治之，體現了「異病同治」的辨證論治思想。

【原文】

若(1)渴欲飲水，口乾舌燥者，白虎加人參湯主之。
（222）

＜白虎加人參湯＞（略，見168條）。

【註解】

（1）若：承接221條言。

【白話圖解】

陰明病

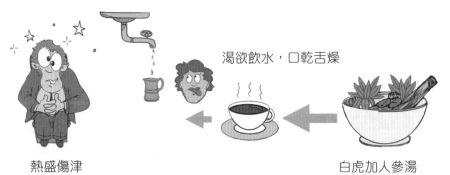

渴欲飲水，口乾舌燥

熱盛傷津　　　　　　　　　　　白虎加人參湯

【按語】

白虎加人參湯，人參用量在168條中用二兩，在本條中用三兩，說明津氣損傷的程度不同。

示人，臨床用藥可以根據病情的孰輕孰重加以調整，不要太拘泥方藥的固定劑量。

【原文】

若(1)脈浮(2)發熱，渴欲飲水，小便不利者，豬苓湯主之。（223）

＜豬苓湯方＞豬苓去皮、茯苓、澤瀉、阿膠、滑石

碎，各一兩。

上五味，以水四升，先煮四味，取二升，去渣，內阿膠烊消，溫服七合，日三服。

【註解】

（1）若：承接221條言。

（2）脈浮：指陽明熱盛，類似大脈。

【白話圖解】

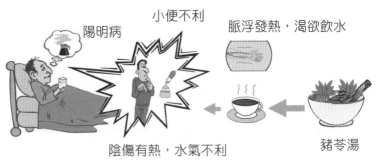

小便不利

陽明病

脈浮發熱，渴欲飲水

陰傷有熱，水氣不利

豬苓湯

豬苓湯方 ｛ 豬苓、茯苓、澤瀉：淡滲利水
阿膠：養陰清熱 → 烊化
滑石：清熱利水 ｝ 水煎取汁 ＞ 清熱滋陰利水

【按語】

豬苓湯證的主要病變為水氣不利，其次為陰傷有熱。所以，方中以淡滲利水為主，只有一味阿膠滋陰，適用於水蓄氣滯，裏熱陰傷之證。

上述原文221、222、223三條連為一體，是論陽明熱證誤治後的三種證候。仲景設法禦變，先設梔子豉湯以清宣上焦鬱熱；繼以白虎加人參湯以清中焦陽明之燥熱，終用豬苓湯育陰清熱利水以療下焦水熱之結。醫家們將梔子

豉湯、白虎加人參湯、豬苓湯稱爲清法三方。宣鬱熱、補胃津、消水漬，將清法靈活地和汗、補、消三法結合使用，不僅以應變上、中、下三個不同病理層次的病證，而且擴大了清法的運用範圍。

【原文】

　　陽明病，汗出多而渴者，不可與豬苓湯，以汗多胃中燥(1)，豬苓湯復利其小便故也。（224）

【註解】

　　（1）胃中燥：指陽明熱盛，津氣不足證。

【白話圖解】

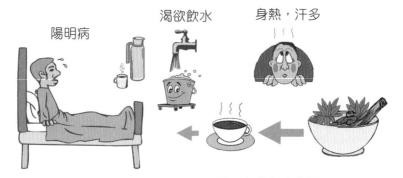

　　渴欲飲水　　　　身熱，汗多

　　陽明病

陽明熱盛，津氣兩傷 ｛ 宜：白虎加人參湯
　　　　　　　　　　　忌：豬苓湯

【按語】

　　豬苓湯雖有清熱作用，但畢竟是淡滲利水之品。若用於汗多胃燥，不僅熱不除，反而因滲利小便的作用，加重胃燥。所以熱盛津傷較甚者禁用豬苓湯。

【原文】

脈浮而遲(1)，表熱裏寒(2)，下利清穀者，四逆湯主之。（225）

＜四逆湯方＞（略，見29條）。

【註解】

（1）脈浮而遲：浮大無力之脈，主陽氣外脫。

（2）表熱裏寒：指眞寒假熱證。

【白話圖解】

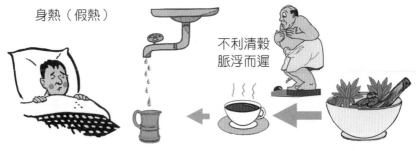

身熱（假熱）

四肢厥冷（真寒）

不利清穀
脈浮而遲

陽衰陰盛，虛陽外越

四逆湯

【按語】

陽明病雖以身熱、不惡寒爲診斷要點，但在陽明病過程中，邪傷陽氣，以致陽衰陰盛，此時身熱、不惡寒的性質發生了質的變化，應速回陽救逆。若再用下法、清法，後果不堪設想。

【原文】

若(1)胃中虛冷，不能食者，飲水則噦。（226）

【註解】

（1）若：承接225條。

【白話圖解】

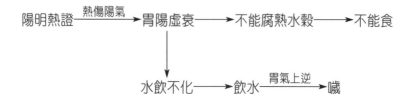

陽明熱證 ──熱傷陽氣── 胃陽虛衰 ──→ 不能腐熟水穀 ──→ 不能食

水飲不化 ──→ 飲水 ──胃氣上逆──→ 噦

【按語】

本條體現了「實則陽明，虛則太陰」的思想，陽明胃熱，一旦胃陽損傷，即可轉為陽明胃寒證。

【原文】

脈浮發熱，口乾鼻燥，能食(1)者則衄(2)。（227）

【註解】

（1）能食：代言胃氣和。

（2）衄：此處作「出鼻血」解。

【白話圖解】

脈浮發熱：燥熱熾盛
口乾鼻燥：熱循陽明經上蒸 ｝能食 ──→ 熱在陽明

└──→ 熱入血分 ──→ 衄血

【按語】

脈浮發熱是鼻衄的條件，而口乾鼻燥也是鼻衄的判斷條件，但並不是絕對如此，若早用清洩氣分之劑，防患未然，鼻衄是可以避免的。本條雖未言治療，可參考《溫病

學》中的「加減玉女煎」，氣營兩清。

【原文】

陽明病下之，其外有熱(1)，手足溫，不結胸(2)，心中懊憹，饑不能食(3)，但頭汗出者，梔子豉湯主之。（228）

【註解】

（1）其外有熱：作「熱證」解。

（2）不結胸：實結未成，屬無形邪熱的病變。

（3）饑不能食：胃中嘈雜似饑而不欲食，胃熱氣滯所致。

【白話圖解】

陽明病下之 ｛陽明熱證－邪熱乘虛留於胸膈｝無形邪熱留擾胸膈
　　　　　｛陽明實證－燥結去而熱未清｝　　（不結胸）

手足溫　　心中懊憹　　饑不能食　　但頭汗出

↓

梔子豉湯

【按語】

226條與本條皆言不能食，但性質截然不同。226條之不能食，乃胃陽虛不能化穀所致。

本條不能食，是胃熱氣滯使然。前者屬胃家寒，既不欲食，又無饑餓感，伴見手足不溫。後者屬胃家熱，雖不欲食但有饑餓感，伴見手足溫。

【原文】

陽明病，發潮熱，大便溏，小便自可，胸脅滿不去(1)

者，與小柴胡湯。（229）

【註解】

（1）胸脅滿不去：說明在陽明病證候出現之前「胸脅滿」的證候就已存在。

【白話圖解】

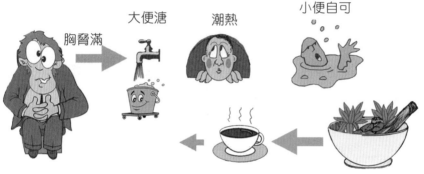

小便自可

大便溏　潮熱

胸脅滿

少陽經氣不利，陽明燥結未盛

小柴胡湯

【按語】

少陽陽明並病，可用大柴胡湯少陽、陽明同治。本條用小柴胡湯治療的關鍵是「大便溏」。由於大便不硬而溏，小便次數與量也不多，可見陽明裏實未盛，故治療不從陽明。

【原文】

陽明病，脅下鞕滿，不大便而嘔，舌上白胎者，可與小柴胡湯。上焦得通，津液得下，胃氣因和，身濈然汗出(1)而解。（230）

【註解】

（1）身濈然汗出：指正復邪去的機制。

【白話圖解】

脅下硬滿、嘔吐：少陽主證 ⎫
大便硬：陽明病　　　　　　⎬ 苔白 ⟶ 少陽陽明同病
　　　　　　　　　　　　　⎭

　　　　　　　　　　　　⎧ 上焦通：調暢氣機
　　　　　　　　　　　　⎪ 津液下：輸布津液
　燥熱不甚　小柴胡湯 ⎨ 胃氣和：扶助正氣
　　　　　　　　　　　　⎩ 身汗出：祛邪外出

【按語】

　　本條不用大柴胡湯的依據是「苔白」，說明病機偏重於少陽，陽明裏實未盛。若舌苔黃燥乾枯，再見潮熱、讝語、腹滿等症，則偏於裏證，小柴胡湯就顯得遜色了。

　　「上焦得通，津液得下，胃氣因和，身濈然汗出」，是對小柴胡湯作用的論述。上焦氣機宣通，胸脅硬滿解除；津液輸布於下，二便自調；胃氣和降功能恢復，木疏土不受剋，吐逆自止；結果身濈然汗出，正勝邪祛。故可將小柴胡湯的作用歸納爲，宣通上下，暢達內外，運轉樞機，即「和解」之意。

【原文】

　　陽明中風(1)，脈弦浮大而短氣，腹都滿，脅下及心痛，久按之氣不通(2)，鼻乾，不得汗，嗜臥，一身及目悉黃(3)，小便難，有潮熱，時時噦，耳前後腫。刺之小差，外不解(4)，病過十日，脈續浮者，與小柴胡湯。（231）

【註解】

　　(1) 陽明中風：疑有錯簡，作「三陽合病」解較恰當。
　　(2) 久按之氣不通：指少陽氣機鬱滯。

（3）一身及目悉黃：指陽明濕熱發黃。

（4）外不解：非專指太陽表證不解，而是三陽合病之發熱不退。

【白話圖解】

三陽合病
太陽病：脈浮、無汗
陽明病：脈大、短氣腹滿鼻乾、身目黃、小便難、潮熱、嗜臥、噦
少陽病：脈弦、脅下及心痛、久按之氣不通、耳前後腫
}邪鬱三陽

發汗助熱下則邪陷 →（汗下非宜）→ 針刺 →（瀉熱通絡緩解病勢）→ 發熱不退 →（病過十日脈浮大弦）→ 小柴胡湯

【按語】

本條討論三陽合病，從少陽論治，意同99條。

【原文】

脈但浮(1)，無餘證(2)者，與麻黃湯。若不尿，腹滿加噦者，不治。（232）

【註解】

（1）脈但浮：表證明顯，有發熱、惡寒、無汗等症。

（2）無餘證：陽明、少陽證候不明顯。

【白話圖解】

三陽合病
裏證不明顯
表證突出
}先表後裏 → 麻黃湯

小便無：三焦不通，腎氣將竭
腹滿加噦：氣機閉塞，胃氣將竭
}死證

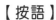

【按語】

本條承接上條討論三陽合病的轉歸。針刺後，經絡暢通，裏熱外泄，表熱尚存，用麻黃湯發汗祛邪。若小便閉，腹滿而噦，邪無出路，傷及臟氣，五臟衰竭，預後不祥。

【原文】

陽明病，自汗出，若發汗，小便自利者，此為津液內竭，雖鞕不可攻之，當須自欲大便，宜蜜煎導(1)而通之。若土瓜根(2)及大豬膽汁，皆可為導。（233）

＜蜜煎導方＞食蜜(3)七合。

上一味，於銅器內，微火煎，當須凝如飴狀，攪之勿令焦著，欲可丸，並手捻作挺(4)，令頭銳，大如指，長二寸許。當熱時急作，冷則鞕。以內穀道(5)中，以手急抱，欲大便時乃去之。

＜大豬膽汁方＞又大豬膽一枚，瀉汁，和少許法醋(6)，以灌穀道內，如一食頃(7)，當大便出宿食惡物，甚效。

【註解】

（1）導：導法，用潤滑類藥物納入肛門，引起排便稱之。

（2）土瓜根：土瓜又名王瓜。其根富於汁液，將其搗汁灌腸通便，方書中有記載，如《肘後備急方》。

（3）食蜜：即蜂蜜。

（4）挺：長條。

（5）穀道：肛門。

（6）法醋：米醋。

（7）一食頃：頃，少時。一食頃，約吃一頓飯的時

間，形容時間短。

【白話圖解】

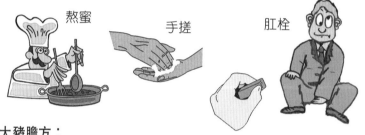

陽明病 ⎰ 汗出：津液外泄
⎱ 發汗：損傷津液
⎰ 小便利：津液下滲 ⎰ 大便硬 ⎰ 潮熱譫語腹滿痛─可與承氣湯
⎱ 津液內竭，腸道失潤─不可攻

自欲大便而不能─→ ⎰ 蜜煎
⎱ 土瓜根 ⎰ 因勢利導
⎱ 豬膽汁

蜜煎導方：

熬蜜　　　　手搓　　　　肛栓

大豬膽方：

豬膽汁
醋 ⎱ 拌勻─→灌腸

【按語】

　　本條提出了導便與灌腸的外治法，是張仲景的一大創舉，亦是世界醫學史上應用直腸給藥與灌腸療法的先驅。

　　條文開始的幾個證候不是並列出現的，而爲因果關係，因爲腸中津液虧耗的原因不外乎兩方面，汗出與小便自利。汗出，津液外越；小便自利，津液下泄。因此，體內津液相對減少，大腸缺乏津液的濡潤，大便乾澀難下，便意頻頻而欲解不能。故「當須自欲大便」，是運用導法的適應證。所謂「導法」，即因勢利導之意。現代醫學用

開塞露、灌腸治療便秘，與張仲景治療思想一脈相承，亦屬導法範疇。

【原文】

陽明病，脈遲(1)，汗出多，微惡寒者，表未解也，可發汗，宜桂枝湯。（234）

【註解】

（1）脈遲：氣血運行不暢之遲而有力脈，寓大便不通等燥結證候。

【白話圖解】

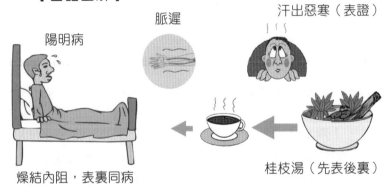

脈遲

汗出惡寒（表證）

陽明病

燥結內阻，表裏同病

桂枝湯（先表後裏）

【按語】

本條與208條類似，可互參。

【原文】

陽明病，脈浮(1)，無汗而喘者，發汗則癒，宜麻黃湯。（235）

【註解】

（1）脈浮：作「浮大」解，主熱盛。

【白話圖解】

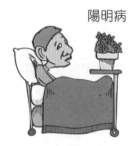

陽明病

表裏同病

裏熱 → 脈浮

無汗而喘
（表閉）

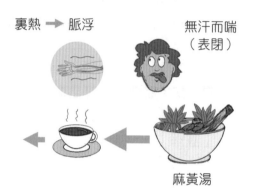

麻黃湯

【按語】

本條與234條都為陽明病兼表證，前者燥結實證，不宜峻汗，否則汗出津傷，燥結更甚，用桂枝湯微汗祛邪；後者裏熱外寒，寒閉於表，不僅無汗，而且內熱不得外泄，用麻黃湯，峻發其汗，開泄腠理，汗出熱泄，病癒。

【原文】

陽明病，發熱汗出者，此為熱越(1)，不能發黃也。但頭汗出，身無汗，劑頸而還，小便不利，渴引水漿(2)者，此為瘀(3)熱在裏，身必發黃，茵陳蒿湯主之。（236）

＜茵陳蒿湯方＞茵陳蒿六兩、梔子十四枚，擘；大黃二兩，去皮。

上三味，以水一斗二升，先煮茵陳減六升，內二味，煮取三升，去渣，分三服。小便當利，尿如皂莢汁狀，色正赤。一宿腹減，黃從小便去也。

【註解】

（1）熱越：熱邪向外發洩。

（2）水漿：泛指飲料，如水、果汁等。

（3）瘀：作「鬱」解。

【白話圖解】

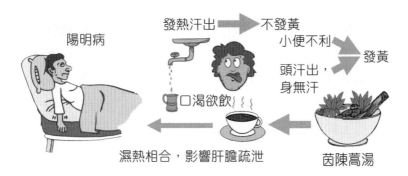

茵陳蒿湯方 ⎰ 茵陳蒿：清利濕熱退黃（先煎）⎱
　　　　　　⎱ 梔子：清熱通利，濕熱從小便 ⎰ 清熱
　　　　　　　　　 而泄　　　　　　　　　　 利濕 ──藥效──→ ⎰ 小便利，色黃赤
　　　　　　⎱ 大黃：泄熱逐瘀，濕熱從大便 ⎰ 退黃　　　　　　 ⎱ 大便通，腹滿減
　　　　　　　　　 而下

【按語】

陽明主燥，太陰主濕，熱邪既可從燥而化，亦可從濕而化，濕熱相合，影響膽汁的正常分佈，益於肌膚而為濕熱發黃。

茵陳蒿湯為治療濕熱發黃的主方。臨床上廣泛應用於急性傳染性黃疸型肝炎、暴發型肝炎、阻塞性黃疸、膽汁性肝硬變，及其他傳染性疾病，如鉤端螺旋體病、瘧疾、腸傷寒、敗血症、肺炎等伴有黃疸者。若濕重者，加茯苓、豬苓、澤瀉、白朮、薏苡仁等；熱重者，加黃柏、白花蛇舌草、三葉青等；欲迅速退黃，加金錢草、鬱金、敗

醬草，或合甘露消毒丹等。

用此方治療母嬰血型不合之溶血反應，療效較好。

【原文】

陽明證，其人喜忘(1)者，必有畜血(2)。所以然者，本有久瘀血，故令喜忘，屎雖鞕，大便反易，其色必黑者，宜抵當湯下之。（237）

＜抵當湯方＞（略，見124條）。

【註解】

（1）喜忘：健忘，引申為心腦失養的病機，臨床上亦可出現失眠、頭暈等症。

（2）畜血：蓄血，指出血的病灶。

【白話圖解】

陽明證：陽明邪熱 ⎫
　　　　　　　　　⎬ 瘀熱相結 → 屎雖硬：熱結胃腸　　　治宜
本有久瘀血　　　　⎭ 蓄於胃腸　　大便易色黑：胃腸有瘀 ──→ 抵當湯

喜忘：心腦失養　　陽明蓄血證

【按語】

陽明蓄血證實為離經之血與熱互結而致的遠血（上消化道出血）證，「屎雖鞕，大便反易，其色必黑」類似現代醫學的「柏油便」。

陽明蓄血證與太陽蓄血證，雖然病因、病位不同，前者為陽明燥熱與瘀血相結，病在腸胃；後者太陽之邪循經化熱入裏，病在下焦，但是病機相同，皆為血熱互結。由於病位差異，故陽明蓄血證以胃腸出血，瘀血不去為主要

表現；太陽蓄血證以少腹部疼痛爲甚。治療均用抵當湯，攻逐瘀血。

【原文】

陽明病，下之，心中懊憹而煩，胃(1)中有燥屎者，可攻。腹微滿，初頭鞭，後必溏，不可攻之。若有燥屎者，宜大承氣湯(2)。（238）

【註解】

（1）胃：指腸。

（2）若有燥屎者，宜大承氣湯：倒裝文法，應接在「可攻」後。

【白話圖解】

```
                ┌─ 濁氣上擾 ─┐
                ↓            ↓   胃中有燥屎 ──治宜──→ 大承氣湯
陽明證──下之──→心中懊憹而煩 {
                ↑            ↑   腹滿，大便初硬後溏──→ 禁下
                └─ 燥屎去餘熱上擾 ─┘
```

【按語】

本條論述實煩與虛煩的異同。實煩爲有形之邪上擾所致，如本條之燥屎上攻致煩；虛煩爲無形邪熱所致，如梔子豉湯證。同爲心中懊憹而煩，前者可攻，用大承氣湯，後者卻不可攻。

【原文】

病人不大便五六日，繞臍痛(1)，煩躁，發作有時(2)者，此有燥屎，故使不大便也。（239）

【註解】

（1）繞臍痛：臍周圍疼痛，說明燥屎的主要部位在腸。

（2）煩躁，發作有時：指煩躁發作有間歇性。乃燥屎結於腸道，腑氣欲下行而不得，時而上沖所致。

【白話圖解】

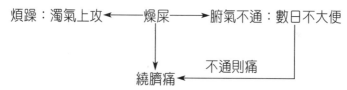

煩躁：濁氣上攻 ◄—— 燥屎 ——► 腑氣不通：數日不大便

繞臍痛 ◄—— 不通則痛

【按語】

燥屎是大承氣湯峻下的一個重要指標。所謂的燥屎，不能單純地用乾燥的大便來解釋，實際上代表了陽明實證中導致大便不通的重要病理現象。如現在醫學的腸梗阻、腸套疊、腸道腫瘤、腸道炎症等，表現為不大便，腹滿痛者，是否都可以作為燥屎證論治。

【原文】

病人煩熱(1)，汗出則解，又如瘧狀(2)，日晡所發熱者，屬陽明也。脈實者，宜下之；脈浮虛者，宜發汗。下之與大承氣湯，發汗宜桂枝湯。（240）

【註解】

（1）煩熱：說明熱勢較甚。

（2）如瘧狀：指時寒時熱，像瘧疾似的表現，乃邪鬱肌表不解所致。

【白話圖解】

發熱惡寒
如瘧狀

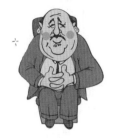

日晡潮熱
腹痛

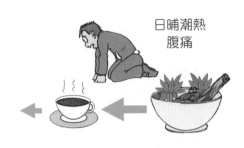

表裏同病 { 脈沉實有力，邪在裏：大承氣湯
脈浮緩有力，邪在表：桂枝湯

【按語】

　　太陽陽明證俱見，即表裏同病。一般是先表後裏，但也有例外，當燥熱竭陰，儘管表證未解，也當急下存陰。本條一證一脈，即潮熱、脈實，作為辨胃家實的客觀指徵，強調其證以胃家實為主，宜用下法瀉其實，治以大承氣湯。若脈浮虛者，即脈浮緩而弱，提示其證重在太陽，宜用汗法解其表，治以桂枝湯。

【原文】

　　大下後，六七日不大便，煩不解，腹滿痛者，此有燥屎也。所以然者，本有宿食(1)故也，宜大承氣湯。（241）

【註解】

　　（1）宿食：經宿不消，停積胃腸的廢物。

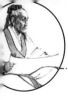

【白話圖解】

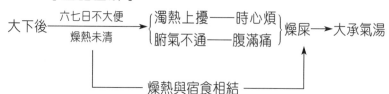

【按語】

本條論述了燥屎形成的原因，乃燥熱與宿食相結。

【原文】

病人小便不利，大便乍(1)難乍易，時有微熱(2)，喘冒(3)不能臥者，有燥屎也，宜大承氣湯。（242）

【註解】

（1）乍：或。

（2）時有微熱：定時出現發熱，即不典型之潮熱。

（3）喘冒：氣喘且頭暈目眩，濁氣上擾使然。

【白話圖解】

小便少 ➡ { 大便易：熱結旁流
大便難：津傷燥結 }

頭暈氣喘

不得臥，熱結旁流　　　　　　　大承氣湯

【按語】

大便乍易不是燥屎消失，大便乍難是梗阻的真憑實

據。病人小便不利，津液能回流入腸中，所以大便不是完全秘結，表現出大便時難時易，這是結者自結，未結者旁流而出的「熱結旁流」現象。

小便與大便的關係十分密切，小便的利否，常常反映了燥實是否內結，及內結的程度。如仲景在條文中一再強調「小便利，屎定硬乃可攻之；小便少者，未定成硬」。就是以小便利作爲腸腑燥實的診斷依據。本條之「大便乍難乍易」是個例外，燥屎已成而小便不利。由此可見，辨證必須諸症合參，絕不能絕對看待。

【原文】
食穀欲嘔，屬陽明(1)也，吳茱萸湯主之；得湯(2)反劇者，屬上焦也。（243）

<吳茱萸湯方>吳茱萸一升，洗；人參三兩、生薑六兩，切；大棗十二枚，擘。

上四味，以水七升，煮取二升，去渣，溫服七合，日三服。

【註解】
（1）陽明：非陽明病，而指胃家虛寒。
（2）湯：指吳茱萸湯。

【白話圖解】

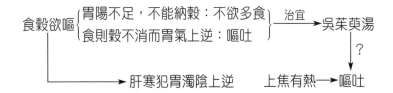

$$吳茱萸湯方\begin{cases}吳茱萸：暖肝降濁\\生薑：溫胃降逆\\大棗、人參：補益中氣，\\\qquad\qquad培土抑木\end{cases}\begin{matrix}暖肝溫胃\\降逆泄濁\end{matrix}$$

【按語】

本條與191條互參，既補充了陽明中寒證的證候，又提出了陽明中寒證的治療。肝寒犯胃，致胃虛氣逆，屬肝木乘土。治療用藥除溫胃降逆外，突出暖肝，兼顧實土，意在抑肝。

另外，突出臨床用藥也是本條精神之一。嘔吐者可寒可熱，吳茱萸湯只能用於胃氣虛寒而濁陰上逆之嘔證。若胃中有熱，或上焦有熱用之嘔反增劇。

【原文】

太陽病，寸緩關浮尺弱⑴，其人發熱汗出，復惡寒，不嘔，但心下痞者，此以醫下之也。如其不下⑵者，病人不惡寒而渴者，此轉屬陽明⑶也。小便數者，大便必鞕，不更衣十日，無所苦也。渴欲飲水，少少與之，但以法救之。渴者，宜五苓散。（244）

【註解】

（1）寸緩關浮尺弱：與12條「陽浮陰弱」意同，即脈浮緩。

（2）不下：未用下法。

（3）陽明：指脾約證。

【白話圖解】

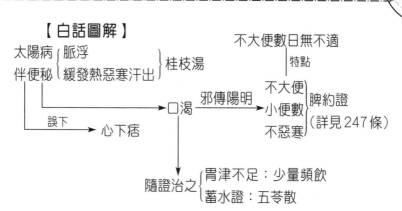

【按語】

本條舉例說明，太陽病的傳變可因誤下，亦可不因誤下，隨著人的體質不同產生不同的變證。並舉「口渴」一症，既可見於陽明病的熱證、脾約證，也可見於胃津不足證、蓄水證。學習者當舉一反三，悉心體會。

【原文】

脈陽微(1)而汗出少者，為自和也；汗出多者，為太過(2)。陽脈實(3)，因發其汗，出多者，亦為太過。太過者，為陽絕於裏(4)，亡津液，大便因鞕也。（245）

【註解】

（1）脈陽微：指脈浮取有微弱和緩之象，主表邪不盛。

（2）太過：陽熱較盛。

（3）陽脈實：與脈陽微相對，指脈浮取有力之象，主表邪盛。

（4）陽絕於裏：絕，極度。陽絕於裏，陽氣盛極於裏。

【白話圖解】

脈浮微弱 {
汗少：正氣祛邪──病癒
汗多：損傷津液，邪熱更甚──太過
}

脈浮有力 ──發汗──→ 汗出過多　　熱盛津傷，大腸失潤──→大便硬

【按語】

　　本條總的精神，示人發汗不能太過，無論邪勢的盛衰，必須恰如其分，以遍身微似汗出，皮膚濕潤爲佳，不可如水流漓，否則變證叢生。

【原文】

　　脈浮而芤(1)，浮爲陽，芤爲陰，浮芤相搏，胃氣生熱，其陽則絕(2)。（246）

【註解】

　　（1）芤：浮大中空，按如蔥管之脈象，主陰血不足。

　　（2）絕：極甚。

【白話圖解】

脈浮而芤 {
浮：陽熱盛
芤：陰血不足
} 熱盛津傷──→胃熱腸燥──→大便硬

【按語】

　　從244條至本條都是以熱盛傷津，胃燥而大便硬爲主題展開論述，實際上爲247條脾約證的敘述墊底鋪路。

【原文】

　　趺陽脈(1)浮而澀，浮則胃氣強，澀則小便數，浮澀相

搏，大便則鞕，其脾為約，麻子仁丸主之。（247）

　　＜麻子仁丸方＞麻子仁二升、芍藥半斤、枳實半斤，炙；大黃一斤，去皮；厚朴一尺，炙，去皮；杏仁一升，去皮尖，熬。

　　上六味，蜜和丸如梧桐子大，飲服十丸，日三服，漸加，以知(2)為度。

【註解】

（1）跌陽脈：即足背動脈，在衝陽穴處，屬陽明胃經。

（2）知：癒也。

【白話圖解】

跌陽脈 ｛浮：胃熱——大便硬／澀：脾弱——小便數｝ 胃強脾弱 ——治宜→ 麻子仁丸

　　　↓

胃熱制約脾的運化水濕功能

　　　　　　　　　　　　芍藥　麻子仁　杏仁　白蜜
　　　　　　　　　　　　↓　　↓　　　　⌣
麻子仁丸方 ｛大黃：瀉熱通便／枳實厚朴：理氣導致｝瀉胃熱　養脾陰　潤腸　宣肺通腑

瀉熱潤腸，緩通大便

【按語】

　　《內經》，太陰陽明論篇：「帝曰：脾與胃以膜相連耳，而能為之行其津液何也？岐伯曰：足太陰者三陰也，其脈貫胃屬脾絡嗌，故太陰為之行氣於三陰。陽明者表也，五臟六腑之海也，亦為之行氣於三陽。臟腑各因其經而受氣於陽明，故為胃行其津液。」這就是脾約證的理論基礎。簡而言之，胃主受納，腐熟水穀，但其津液來源須由脾的轉輸才能得到，即脾能為胃行其津液。一旦胃熱亢

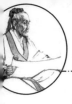
盛，脾的功能被胃熱所約束，脾的津液就不能輸布於胃，而偏滲於膀胱，發生大便硬、小便數的脾約證。

脾約證的特點，參考原文244條：「小便數者，大便必鞕，不更衣十日，無所苦也。」小便多而大便硬，僅僅是腸中津液相對減少的緣故，即使十餘日不解大便，病人也沒有腹滿痛等痛苦的表現，同時也排除了潮熱、譫語等燥熱現象，示人不可與燥屎內結證相混淆。此證類似於西醫的習慣性便秘。

麻子仁丸方通便效果很好，已被臨床廣泛應用。雖為潤腸緩下之劑，但仍兼攻下破氣的作用，故年老體弱、久病等人，津枯血燥，內無邪熱的便秘，應當慎重使用。

【原文】

太陽病三日，發汗不解，蒸蒸發熱(1)者，屬胃(2)也，調胃承氣湯主之。（248）

【註解】

（1）蒸蒸發熱：形容裏熱熾盛，自內達外之貌，發熱而皮膚濕潤，提示汗出。

（2）胃：燥結初成，提示不大便、腹滿。

【白話圖解】

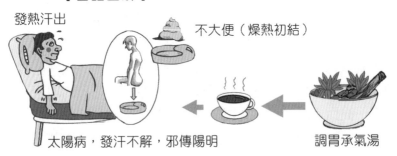

發熱汗出　　　　　　不大便（燥熱初結）

太陽病，發汗不解，邪傳陽明　　　　　調胃承氣湯

【按語】

「蒸蒸發熱」是燥熱初結的反應，也是使用調胃承氣湯的重要指標。正因爲其熱不潮，所以不用大承氣湯、小承氣湯。

【原文】

傷寒吐後，腹脹滿(1)者，與調胃承氣湯。（249）

【註解】

（1）腹脹滿：實脹，大便不通所致。

【白話圖解】

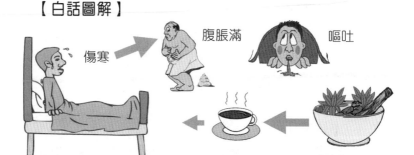

傷寒　腹脹滿　嘔吐

邪傳陽明，燥熱初結　調胃承氣湯

【按語】

腹滿有實滿和虛滿之分，本條示人鑒別。實滿，乃有形邪結所致，一般腹滿呈持續性，疼痛拒按，脈沉實。虛滿，大多來於氣滯，時滿時減，喜溫喜按，脈弱。實滿可下，虛滿禁下。

【原文】

太陽病，若吐若下若發汗後，微煩，小便數，大便因鞕者，與小承氣湯和(1)之癒。（250）

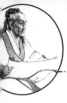
【註解】

（1）和：平和之意，提示不可峻下。

【白話圖解】

太陽病 —誤吐下發汗後→ { 微煩：濁熱上擾
小便數、大便硬 } —治宜→ 小承氣湯

【按語】

本條與248條、249條都是由太陽病誤治轉變而來，但治療前者用調胃承氣湯，後者用小承氣湯，當須仔細明辨。

248條、249條發熱汗多，不大便而腹滿，爲陽明燥結，裏熱熾盛爲主。250條腹滿大便硬，伴見潮熱譫語，以陽明燥結，氣機阻滯爲主。

【原文】

得病(1)二三日，脈弱(2)，無太陽、柴胡證，煩躁，心下鞕。至四五日，雖能食，以小承氣湯少少與，微和之，令小安，至六日，與承氣湯一升。若不大便六七日，小便少者，雖不受食，但初頭鞕，後必溏，未定成鞕，攻之必溏；須小便利，屎定鞕，乃可攻之，宜大承氣湯。〔251〕

【註解】

（1）病：泛指外感病。

（2）脈弱：正氣不足之徵，特指胃氣弱。

【白話圖解】

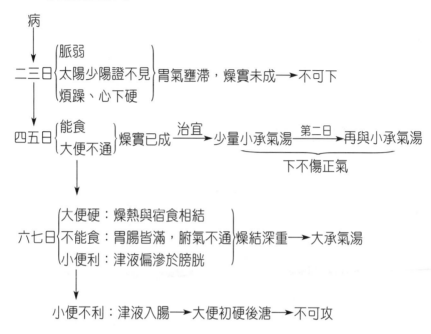

小便不利：津液入腸──→大便初硬後溏──→不可攻

【按語】

本條由大承氣湯、小承氣湯的應用，說明在使用下法時，既要大膽，又要細心。

若胃氣較虛而裏實已具，下法又不能不用，可在給藥時間上作適當的改變，將小承氣湯分成兩天服完，既可收到攻下之效果，又可避免損傷正氣。一旦燥結深重，就要把握時機，當下即下，否則有竭陰之弊。

【原文】

傷寒六七日，目中不了了(1)，睛不和(2)，無表裏證(3)，大便難，身微熱者，此為實也，急下之，宜大承氣湯。（252）

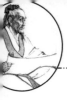

【註解】

（1）目中不了了：了了，清楚。目中不了了，視物不清。

（2）睛不和：眼球轉動不靈活，即直視。

（3）表裏證：表，指表證。裏，指大便秘結、腹滿痛拒按的病狀。

【白話圖解】

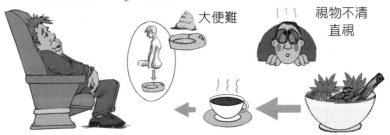

表邪傳裏 ➡ 身熱

大便難

視物不清 直視

土燥竭精

大承氣湯，急下存陰

【按語】

本條為陽明病急下證之一，審證要點是目中不了了，睛不和。張仲景在運用大承氣湯時，一般比較慎重，一辨再辨，就恐峻下傷正。但也不是絕對的，目中不了了、睛不和是燥熱熾盛，灼爍真陰，五臟六腑之精將竭，不能上榮於目的反映，雖然沒有明顯的、典型的陽明腑實的表現，僅僅為大便難、身微熱。燎原勢急，不需徘徊瞻顧，急投大承氣湯，峻下燥實、保存陰液，即急下存陰法。

【原文】

陽明病，發熱汗多(1)者，急下之，宜大承氣湯。〔253〕

【註解】

（1）汗多：指汗出勢急量多。

【白話圖解】

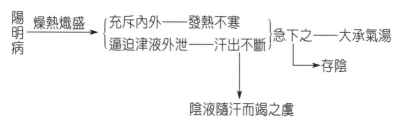

【按語】

本條為陽明病急下證之二。發熱汗多，為無形邪熱熾盛，是白虎湯的適應證。為何用下，關鍵是汗出勢急量多。汗出不止有竭陰之憂，此時使用清法，只能揚湯止沸，燎原莫制。必須急用攻下，釜底抽薪，才能熱除汗止。若此時猶豫不決，必然導致津液枯竭而不可救藥。

【原文】

發汗不解(1)，腹滿痛者，急下之，宜大承氣湯。（254）

【註解】

（1）不解：非表證不解，指病未結束。

【白話圖解】

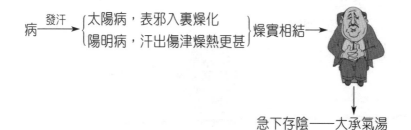

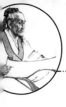

【按語】

本條爲陽明病急下證之三。熾熱與腸中糟粕相結而成燥屎，梗阻於中，氣機窒塞，不通則痛。之所以急下，不但其病情發展迅速，而腹痛的程度十分嚴重，故當急下存陰。若當下不下，坐失時機，待危證顯現，再行下法，恐爲時太晚矣。

曾遇一小孩，因腹痛劇烈送醫院就診，無發熱等症，唯腹部痛得滿床打滾，醫生手不得近，經超聲波檢查診斷爲蛔蟲性腸梗阻，急服承氣湯，待蛔蟲排除體外，病痛即消。試想，當時若不急下，一旦大腸因梗阻缺血、壞死，發熱出現，不亦晚乎。

以上三條（252、253、254）稱爲「陽明三急下證」。它告訴人們，對大承氣湯的運用固然應當慎重，但遇到病情危急時，應當抓緊時機，當機立斷，及時使用攻下的方法，才能挽救危急重證，否則坐失時機，病情變幻莫測。

【原文】

腹滿不減，減不足言(1)，當下之，宜大承氣湯。(255)

【註解】

（1）減不足言：沒有減輕的時候，即使減輕，也是微不足道的。

【白話圖解】

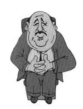

腹部疼痛
減不足言

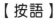

【按語】

本條描述了陽明實證腹痛的特點。

【原文】

陽明少陽合病，必下利。其脈不負⑴者，為順⑵也。負⑶者，失⑷也，互相剋賊，名為負也。脈滑而數者，有宿食也，當下之，宜大承氣湯。（256）

【註解】

（1）不負：指滑數脈，陽明病的主脈。

（2）順：木不剋土，脈證相符為順。

（3）負：指弦數脈，木剋土所致。

（4）失：脈證不符為失。

【白話圖解】

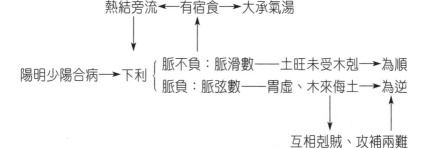

【按語】

陽明少陽合病，應有兩經的證候，兩經合病，邪熱迫腸出現下利，不難理解。難於理解的是脈的負與不負，多數醫家用五行學說加以解釋。中心意思就是，單純的胃實燥結，下之即癒，故為順證。燥實內結伴見胃氣衰弱者，一則易受木侮，另則攻補兩難，故為逆證。

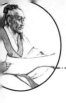
【原文】

病人無表裏證(1)，發熱七八日，雖脈浮數(2)者，可下之。假令已下，脈數(3)不解，合熱則消穀喜饑，至六七日不大便者，有瘀血，宜抵當湯。（257）

【註解】

（1）無表裏證：無發熱惡寒之表證和腹痛讝語的陽明裏證。

（2）脈浮數：浮為陽盛，數為有熱。

（3）脈數：指熱邪。

【白話圖解】

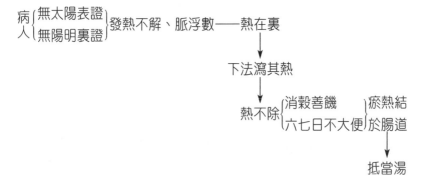

【按語】

腸道燥實結滯，承氣湯下之即癒，若腸道瘀熱互結，承氣湯就不能顯效，非破血逐瘀的抵當湯不可。至於瘀血的表現，本條只提及發熱、能食、不大便等表現，未涉及特徵性的證候，應與237條合參。

【原文】

若(1)脈數不解，而下不止，必協熱便膿血也。（258）

【註解】

（1）若：承接257條，繼續討論下後熱不除的另一種轉歸。

【白話圖解】

發熱不解、脈浮數——熱在裏

下法瀉其熱──熱不除 $\begin{cases}發熱\\下利\\便膿血\end{cases}$ 熱鬱腸道 損傷血絡

【按語】

本條與上條合參，陽明熱邪可以傷及血分，或蓄血，或便膿血。

【原文】

傷寒發汗已，身目為黃(1)，所以然者，以寒濕—作溫在裏不解故也。以為不可下也，於寒濕中求之(2)。（259）

【註解】

（1）身目為黃：指陰黃，黃色晦暗無光澤。

（2）於寒濕中求之：寒濕發黃的治則，即溫中散寒除濕。

【白話圖解】

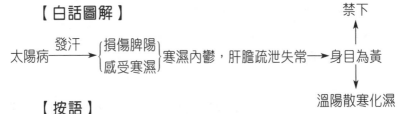

太陽病 —發汗→ $\begin{cases}損傷脾陽\\感受寒濕\end{cases}$ 寒濕內鬱，肝膽疏泄失常 → 身目為黃

禁下

溫陽散寒化濕

【按語】

本條遙接195條再論寒濕發黃的病因、病機、治則、治禁。本條對證候的描述略簡，以「身目黃」一症概言

之，聯繫 195 條及現代臨床，當有小便不利、不能多食、腹滿便溏、舌淡苔白、脈弱等症。治療僅言治則、未列方藥，後世用茵陳朮附湯、四逆加茵陳湯之類的方藥治療，可供參考。

寒濕發黃從疾病的本質看應屬太陰病，放在陽明病論述，意與陽明濕熱發黃的鑒別。

寒濕發黃：其色晦暗屬陰黃，兼見身冷不渴（或喜熱飲）。大便稀溏、脈沉遲、苔白等症，乃脾虛寒濕中阻，膽汁外溢所致。

濕熱發黃：其色黃而鮮明如橘子色屬陽黃，兼見發熱口渴、大便不暢、脈滑數或濡數、舌紅苔黃等症，乃濕熱薰蒸，膽汁外溢使然。

【原文】

傷寒七八日，身黃如橘子色(1)，小便不利，腹微滿(2)者，茵陳蒿湯主之。（260）

【註解】

（1）身黃如橘子色：濕熱發黃的特徵，黃色鮮明如橘子色。

（2）腹微滿：濕熱鬱積，腑氣不利所致，寫「大便不暢」。

【白話圖解】

傷寒 ── 七八日 ── 邪傳陽明 小便不利 ── 濕熱內鬱，肝膽疏泄失常 ── 身黃如橘子 ── 茵陳蒿湯

腑氣不通 ── 腹滿、大便不暢

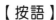

【按語】

本條遙接236條，再論茵陳蒿湯證。236條側重敘述濕熱發黃的病因病機，本條則詳述濕熱發黃的特徵及證候。身黃、目黃、小便黃（簡稱三黃），黃色鮮明如橘子色，是濕熱發黃特徵性的表現，又稱陽黃，正好與寒濕發黃（陰黃），黃色晦暗無光澤對舉。

【原文】

傷寒（1）身黃發熱，梔子蘗⑵皮湯主之。（261）

＜梔子蘗皮湯方＞肥梔子十五個，擘；甘草一兩，炙；黃蘗二兩。

上三味，以水四升，煮取一升半，去渣，分溫再服。

【註解】

（1）傷寒：指外感病。

（2）蘗：柏也。

【白話圖解】

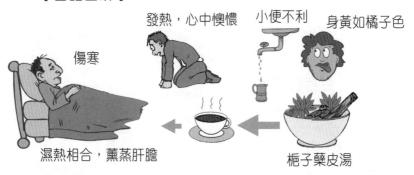

發熱，心中懊憹　小便不利　身黃如橘子色

傷寒

濕熱相合，薰蒸肝膽　　　　　梔子蘗皮湯

梔子蘗皮湯方 ｛ 梔子：清泄三焦，使濕熱從小便而出 ｝ 清泄濕熱退黃
　　　　　　　 黃蘗：清下焦濕熱
　　　　　　　 甘草：甘緩和中，防苦寒傷胃

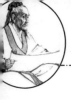
【按語】

茵陳蒿湯中梔子與大黃配伍清泄而通腑，加上茵陳，清熱利濕退黃力量較強，故適用於濕熱壅滯較盛之發黃；梔子蘗皮湯中梔子與黃蘗配伍，長於清泄而薄於通腑，配以甘草健脾扶中，故適用於正氣略虛，濕熱不盛之發黃。

【原文】

傷寒瘀熱在裏，身必黃，麻黃連軺(1)赤小豆湯主之。（262）

＜麻黃連軺赤小豆湯方＞麻黃二兩，去節；連軺二兩（連翹根是也），杏仁四十個，去皮尖；赤小豆一升、大棗十二枚，擘；生梓白皮一升，切；生薑二兩，切；甘草二兩，炙。

上八味，以潦水(2)一斗，先煮麻黃再沸，去上沫，內諸藥，煮取三升，去渣，分溫三服，半日服盡。

【註解】

（1）連軺（一ㄠˊ）：即連翹根。今多用連翹。

（2）潦水：即地面流動的雨水，古人稱「無根之水」，因其無根味薄，故不助濕氣。

【白話圖解】

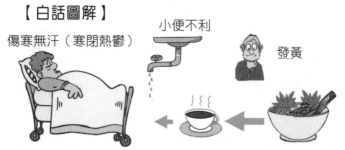

傷寒無汗（寒閉熱鬱）　小便不利　發黃

風寒束表，濕熱內蘊，薰蒸肝膽　麻黃連軺赤小豆湯

$$
麻黃連軺 \\
赤小豆湯
\begin{cases}
麻黃、生薑、杏仁——發汗宣肺利水 \\
連翹、赤小豆、梓白皮——清熱利水 \\
甘草、大寒——調和脾胃
\end{cases}
\begin{array}{l}
加入 \\
潦水
\end{array}
\rightarrow
\begin{array}{l}
清熱利濕 \\
解表散寒
\end{array}
$$

【按語】

本條論述發黃初期的證治。初得病，風寒在表，當有發熱、惡寒等表證。由於風寒鬱閉腠理，汗不得外泄，熱鬱加上小便不利，或素體濕盛，濕熱相合，薰蒸肝膽，而致發黃。故治療解表與治黃並行。

麻黃連軺赤小豆湯外能發汗開腠、散熱解表；內能宣肺通水道、清熱利小便。用於濕熱發黃初期療效甚好。同時還可治療濕熱內蘊所致的其他疾病，如痤瘡、皮膚瘙癢病、蕁麻疹、皮膚紅斑等。

以上介紹了陽明濕熱發黃的三種證治，即濕熱較盛之茵陳蒿湯證、濕熱較輕之梔子蘗皮湯證、兼有表證之麻黃連翹赤小豆湯證。三證都有一個共同的特點，身黃、目黃、小便黃，黃色鮮明如橘子色。

陽明病總結

陽明病篇主要討論燥熱邪氣引發的諸多病證，但以陽明熱證和陽明實證為主，用「胃家實」加以概之。被後世醫家稱為氣分熱證。胃雖主燥，但胃陽易虛，故列陽明中寒證與之鑒別。燥熱邪氣，波及血分，迫血妄行，出現動血諸證。燥熱邪氣與太陰脾濕相合，薰蒸肝膽，出現發黃。清、下兩法是陽明病治療的主要大法。

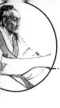

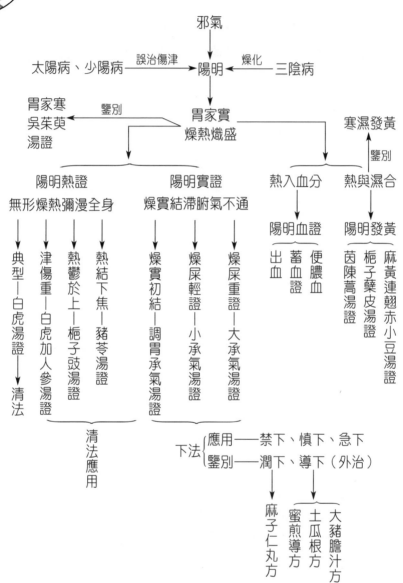

辨少陽病脈證並治

【原文】

少陽之為病(1)，口苦，咽乾，目眩(2)也。（263）

【註解】

（1）少陽之為病：指少陽病提綱。

（2）目眩：即頭暈眼花，手少陽之脈起於目銳眥，並且膽與肝相合，肝開竅於目，膽火上擾，清竅不利所致。

【白話圖解】

邪熱 → 少陽 ⎰ 口苦——膽火上炎 ⎱ 膽氣不疏 → 少陽病
　　　　　　 ⎱ 咽乾——火盛傷津 ⎰ 膽火上炎
　　　　　　 ⎰ 目眩——火循膽經上擾 ⎱

【按語】

本條列少陽病篇之首，為少陽病提綱，其意義有二。

一是反映了少陽病以「火化」為病理特點。少陽為樞，處於不表不裏之地而轉樞內外。目外眥為手少陽經終點，又為足少陽經起點，少陽經脈內寄相火。「火」與「熱」的差別主要表現在「火性炎上」。所以，邪入少陽，樞機不利，膽火循經上炎，干擾清竅。口、咽、目三者皆屬於空竅，故病人自覺感到口苦、咽乾、目眩。

臨床上出現了這些自覺證候，則知病邪已傳入少陽，病邪由表入裏，由寒化熱，出現了「火化」的病機。

二是指出了與陽明病的區別。口苦、咽乾、目眩非少陽病所獨有，陽明病中也能見到，如189條：「陽明中風，口苦咽乾，腹滿微喘……」，221條「陽明病，脈浮而緊，咽燥口苦，腹滿而喘。」但陽明病的口苦、咽乾與少陽病是有區別的。陽明病主要反映燥熱傷津的病理現象，以口渴、口燥欲飲爲主，口苦、咽乾只是可能發生的兼症，與少陽病膽火之口苦、咽乾、目眩是不同的。少陽病雖有口苦、咽乾、目眩，但不會有舌燥煩渴的燥化之象。

本條文對少陽病證候的描述，只提了幾個特徵性的證候，但是不夠全面，若能結合第96條、第265條、第266條條文，對少陽病的辨證更加全面和具體。

【原文】

少陽中風(1)，兩耳無所聞(2)，目赤，胸中滿而煩者，不可吐下，吐下則悸而驚。（264）

【註解】

（1）少陽中風：是指風熱之邪侵犯少陽經脈，膽火得風邪之助，風火相煽所產生的病證。

（2）兩耳無所聞：耳聾，屬實證，膽火上炎所致。

【白話圖解】

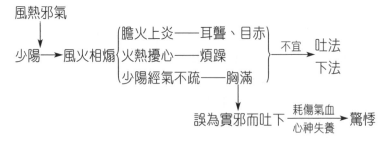

【按語】

　　少陽病以無形熱邪內鬱、樞機不利爲主要病機，有形實滯尚未形成，若治以吐法或下法，不僅無物可吐，無物可下，而且徒傷正氣。另外，少陽木邪易犯脾胃，在少陽病過程中常常伴見脾胃證候，而吐、下之劑，均有損傷脾胃的弊病，所以應當禁用。既是有燥結實證，也應在和解的基礎上兼用下法，如大柴胡湯證。

【原文】

　　傷寒(1)，脈弦細，頭痛發熱者，屬少陽。少陽不可發汗，發汗則譫語，此屬胃(2)。胃和則癒，胃不和，煩而悸。（265）

【註解】

（1）傷寒：指風寒表證。

（2）胃：指陽明。

【白話圖解】

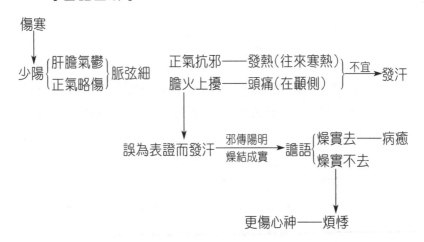

【按語】

本條首先指出了少陽病的主脈、脈弦細。此脈反映了病入少陽、正氣略有不足、裏熱不太熾盛的病理特點，與陽明病正盛邪盛之大脈迥然不同。接著強調少陽病禁汗。少陽主相火，發汗之劑性多辛溫，用之兩陽相搏，易傷津化燥，變生他證，故當禁止。雖言禁汗，實言三陽病的頭痛、發熱似是而非的鑒別。

三陽病區別	發熱熱型	頭痛部位	脈　象
太陽病	發熱惡寒	頭項強痛	浮
陽明病	但熱不寒	額部	大
少陽病	往來寒熱	顳側	弦細

結合第264、第265條條文，即是少陽病三禁。如果少陽病兼有太陽病或陽明病時，少陽病治禁的原則應當遵守，但根據病情，可表裏同治，或治少陽爲主，兼汗、兼下、兼吐。

【原文】

本太陽病不解，轉入少陽者，脅下鞕滿(1)，乾嘔不能食，往來寒熱，尚未吐下，脈沉緊(2)者，與小柴胡湯。（266）

＜小柴胡湯方＞（略，見96條）。

【註解】

（1）脅下鞕滿：同胸脅苦滿，但氣機鬱滯略重。

（2）緊：爲弦之甚，反映鬱滯較重。

【白話圖解】

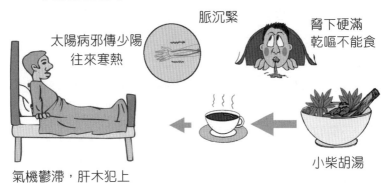

太陽病邪傳少陽
往來寒熱

脈沉緊

脅下硬滿
乾嘔不能食

小柴胡湯

氣機鬱滯，肝木犯上

【按語】

本條言太陽病轉屬少陽病的證治。脅下硬滿，乾嘔、不能食、往來寒熱等證候，與原文96條的證候基本相同，只是程度稍重而已。

少陽主脈應「弦細」，今爲「脈沉緊」，不難理解。「沉」與「浮」相對而言，指病邪離表入少陽；「緊」爲「弦」之甚，少陽鬱熱較盛所致。

小柴胡湯是少陽病的主方，在96條中已作詳盡討論，故此不作闡述。

小柴胡湯爲「和法」代表方，實際上《傷寒論》中卻未明確指出，反而認爲小承氣湯、桂枝湯等有「和」的作用，如《傷寒論》第250條：「太陽病，若吐若下若發汗後，微煩，小便數，大便因鞭者，與小承氣湯和之癒。」《傷寒論》第387條：「吐利止，而身痛不休者，當消息和解其外，宜桂枝湯小和之。」可見張仲景原意似乎指不用大發汗、大攻下，只要用用量比較輕的方藥就可以減輕病情，或者用具有調和營衛的方藥改變機體的氣血不調而

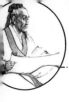

致的各種病證的方法，即稱之「和」，含有「平和」之意。這多少給後世對和法的理解和應用帶來了歧義，直至清・王子接還將桂枝湯列入和法之劑，謂「桂枝湯，和方之祖，故列於首」。

現代「和法」概念的真正起源當肇端於金・成無己。《傷寒明理論》中指出：「傷寒邪在表者，必漬形以為汗，邪氣在裏者，必蕩滌以為利，其於不外不內，半表半裏，既非發汗之所宜，又非吐下之所對，是當和解則可矣。小柴胡湯為和解表裏之劑也。」明確提出半表半裏證應以小柴胡湯和解為主。因成氏為註解《傷寒論》第一人，故均從其說，遂從小柴胡為和解之定法，凡言和解劑者，總以小柴胡湯為主。否定了張仲景和法之原意。

隨著柴胡劑的運用，後世醫家在此基礎上各有引申，擴展了「和法」的含義，集清、溫、補、瀉之用，無所不及者謂之「和法」。

【原文】

若(1)已吐下發汗溫針，譫語，柴胡湯證罷，此為壞病，知犯何逆，以法治之。（267）

【註解】

（1）若：承接266條，是言少陽病治法應以和解為主，汗、吐、下、溫針都應禁用。

【白話圖解】

小柴胡湯證 ⟶ 誤治 ⟶ ｛ 譫語——正傷邪陷　柴胡證罷——病已變化 ｝ 壞病 —治宜→ 知犯何逆　以法治之

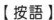

【按語】

本條意義同原文16條。16條以桂枝湯證爲例，因誤治，病不解，致成壞病，非桂枝湯所能勝任，當「觀其脈證，知犯何逆，隨證治之」。

本條復以柴胡湯證爲例，進一步申述壞病的治療原則「知犯何逆，以法治之」。誤治後的變證，其證候錯綜複雜，寒熱虛實不定，在救治方面很難有一定的治法，故僅指出治療原則，不列舉治逆方藥。

【原文】

三陽合病，脈浮大，上關上(1)，但欲眠睡(2)，目合則汗(3)。（268）

【註解】

（1）上關上：謂其脈出現在關部。前一個「上」爲動詞。

（2）但欲眠睡：指昏昏欲睡，熱盛影響神明所致，不同於少陰病但欲寐。

（3）目合則汗：意盜汗，乃熱盛所致。

【白話圖解】

三陽合病 ──→ 脈浮大在關上 ┤ 陽明邪熱氣盛 ┤ 神昏譫語─熱擾神明
少陽邪熱氣盛 ┤ 盜汗─熱迫津液外泄
但欲眠睡─熱擾神明

【按語】

本條主要討論裏熱熾盛，少陽病與陽明病區別，意義不是很大。

【原文】

傷寒六七日，無大熱(1)，其人躁煩者，此為陽去入陰(2)故也。（269）

【註解】

（1）無大熱：體表熱象不明顯，說明表病已去。

（2）陽去入陰：此處的陰陽指表裏，即表證轉化為裏證。

【白話圖解】

$$傷寒 \rightarrow 六七日 \begin{cases} 表證已解——發熱惡寒消失 \\ 躁煩——裏熱已盛 \end{cases} \Big\} 陽去入陰$$

【按語】

邪氣由表入裏與少陽樞機密切相關，若少陽樞機不利，則邪易由表入裏；少陽樞機正常，則邪由表入裏就很難實現。

【原文】

傷寒三日，三陽為盡(1)，三陰當受邪，其人反能食而不嘔(2)，此為三陰不受邪也。（270）

【註解】

（1）傷寒三日，三陽為盡：《內經》的傳經理論，一日太陽，二日陽明，三日少陽。

（2）不嘔：指脾胃氣和。

【白話圖解】

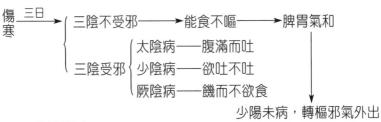

【按語】

本條強調了少陽的樞機功能。少陽樞機正常，可以防止邪氣傳裏，不僅能樞轉表裏之氣，尚能樞轉陰陽之氣。

【原文】

傷寒三日，少陽脈小(1)者，欲已也。（271）

【註解】

（1）脈小：指細小而不弦的脈象，是邪氣退卻的表現。

【白話圖解】

傷寒 ——三日→ 邪在少陽 ｛ 脈弦細——少陽邪盛
脈小——正復邪祛——→病癒

【按語】

《內經·離合真邪論》：「大則邪至，小則平。」脈小表示脈的跳動趨於和緩，是疾病向癒方面轉化的現象，即正勝邪去。

【原文】

少陽病欲解時，從寅至辰上(1)。（272）

【註解】

（1）寅至辰上：寅、卯、辰三個時辰，即早晨3點至上午9點。

【白話圖解】

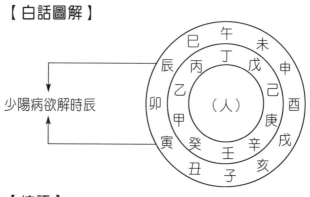

少陽病欲解時辰

【按語】

少陽病欲解時辰，正是日出陽升之時。少陽是陽氣升發之始，少陽病為樞機不運之證。此時借助自然界陽氣升發之時，有利於被鬱的氣機樞轉，經氣得以暢通，正氣就能驅邪外出。

少陽病總結

少陽是邪氣入裏、陽證轉陰的中間階段，在疾病傳變與發展過程中起著重要作用。小柴胡湯證是少陽病的主要證型，主要內容已在太陽篇作了詳盡的論述，本篇補充了少陽病主脈，及膽火循經上炎的證候表現。

少陽由於部位不定，病變多兼夾證，諸柴胡湯類證，其實就是少陽病的兼變證。和法是治療少陽病的主要大法，汗、吐、下為其禁忌。

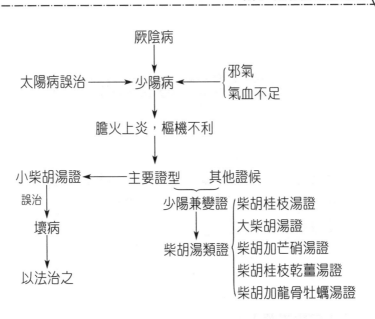

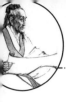

辨太陰病脈證並治

【原文】

太陰之為病，腹滿而吐，食不下，自利益(1)甚，時(2)腹自痛。若下之，必胸下(3)結鞕。（273）

【註解】

（1）益：作「更加」解，強調下利的程度。

（2）時：言腹痛的性質，非持續性的而是時發時止。

（3）胸下：指胃脘部。

【白話圖解】

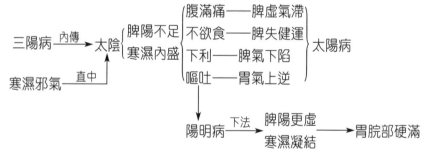

【按語】

本條列太陰病篇之首，為太陰病提綱，其意義為：

1. 以主症寓病機：腹滿痛、吐利、不欲食等症乃脾陽不足，運化失司，寒濕中阻所致，足以反映太陰病的本質與特徵。

2. 以治禁言太陰病治則：雖然證候表現有似於陽明病

胃家實，但兩者病機截然不同，禁用下法，太陰病當以溫補為主。

3.示人與陽明病的鑒別。

太陰病與陽明病鑒別表

證型特點	太陰病	陽明病
腹滿痛	按之柔軟不痛，時痛時減	按之硬滿疼痛，滿而不減
不欲食	不欲食而食不下，伴下利	想食而食不下，伴大便秘結
下 利	稀溏清水或不消化食物	熱利或熱結旁流
嘔 吐	嘔吐物為清水痰涎	嘔吐物為臭穢腐敗酸味
病 性	虛證	實證
治 法	溫法	下法

【原文】

太陰中風(1)，四肢煩疼，陽微(2)陰澀(3)而長(4)者，為欲癒。（274）

【註解】

（1）太陰中風：太陰病不癒，感受風邪，屬表裏同病。

（2）陽微：陽，指浮取。微，指邪氣弱。陽微，即風邪欲解。

（3）陰澀：陰，指沉取。澀，指正氣虛。陰澀，即太陰不足。

（4）長：指長脈，即正常之脈。

【白話圖解】

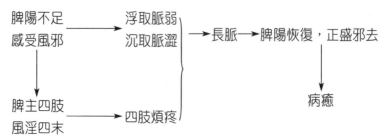

【按語】

本條從脈象的轉化推斷疾病欲癒的機理，臨床時應結合全身症狀進行分析，方能正確無誤。

【原文】

太陰病欲解時，從亥至丑上⑴。（275）

【註解】

（1）亥至丑上：指亥、子、丑三個時辰，即21時至次日3時。

【白話圖解】

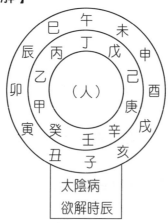

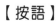
【按語】

亥、子、丑三個時辰，即21時至次日3時。子時正是夜半24時，爲陰極陽還之時。太陰爲脾虛陰寒證，得此時陽長陰消，陽從內生之助，則有利於消除脾寒。

【原文】

太陰病，脈浮(1)者，可發汗，宜桂枝湯。〔276〕

【註解】

（1）脈浮：指邪在表，推之有發熱、惡寒等證。

【白話圖解】

脾陽不足，寒濕內盛

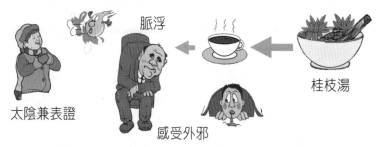

脈浮

桂枝湯

太陰兼表證

感受外邪

【按語】

本條爲脾陽不足之人感受外邪，屬表裏同病。用桂枝湯治療是先表後裏治法的體現。具體應用時可根據脾胃虛弱的程度，適當地加用白朮、乾薑、炮薑之類的藥物。

【原文】

自利不渴者，屬太陰，以其藏有寒(1)故也，當溫之，宜服四逆輩(2)。〔277〕

【註解】

（1）藏有寒：「藏」通「臟」。藏有寒，指太陰脾臟虛寒。

（2）四逆輩：指四逆湯、理中湯一類的溫裏方劑。

【白話圖解】

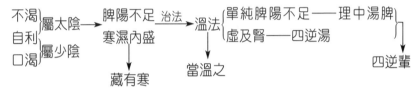

【按語】

本條文雖然簡短，但證、治、理法、方藥敘述俱全，是太陰病的主要原文。

「自利不渴」是太陰病下利的辨證要點。「不渴」即說明陽虛程度不重，陽氣尚能輸布津液，與少陰病陽氣虛衰之「下利而渴」的鑒別；也提示人們下利的程度並不嚴重。如果腹瀉日久，或腹瀉特別嚴重，津液外泄過甚，亦會產生口渴。

「宜服四逆輩」言盡了治療的原則與靈活變通。在用溫法的前提下，根據病情的變化，選用溫脾或脾腎雙補的方藥。後世醫家用附子理中湯治療脾腎陽虛下利，即據此而發。

【原文】

傷寒脈浮而緩，手足自溫(1)者，繫(2)在太陰；太陰當(3)發身黃，若小便自利者，不能發黃；至七八日，雖暴煩下利日十餘行，必自止，以脾家實(4)，腐穢(5)當去故

也。（278）

【註解】

（1）手足自溫：手足溫溫發熱。

（2）繫：聯繫、涉及之意。

（3）當：指小便不利，即太陰發黃的必要因素。

（4）脾家實：實，指正氣充實，即脾陽恢復之意。

（5）腐穢：指腸中腐敗穢濁之物。

【白話圖解】

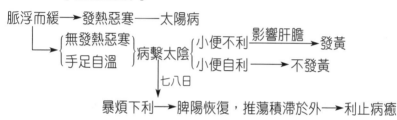

【按語】

本條論述了太陰病發黃機制與轉癒的臨床表現。

太陰病發黃屬寒濕發黃，與原文第260條、第200條互參。

太陰病脾陽恢復，暴煩是陽氣伸展與邪劇爭的表現，下利日十餘行，是推蕩積滯外出的指標，並隨病情逐步好轉，下利自止。若見下利暴煩不止，並且下利程度加重，同時伴有手足厥冷、神昏、脈細欲絕等，說明脾陽受傷累及腎陽，而為陽衰陰盛，轉屬少陰，非病情好轉而是病情惡化，臨床注意辨證。

【原文】

本太陽病，醫反下之，因爾腹滿時痛者，屬太陰也，

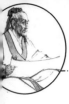

桂枝加芍藥湯主之；大實痛(1)者，桂枝加大黃湯主之。
（279）

　　＜桂枝加芍藥湯方＞桂枝三兩，去皮；芍藥六兩、甘草二兩，炙；大棗十二枚，擘；生薑三兩，切。

　　上五味，以水七升，煮取三升，去渣，溫分三服。本雲，桂枝湯，今加芍藥。

　　＜桂枝加大黃湯方＞桂枝三兩，去皮；大黃二兩、芍藥六兩、生薑三兩，切；甘草二兩，炙；大棗十二枚，擘。

　　上六味，以水七升，煮取三升，去渣，溫服一升，日三服。

　【註解】
　　（1）大實痛：腹部持續作痛，並且滿痛俱甚。

太陽病 ──誤用下法──→ 損傷脾胃──→太陰病

　　　　　　　　　　　　　　　脾絡瘀滯

桂枝加芍藥湯←─腹滿時痛─輕　重─腹滿痛─→桂枝加大黃湯

桂枝加芍藥湯方：

　　桂枝　甘草　大棗　生薑　　　重用芍藥

　　辛甘化陽　補益脾胃　　　　活血和絡

　　　　　溫通脾陽，活血和絡

桂枝加大黃湯方：

　　桂枝　甘草　大棗　生薑　　　重用芍藥　大黃

　　辛甘化陽　補益脾胃　　　　瀉實活血和絡

　　　　　溫通脾陽，瀉實活血

【白話圖解】

【按語】

太陰脾虛，腹滿、吐、利俱甚。本條雖為太陰病，但以腹滿痛為主，乃脾傷氣滯絡瘀所致。由於氣血凝滯的程度不同，證候表現略有差異。若氣血凝滯較輕，時通時阻，故出現腹滿時痛；若氣血凝滯較重，則出現腹部持續作痛，並且滿痛俱甚。

桂枝加芍藥湯、桂枝加大黃湯都是桂枝湯的變方，重用芍藥或加用大黃意在除血痹、和絡脈、活血瀉實。

本條精神對臨床有很好的指導意義，即脾虛久病之人，治療勿忘通絡。如有些慢性胃炎病人，會出現胃脘部脹滿疼痛的表現，治療一味地溫脾、健脾療效不顯，若加一些通絡活血之藥，如赤芍、九香蟲、三七、鹿銜草、丹參，往往能取效。原因就是久病而致脾絡不和、氣滯瘀阻，單純地補脾健脾，不能通行脾絡，氣滯不行、瘀阻不去，故不能取效。

【原文】

太陰為病，脈弱，其人續自便利，設當行(1)大黃、芍藥者，宜減之，以其人胃氣弱，易動故也。（280）

【註解】

（1）行：使用之意。

太陰病 { 脈弱——太陰病主脈 / 下利——太陰病主證 } 脾陽不足 → 脾絡瘀滯　用量據體質而定

　　　　　　　　　　　　　　　　　　↓　　　　　　　↑

　　　　　　　　　　　　　　腹滿痛 → 加芍藥、大黃

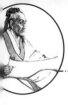

【白話圖解】

【按語】

本條是對 279 條在使用大黃、芍藥時的一個解釋,即太陰虛寒證加用大黃、芍藥時,應根據病人體質決定用藥的劑量。因為,芍藥、大黃相伍,畢竟破泄有餘,所以脾氣虛弱者,用量不宜太大,以防損傷正氣。

太陰病總結

病邪進入三陰,正氣逐漸下降,陽氣益虛。太陰病為三陰病之首,以脾陽不足為主要病理表現,故稱為局部虛寒證。溫法是其治療大法。

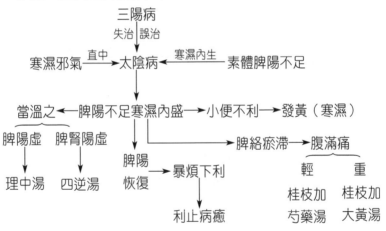

辨少陰病脈證並治

【原文】

少陰之為病，脈微細，但欲寐(1)也。（281）

【註解】

（1）但欲寐：精神委靡不振，神志恍惚而呈似睡非睡狀態，心腎陽虛，神失所養所致。

【白話圖解】

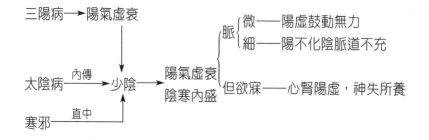

【按語】

少陰病有寒化證和熱化證之分。以陽氣虛衰、陰寒內盛為主要病理表現的，稱為少陰寒化證，是少陰病的主要證型。由於少陰涉及心腎兩臟，心為火臟，若少陰腎水不足，心火無制，可以發生陰虛陽盛之熱證，稱為少陰熱化證。

本條列少陰病篇之首，為少陰病寒化證提綱。四肢厥冷、下利清穀是少陰病寒化證的典型證候，為什麼不以厥

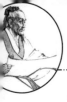

利作爲辨證提綱，而以脈微細，但欲寐爲提綱呢？這就是本條作爲提綱的意義所在。

首先，厥冷下利不是少陰病所特有。其次，少陰病病情輕重不同，證候表現不一，也不一定都有四肢厥冷、下利清穀的證候。故以此辨證，難保不發生誤診。脈微細，但欲寐是少陰病心腎陽虛的本質反映，見到微細的脈象，但欲寐的病情，就表明心腎陽虛，治療必須急救回陽。因此作爲辨證提綱，可以提高診斷的預見性，做到早期及時治療，不僅可以提高療效，而且能避免病情的進一步惡化。這與張仲景在《金匱要略》中提出的「見肝之病，知肝傳脾，當先實脾」這一治未病的學術觀點是相同的。

南京中醫藥大學，用中醫中藥治療急性傳染病過程中體會到，一些急性傳染病發展到病程極期階段，即使高熱的病人，只要出現脈微細，但欲寐的脈證，治療也應著眼於少陰，急予回陽救逆。若因病人高熱而用清法、下法，勢必發生亡陽的病變。所以，以脈微細，但欲寐作爲少陰病寒化證提綱，有著非常重要的積極意義。

【原文】

少陰病，欲吐不吐(1)，心煩，但欲寐。五六日自利而渴者，屬少陰也。虛故引水自救，若小便色白(2)者，少陰病形悉具。小便白者，以下焦(3)虛有寒，不能制水，故令色白也。（282）

【註解】

（1）欲吐不吐：下焦陽虛，陰寒上逆的表現，並非真吐。

（2）小便色白：小便色清不黃。

（3）下焦：指腎臟。

【白話圖解】

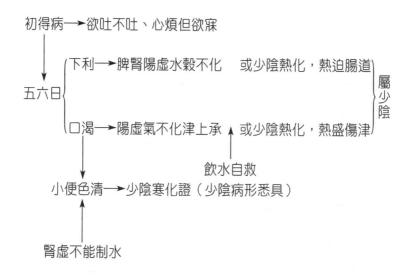

【按語】

　　本條是辨證的範例，從「少陰病」冠首起，至「屬少陰也」，最後至「少陰病形悉具」，層層深入，最後確診為少陰病寒化證。正確地辨證當包含著定位辨證與定性辨證兩大要素。定位辨證是明確病變的所在，涉及何臟何腑。定性辨證是明確病變的寒熱虛實。兩者結合起來，診斷即顯明了清晰。本條從欲吐不吐，心煩，但欲寐，自利而渴等症，確認病在少陰（定位），由於少陰病有寒化和熱化兩大類型，故進一步提出「小便色白（定性）」，作為少陰寒化證的辨證關鍵，否定了熱化的可能。這種辨證思維對臨床有很好的指導作用。

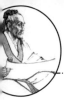

【原文】

病人脈陰陽俱緊(1)，反汗出者，亡陽也，此屬少陰，法當咽痛而復吐利。（283）

【註解】

（1）脈陰陽俱緊：指脈浮緊。

【白話圖解】

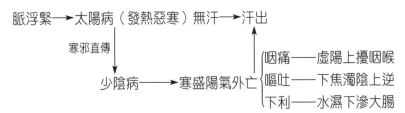

【按語】

太陽與少陰互爲表裏的關係，少陰陽氣充足，則衛外有力，太陽表邪不能內傳。若寒邪盛於表，而腎陽不足，則太陽表寒可乘虛直傳少陰，陰寒內盛，逼迫陽氣外亡，形成少陰病寒盛亡陽證。

本條是典型的太陽病內傳少陰病，又稱表裏傳。臨床上多見於年老體弱者或陽氣素虛之人，由於抗邪無力，外在寒邪直入少陰，形成少陰陽虛寒盛證。

咽痛與少陰經脈循行路線有關。少陰之脈上循咽喉，咽痛乃成爲少陰病的主要表現。

本證虛陽浮越之咽痛的特點是，疼痛而不出現局部紅、腫、熱，與實證的咽痛決然不同。

【原文】

少陰病，咳而下利譫語者，被火氣(1)劫故也，小便必

難，以強責(2)少陰汗也。（284）

【註解】

（1）火氣：指火療法。

（2）強責：過分強求。

【白話圖解】

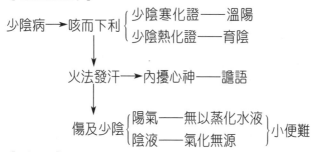

【按語】

　　陽虛之人感受外邪，邪氣易內傳少陰，內外合邪而發病。即使兼有表證，或表裏同治，或先裏後表治之，絕無發汗之理，更何況火法發汗，必致變證。

【原文】

少陰病，脈細沉數(1)，病為在裏，不可發汗。（285）

【註解】

（1）數：代指表證。

【白話圖解】

少陰病 { 脈沉細——病在裏 } 禁用汗法
　　　 { 脈數——兼有表證 }

【按語】

少陰病涉及心腎兩臟，病情較重，即使兼有表證，不

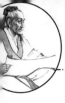

宜先表後裏之治，單純發汗。可以視病情而選用溫裏兼以發汗，如麻黃細辛附子湯。

【原文】

少陰病，脈微，不可發汗，亡陽故也。陽已虛，尺脈弱澀(1)者，復不可下之。（286）

【註解】

（1）弱澀：代指陰液不足，大腸失潤的病機，示人有便秘的證候。

【白話圖解】

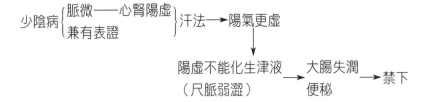

【按語】

少陰不僅禁汗，而且禁下。由此推之，吐法、消法等祛邪的治法皆不適用於少陰病證。

【原文】

少陰病，脈緊，至七八日，自下利，脈暴微(1)，手足反溫，脈緊反去者，為欲解也，雖煩下利，必自癒。（287）

【註解】

（1）脈暴微：脈象由緊漸至和緩。

【白話圖解】

少陰病 { 脈緊——陰寒內盛　手足厥冷——陽衰　下利——脾腎陽虛 } 七八日後 → { 脈和緩　手足溫　下利 } { 陽氣恢復　正氣祛邪 } (煩) → 病癒

【按語】

脈和緩、手足溫、煩三證是陽氣恢復的佳兆，雖然有下利的證候，並不是病情惡化的表現，而是正復驅邪，邪從利解的好現象。由於陽回陰退，陰陽逐漸趨於平衡，所以知病欲解。必自癒，也非等待自癒的意思，主要說明了本病有向好的方面轉變的趨勢，若再輔助適當的治療，則可幫助機體早日恢復健康。

【原文】

少陰病，下利，若利自止，惡寒而踡臥(1)，手足溫者，可治。（288）

少陰病，惡寒而踡，時自煩，欲去衣被(2)者，可治。（289）

【註解】

（1）踡臥：四肢踡曲而臥。

（2）欲去衣被：指身熱。

【白話圖解】

少陰病 { 下利　惡寒踡臥　手足厥冷 } 陽衰陰盛 { 手足自溫　時煩身熱　下利停止 } 陽氣恢復 → 預後好

【按語】

第288條、第289條文意大同小異，放在一起討論。

手足溫、下利自止是陽復陰退的象徵。時自煩、欲去衣被是陽復陰退正邪相爭之貌，故曰可治。須注意的是：

1. 少陰利止有兩種情況，一是陽復利止，手足溫和而病情好轉；二是陰竭，無物可下，病情惡化。

2. 煩與躁的區分。病人煩熱能夠自知，去衣被乃心中有所希望，反映了自身陽氣恢復的一種病理現象，則與躁擾不寧、掀衣揭被而不知的昏沉模糊狀態是大不相同的。

【原文】

少陰中風(1)，脈陽(2)微陰(3)浮者，為欲癒。（290）

【註解】

（1）少陰中風：少陰經感受風邪。

（2）陽：指寸脈。

（3）陰：指尺脈。

【白話圖解】

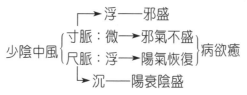

【按語】

本條憑脈而斷疾病的預後。脈陽微陰浮，是正盛邪衰的反映，故「為欲癒」。

【原文】

少陰病，欲解時，從子至寅上(1)。（291）

【註解】

（1）子至寅上：指子、丑、寅三個時辰，即23時至次日5時。

【白話圖解】

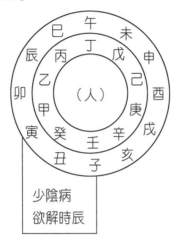

少陰病
欲解時辰

【按語】

子、丑、寅三個時辰，即23時至次日5時，是一日中陽氣始生之時，陽氣基此逐漸生長、旺盛。少陰病為心腎陽衰之證，在此時得天時陽氣之助，則有利於恢復自身陽氣而消除陰寒，便是其病欲解的最有利時機。

【原文】

少陰病，吐利，手足不逆冷，反發熱者，不死。脈不至者，灸少陰七壯(1)。（292）

【註解】

（1）七壯：每艾灸一炷為一壯，七壯即灸七個艾炷。

【白話圖解】

少陰病 → 吐利 {
手足不冷——陰寒不盛
反發熱——陽氣恢復
} 預後好

脈氣一時不續 → 脈不至 → 灸少陰經上的7個穴位

【按語】

　　脈氣不通，治療用灸法，陽氣通則脈自至。灸少陰七壯，條文沒有具體提出穴位名稱，有的主張太谿、復溜；也有主張湧泉、太谿等，總之不離少陰經的穴位。

【原文】

　　少陰病，八九日，一身手足盡熱者，以熱在膀胱，必(1)便血(2)也。（293）

【註解】

　　（1）必：作「可能」解。

　　（2）便血：指尿血。

【白話圖解】

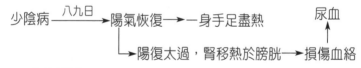

少陰病 ——八九日——→ 陽氣恢復 ——→ 一身手足盡熱　　　　　尿血
　　　　　　　　　　　└——→ 陽復太過，腎移熱於膀胱 ——→ 損傷血絡 ↑

【按語】

　　少陰病日久，或經治療，在其發展過程中，可以由臟還腑，由陰轉陽，轉出太陽而癒。太陽經脈從頭至足循行人體之表，陽氣恢復，邪從少陰轉出太陽，故一身手足盡熱。此言太陽，不是指表證而言，主要指膀胱之腑，即腎移熱於膀胱。少陰病轉出太陽之表而呈現表證，在臨床上

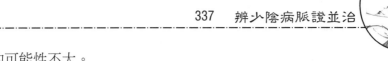

的可能性不大。

　　熱傷血絡，迫血妄行而致尿血，這僅僅是一種可能性的推斷，不能絕對看待。本條未列出治方，但在治療時應緊抓住主要證候，膀胱之熱宜清，血分之熱宜涼。所以可用清熱涼血的方法。

【原文】

　　少陰病，但厥無汗，而強發之，必動其血，未知從何道出，或從口鼻，或從目出者，是名下厥上竭(1)，為難治。（294）

【註解】

　　（1）下厥上竭：陽氣脫於下而厥，陰血亡於上而竭，謂之。

【白話圖解】

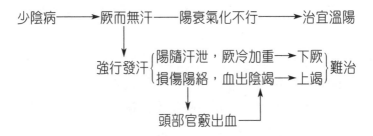

少陰病──→厥而無汗──陽衰氣化不行──→治宜溫陽

　　　　　　　　　↓
　　　　強行發汗 ⎰陽隨汗泄，厥冷加重──→下厥⎱難治
　　　　　　　　　⎱損傷陽絡，血出陰竭──→上竭⎰

　　　　　　　　　↓　　　　　　　　　　　　↑
　　　　　　頭部官竅出血──────────

【按語】

　　由於陽虛於下，陰竭於上，有陰陽離決之勢。若用辛熱溫藥治療下厥，恐上竭更甚；用涼血之劑治療上竭，則恐下厥益著，故曰難治。難治並非不治，臨床上可考慮用回陽鎮固、斂陰寧血的方法。如張景岳「六味回陽飲（人參、附子、炮薑、甘草、熟地、當歸）」可供參考。

【原文】

少陰病，惡寒身踡而利，手足逆冷者，不治(1)。（295）

【註解】

（1）不治：已無治療餘地。

【白話圖解】

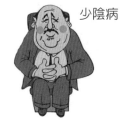

少陰病

惡寒身踡下利

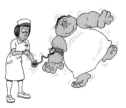

手足逆冷

脾腎陽衰，陰寒內盛 ➡ 預後差

【按語】

　　本條與第288條、第289條均有「惡寒踡臥」，爲何彼曰可治，此曰不治。關鍵在於，第288條、第289條雖然惡寒踡臥，但無厥、利等，並有「時自煩，欲去衣被」、「手足自溫」的陽復徵兆，故曰可治。本條，惡寒踡臥伴有四肢厥冷、下利等症，無陽氣恢復的徵兆，故曰不治。但不治不等於等死，應急投四逆湯或白通湯之類，回陽救逆，也許能夠挽回垂危之證。

【原文】

少陰病，吐利躁煩，四逆者死(1)。（296）

少陰病，下利止而頭眩，時時自冒(2)者死。（297）

【註解】

（1）死：說明病情危險，預後不良。

（2）冒：指昏厥失神的病證，是陰陽離決的表現。

【白話圖解】

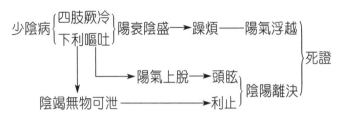

【按語】

少陰病及早救治預後尚可。若一旦出現陰盛格陽、虛陽浮越，或下竭上脫、陰陽離決，預後不佳而為不治之證。

【原文】

少陰病，四逆惡寒而身踡，脈不至(1)，不煩而躁者死。（298）

【註解】

（1）脈不至：與292條「脈不至」含義不同，彼為脈氣不續而短暫的停頓，此為真陽敗絕的無根脈。

【白話圖解】

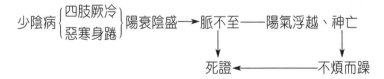

【按語】

脈不至，只表明病情危重，未必即是死候，本條斷為死候的主要依據是「四肢厥冷，不煩而躁」。

【原文】

少陰病，六七日，息高(1)者死。（299）

【註解】

（1）息高：息指呼吸，高指吸氣不能下達。息高，指張口抬肩，呼吸極度困難。

【白話圖解】

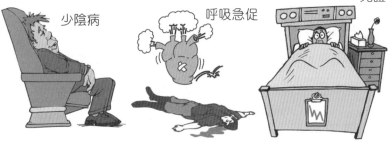

少陰病　　呼吸急促　　死證

腎氣竭而不納氣

【按語】

息高為呼吸喘促的一種表現，現代醫學稱之為「呼吸衰竭」，即呼吸深大，而頻率很慢，或深大與表淺相兼而現，節律毫無規則，與一般喘息不同。一般喘息，呼吸頻率增加，但節律規則。中醫認為，肺主出氣，腎主納氣，為生氣之源，呼吸之根。所以可從呼吸觀察病，邪的輕重，肺部的虛實情況。

【原文】

少陰病，脈微細沉(1)，但欲臥，汗出不煩，自欲吐，至五六日自利，復煩躁不得臥寐者死。（300）

【註解】

（1）脈微細沉：少陰病主脈，比281條「脈微細」更

具體。

【白話圖解】

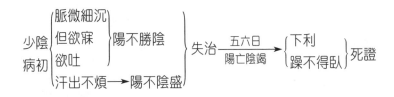

【按語】

本條再一次強調，少陰病出現陽衰陰盛之時，應及時治療，回陽救逆，這樣可以避免病情發生變化，防止死證的產生。

從294條至300條內容都是討論少陰病的死證，說明少陰陽氣的存亡決定著疾病的預後。

從281條至300條內容，闡述了少陰病的主脈主證、病機、治療禁忌、預後轉歸，可以作為少陰病的總論部分認識。

【原文】

少陰病，始得之(1)，反發熱(2)，脈沉者，麻黃細辛附子湯主之。（301）

〈麻黃細辛附子湯方〉麻黃二兩，去節；細辛二兩、附子一枚，炮，去皮，破八片。

上三味，以水一斗，先煮麻黃，減二升，去上沫，內諸藥，煮取三升，去渣，溫服一升，日三服。

【註解】

（1）始得之：初得病。

（2）反發熱：少陰病不應發熱而出現了發熱。

【白話圖解】

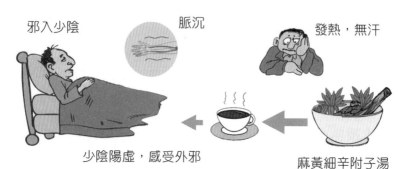

邪入少陰　　　　　脈沉　　　　　　　發熱，無汗

少陰陽虛，感受外邪　　　　　　　　麻黃細辛附子湯

麻黃細辛附子湯方　{ 麻黃：辛溫解表 　細辛：溫經解表 } 發太陽之汗 　附子：扶陽散寒 } 助少陰之陽 } 發汗解表 溫經扶陽

【按語】

外邪傷人，由外而入，太陽為六經之首，所以外感病初期以太陽表證為常。而本證以「少陰病」冠首，即初病就有少陰病的表現，這與患者陽虛、氣血不足的體質有關，即患者素體陽虛，感受外邪。將太陽與少陰同病，稱為太少兩感證，多見於年高體弱，長期患有慢性疾病者。臨床上這些人不僅體質虛弱，而且容易感冒。一旦感冒，由於正氣較弱，雖有發熱，但體溫不會很高，且病情變化很快，所以抓緊時機及時治療非常重要。

麻黃細辛附子湯扶陽之中促進解表，解表之中寓有扶陽，具有扶正祛邪、溫陽解表的作用。但是，麻黃、細辛畢竟辛散有力，走而不守，易傷正氣，故只適宜於正虛不甚者。根據溫陽解表的作用，臨床用麻黃細辛附子湯治療

受涼、吹風而致的鼻塞、咳嗽等病，如慢性鼻炎、慢性咳嗽等，療效較好。

【原文】

少陰病，得之二三日，麻黃附子甘草湯微發汗。以二三日無證(1)，故微發汗也。（302）

<麻黃附子甘草湯方>麻黃二兩，去節；甘草二兩，炙；附子一枚，炮，去皮，破八片。

上三味，以水七升，先煮麻黃一兩沸，去上沫，內諸藥，煮取三升，去渣，溫服一升，日三服。

【註解】

（1）無證：《玉函》卷四，《註解傷寒論》卷六均作「無裏證」，指無下利清穀、四肢厥冷等嚴重的裏虛寒證。

【白話圖解】

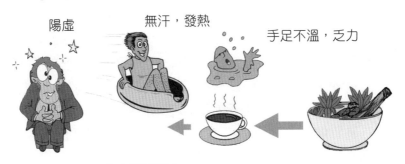

陽虛　　　　無汗，發熱　　　　手足不溫，乏力

太少兩感證　　　　　　麻黃附子甘草湯

麻黃附子甘草湯方 ｛ 麻黃：辛溫解表 ｜ 甘草：甘緩補中 ｜ 附子：扶陽散寒 ｝ 緩麻黃發汗之性 ｜ 助附子溫補之效 ｝ 扶陽益氣 ｜ 微汗解表

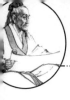

【按語】

301 條、302 條很相似，都是闡述太少兩感證，但有輕重之不同。301 條言「少陰病，始得之」，示人病程短，爲病邪初感，正氣相對較旺。302 條曰「少陰病，得之二三日」，示人病程較長，正氣相對較虛。由於病程的差異，病變中心發生了很大的變化，治療方法也不相同。

麻黃細辛附子湯，以解表爲主，針對病屬早期，發熱正氣猶能抗邪外出的病理機制而設，用麻黃、細辛發汗解表，儘快地祛邪。

麻黃附子甘草湯，不用細辛而用甘草，僅發微汗，偏重於溫裏。針對二三日表邪已向裏深入一步，陽氣也衰退的病理機制而設，故用甘草既助附子益氣溫陽，又能緩解麻黃的發汗力量，發微汗，而又不傷少陰之氣。

太少兩感證的治法，既不同於太陽，辛溫發汗，解肌祛風，也不同於少陰，回陽救逆。但又不離乎太陽與少陰，是表裏同治的一大特點。

劉渡舟先生認爲，《傷寒論》對太少兩感證的治療，有開手三法，一是風寒之邪初客少陰，用麻黃細辛附子湯溫經發汗（301 條）；二是病程較長，正氣較弱，但未見下利、厥冷等，用麻黃附子甘草湯微發其汗（302 條）；三是病情繼續發展，症見下利清穀不止等嚴重的裏虛寒證，急用四逆湯回陽救逆（92 條）。

【原文】

少陰病(1)，得之二三日以上，心中煩，不得臥，黃連阿膠湯主之。（303）

〈黃連阿膠湯方〉黃連四兩，黃芩、芍藥各二兩，雞子黃二枚，阿膠三兩（一云(2)三挺）。

上五味，以水六升，先煮三物，取二升，去渣，內膠烊盡，小冷，內雞子黃，攪令相得，溫服七合，日三服。

【註解】

（1）少陰病：指心腎的病變，與前所言的少陰病含義不同。

（2）一云：《千金翼》卷十。

【白話圖解】

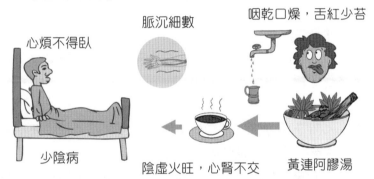

黃連阿膠湯方 { 黃連、黃芩：清瀉心火 　滋陰瀉火
　　　　　　　 芍藥、阿膠、雞子黃：滋補腎陰 　交通心腎

【按語】

少陰病為傷寒六經病變發展過程中的危重階段，少陰病病人抗病能力明顯衰退，是外感熱病中出現的急性、全身性的虛寒證，以心腎陽虛，陰寒內盛為基本病機，一般稱為寒化證，是少陰病的基本證型。

由於心為火臟，賴於腎水的滋養而不上亢。由於邪入少陰，損傷腎陰，或素體陰虛，復感外邪，病程發展中出

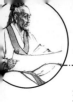

現心腎不交、邪從火化的病理轉變，爲少陰熱化證，是少陰病過程中的亞型。

黃連阿膠湯針對正虛邪實，以苦寒泄熱之藥配伍酸甘滋陰之品。因此本方具有兩方面的功效，一是以芩連爲主瀉心火，二是以阿膠爲主補腎陰。使得陰復火降，心腎相交而心煩自除，睡眠自安。

黃連阿膠湯臨床用於陰虛火旺之病證，如更年期綜合徵、神經衰弱、牙齦出血、痔瘡出血、慢性痢疾等療效較好。

【原文】

少陰病(1)，得之一二日，口中和(2)，其背惡寒(3)者，當灸之，附子湯主之。（304）

＜附子湯方＞附子二枚，炮，去皮，破八片；茯苓三兩、人參二兩、白朮四兩、芍藥三兩。

上五味，以水八升，煮取三升，去渣，溫服一升，日三服。

少陰病，身體痛，手足寒，骨節痛，脈沉者，附子湯主之。（305）

【註解】

（1）少陰病：指陽虛的體質。

（2）口中和：口中無異常感覺，不苦、不燥、不渴。提示無熱象，病不在三陽。

（3）背惡寒：全身惡寒，以背部尤甚。

【白話圖解】

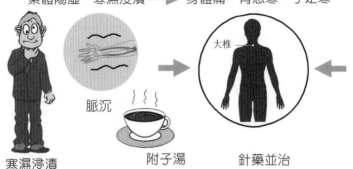

素體陽虛，寒濕浸漬 ➡ 身體痛，背惡寒，手足寒

脈沉

大椎

寒濕浸漬　　　　　附子湯　　　針藥並治

附子湯方：

酸柔制其燥性

人參：溫補元陽 ⎫
附子：溫經散寒 ⎬ 溫壯元陽以散寒濕 ⎫ 溫陽化濕
　　　　　　　　 ⎭　　　　　　　　⎬ 鎮痛祛寒
白朮：健脾燥濕 ⎫ 健脾化濕治水　　 ⎭
茯苓：淡滲利水 ⎭
芍藥：通血痺緩急止痛

【按語】

　　以上兩條，皆討論附子湯證，便於綜合理解，合為一體解釋。陽氣虛、寒濕浸漬引起的身體疼痛，臨床上主要見於老年人、產後受寒、骨質疏鬆症、外周血管病等。

　　附子湯溫而不燥，補而不膩，利而不傷，臨床上適合陽衰陰盛、寒濕阻滯的一類疾病。附子無干薑不熱，生附子配乾薑（29條）為直驅陰寒，回陽救逆之用。本方不用乾薑，而用熟附子配伍人參，重在扶陽而固本，再配以朮、苓，行水化濕，是張仲景溫陽蠲痺止痛的用法。在服附子湯的同時，兼用灸法，加強藥物溫經散寒的作用。至於所灸穴位，一般認為灸大椎、關元、氣海等。

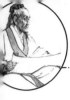

「身痛」一症，《傷寒論》多處提及，主要有麻黃湯證（35條），桂枝新加湯證（62條），風濕證（174條、175條）以及附子湯證。

身體痛鑒別	病　機	特　點
麻黃湯證	風寒閉塞腠理，經氣不利	無汗而痛，汗出痛減
桂枝新加湯證	營血不足，身體失養	身痛出現在汗後，汗越多痛越甚
風濕證	風濕痹阻氣血、留著關節	痛而重著，雨天、氣溫驟降疼痛加重
附子湯證	陽虛寒濕凝滯	遇冷或夜晚身痛加重

【原文】

少陰病(1)，下利便膿血者，桃花湯主之。（306）

＜桃花湯方＞赤石脂一斤、一半全用、一半篩末、乾薑一兩、粳米一升。

上三味，以水七升，煮米令熟，去渣，溫服七合，內赤石脂末，方寸匕，日三服。若一服癒，餘勿服。

少陰病，二三日至四五日(2)，腹痛，小便不利，下利不止，便膿血者，桃花湯主之。（307）

【註解】

（1）少陰病：指脾腎陽虛。乃腎陽虛衰，火不暖土所致，故以「少陰病」冠首。

（2）二三日至四五日：指病程較長，不要局限於日數。

【白話圖解】

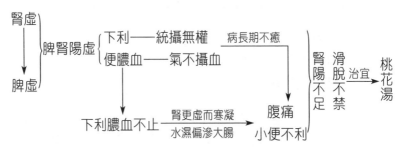

桃花湯方：

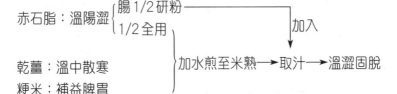

【按語】

　　本下利是脾腎陽虛、滑脫不禁所致，屬虛寒下利。雖然膿血雜下，既無裏急後重之證，又無臭穢之氣。呈滑脫失禁之狀，所下膿血色爲暗淡，與下利不止共爲本證的特徵。由於久瀉損傷精血，筋脈失於濡養，寒濕凝滯，氣血不和可見腹部綿綿作痛，喜溫喜按。

　　本證雖然脾腎陽虛，但治從中焦而固下焦。桃花湯以赤石脂的顏色命名，赤石脂一半與藥同煎，取其溫澀之性；另一半用藥汁沖服，使之留置胃腸，增加澀腸止瀉的效果。

　　本方爲虛寒久瀉而設，一般下利及熱利久瀉不適用。

【原文】

少陰病，下利便膿血者，可刺(1)。（308）

【註解】

（1）可刺：可以用針灸的方法治療。

【白話圖解】

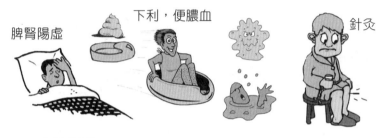

脾腎陽虛　　　下利，便膿血　　　針灸

【按語】

下利便膿血，除了用藥物治療外，也可用針刺的方法，若針藥並用療效更好。

古代一般泄實用刺法（143條）、虛寒用灸法（304條）。本條由於敘證簡略且無針刺的具體部位，故對其證之寒熱屬性頗多爭議。

【原文】

少陰病(1)，吐利，手足逆冷，煩躁欲死(2)者，吳茱萸湯主之。（309）

＜吳茱萸湯方＞（略，見243條）。

【註解】

（1）少陰病：意在與四逆湯證的鑒別，本證也出現吐利、手足冷等證，酷似四逆湯證，但不是全身陽氣虛衰的少陰病。

（2）煩躁欲死：胃脘不適，嘔吐頻繁、劇烈，表現出一種痛苦不堪之貌，與少陰病虛陽浮越之躁煩不同。

【白話圖解】

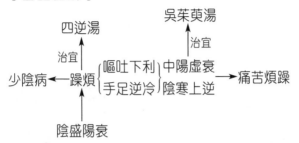

【按語】

本條與296條「吐利躁煩，四逆」的證候頗似，但本質有別。296條證重，為陰盛陽衰、虛陽浮越，以下利清穀為主，病勢向下。

本條證輕，為中陽虛寒、濁陰上逆，以嘔吐為主，病勢向上。

【原文】

少陰病，下利咽痛，胸滿心煩，豬膚湯主之。（310）

＜豬膚湯方＞豬膚(1)一斤。

上一味，以水一斗，煮取五升，去渣，加白蜜一升，白粉(2)五合，熬香，和令相得(3)，溫分六服。

【註解】

（1）豬膚：豬肉皮。

（2）白粉：即米粉，也作小麥粉。

（3）和令相得：即調和均勻。

【白話圖解】

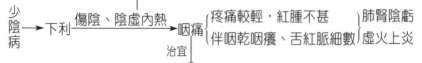

少
陰 → 下利　傷陰、陰虛內熱　　　　　　熱擾氣滯——心煩胸滿
病
　　　　　　　　　　　　　咽痛 ｛疼痛較輕，紅腫不甚 ｝肺腎陰虧
　　　　　　　　　　　　　　　　｛伴咽乾咽癢、舌紅脈細數 ｝虛火上炎

　　　　　　　　治宜
豬膚湯方：　　　　豬膚湯

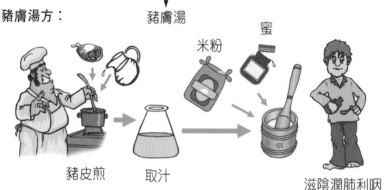

米粉　　蜜

豬皮煎　　取汁　　　　　　　滋陰潤肺利咽

【按語】

　　手少陰心脈，起於心中，出屬心系，下絡小腸，其支脈挾咽。足少陰腎脈，從腎上貫肝膈，入肺中，循咽喉，挾舌本，故張仲景將咽喉部的疾病，冠以「少陰病」，亦將「咽痛」作為邪入少陰病的證據之一（283條）。

　　本條「下利」，乃少陰陰虛而液泄於下的表現，既不同於陰盛陽衰的寒證下利，也不同於熱邪下迫的熱利，是引起陰虛咽痛的原因。驗之臨床，陰虛咽痛就不局限於下利所致。

　　豬膚湯，由豬皮、蜂蜜、米粉製成的糊狀膏劑，尤其說豬膚湯不如言豬膚膏更恰當。甘潤平補，滋陰潤肺以治咽痛。對慢性咽喉炎、熬夜咽痛、抽煙咽乾等有較好的療效。另外，長服豬膚湯對改善皮膚粗糙、頭髮枯焦、面部

皺紋等也有較好的療效。筆者在授課時，讓經常便秘、面部痤瘡的學生，將豬膚湯作早餐食用，能有療效。

【原文】

少陰病⑴，二三日，咽痛者，可與甘草湯，不差，與桔梗湯。（311）

＜甘草湯方＞甘草二兩。

上一味，以水三升，煮取一升半，去渣，溫服七合，日二服。

＜桔梗湯方＞桔梗一兩、甘草二兩。

上二味，以水三升，煮取一升，去渣，溫分再服。

【註解】

（1）少陰病：指少陰經受邪。

【白話圖解】

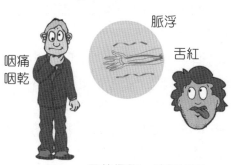

咽痛
咽乾

脈浮

舌紅

風熱侵襲，肺氣不宣

輕：甘草湯

重：桔梗湯

甘草湯方：生甘草 → 清熱解毒利咽

桔梗湯方：
甘草：清熱解毒
桔梗：開宣肺氣
｝宣肺清熱利咽

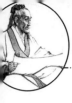
【按語】

「溫邪上受，首先犯肺」之妙語雖出於清代溫病學家葉天士，其根源於《傷寒論》。風寒之邪從皮毛而入，引起肌表營衛失調而爲太陽表證，治以辛溫發汗。咽喉爲肺之門戶，風熱之邪從口鼻而入，首見咽痛。

本條實爲風熱表證的萌芽，但張仲景由於受六經辨證的制約，將本證列於少陰，留下了《傷寒論》只有風寒表證而無風熱表證之憾。

桔梗湯是治療風熱咽痛的基本方，後世辛涼解表之名方桑菊飲、銀翹散皆由此方加味而成。

【原文】

少陰病，咽中傷，生瘡(1)，不能語言，聲不出(2)者，苦酒湯主之。（312）

＜苦酒湯方＞半夏十四枚洗，破如棗核、雞子一枚，去黃，內上苦酒(3)，著雞子殼中。

上二味，內半夏放苦酒中，以雞子殼置刀環(4)中，安火上，令三沸，去渣，少少含咽之，不差，更作三劑。

【註解】

（1）咽中傷，生瘡：傷，指病。生瘡，指潰瘍。即咽喉部出現潰瘍的疾病，是痰濁鬱聚而形成的潰瘍。不是一般咽喉紅腫痛熱後形成的潰瘍。

（2）不能語言，聲不出：指語言困難，聲音嘶啞。

（3）苦酒：米醋。

（4）刀環：即古錢。形狹長如刀，柄端有環中空，可架蛋殼，放火上。

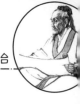

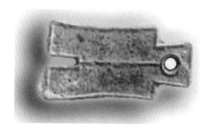

【白話圖解】

痰濁鬱聚 → 咽部 → 咽部潰爛，有哽塞感

破潰較甚涉及會厭部

語言困難，聲音嘶啞

痰熱鬱閉　治宜　苦
咽喉腐潰　　　　酒
　　　　　　　　湯

苦酒湯方：

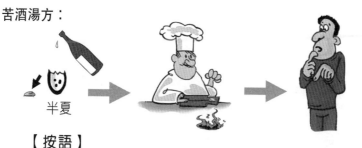

半夏

【按語】

少量含咽服藥方法，使藥物直接、持續作用於患部，有利於提高療效。這種劑型服法，開了現代口含、口漱劑的先河。

【原文】

少陰病(1)**，咽中痛，半夏散及湯主之。**（313）

〈半夏散及湯方〉半夏洗、桂枝去皮、甘草炙。

上三味，等分。各別搗篩已，合治之，白飲和服方寸匕，日三服。若不能散服者，以水一升，煎七沸，內散兩

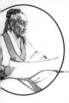
方寸匕，更煮三沸，下火，令小冷，少少咽之。半夏有
毒，不當散服。

【註解】

（1）少陰病：指少陰經受邪。

【白話圖解】

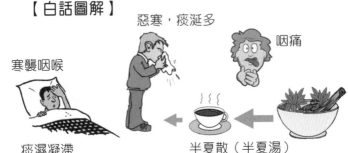

惡寒，痰涎多

咽痛

寒襲咽喉

痰濕凝滯

半夏散（半夏湯）

$$半夏散及湯方\begin{cases}半夏：滌痰開結\\桂枝\\甘草\end{cases}通陽散寒 \xrightarrow[服法]{研粉}\begin{cases}散劑：白飲和服\\湯劑\begin{cases}加水濃煎\\取汁含咽\end{cases}\end{cases}\begin{matrix}通陽散寒\\滌痰開結\end{matrix}$$

【按語】

本條敘述簡單，僅提「咽痛」，但從方藥來看，用半
夏（無痰者禁用）和桂枝（無風寒者禁用），推測本證咽
痛由風寒外侵、痰濕阻絡所致。

以上從310條至313條，皆論少陰咽痛證治。結合283
條，引起咽痛的原因有五，治法各異。

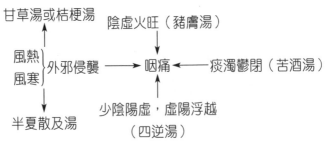

甘草湯或桔梗湯　　陰虛火旺（豬膚湯）

風熱
風寒　外邪侵襲 ⟶ 咽痛 ⟵ 痰濁鬱閉（苦酒湯）

少陰陽虛，虛陽浮越

半夏散及湯　　（四逆湯）

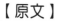

【原文】

少陰病(1)**，下利，白通湯主之。**（314）

＜白通湯方＞蔥白四莖、乾薑一兩、附子一枚，生，去皮，破八片。

上三味，以水三升，煮取一升，去渣，分溫再服。

【註解】

（1）少陰病：指少陰寒化證，下條同。

【白話圖解】

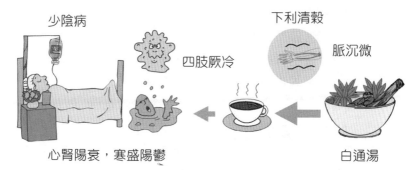

白通湯方：

蔥白：破陰通陽
附子
乾薑 ⎫回陽救逆 ⎬通陽散寒，回陽救逆

【按語】

少陰虛寒下利治以四逆湯（92條），本證用白通湯治之，主要因於寒盛困陽，陽鬱不達。四逆湯通陽不足，而白通湯在用薑、附的基礎上加用蔥白，意在破陰散寒，宣通陽氣。

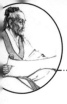

【原文】

少陰病，下利脈微者，與白通湯。利不止，厥逆無脈(1)，乾嘔煩(2)者，白通加豬膽汁湯主之。服湯脈暴出(3)者死，微續(4)者生。（315）

＜白通加豬膽汁湯方＞蔥白四莖、乾薑一兩、附子一枚，生，去皮，破八片；人尿五合，豬膽汁一合。

上五味，以水三升，煮取一升，去渣，內膽汁、人尿，和令相得，分溫再服。若無膽，亦可用。

【註解】

（1）無脈：脈沉微欲絕之意。

（2）煩：指躁煩，是陰盛格陽，虛陽浮越的標誌。

（3）脈暴出：脈搏突然浮大無根。

（4）微續：指脈搏由小到大，逐漸浮起。

【白話圖解】

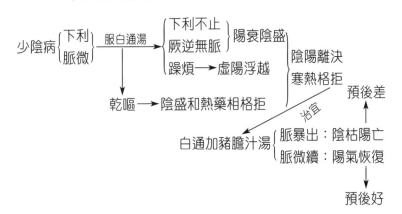

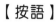

【按語】

服白通湯，利不僅不止，而見厥逆無脈等證，是陽亡陰竭、陰陽離決之重證。再投白通難以奏效。人尿與豬膽汁均所謂「血肉有情之品」，易被吸收而直接爲人所用，是一般草木滋陰之品所不能比擬的。人尿（一般用童尿）鹹寒益陰，豬膽汁苦寒滋液兼清虛熱。白通湯加此兩藥一則借其性寒反佐，引陽藥入陰分，使陰陽不發生格拒；更重要的是補津血，續已竭之陰，滋將枯之液，從陰引陽，奠定陽氣恢復的物質基礎。

人尿一直爲歷代醫家所推崇，《醫宗金鑒》的「柴胡清骨飲」方中就有人尿和豬膽汁，治療長期不癒的「低熱」能獲得較好的療效。

20世紀30年代用人尿治療肺結核咯血、潮熱。婦女產後或其他外傷出血時，在輸血條件不具備的情況下，急服人尿可收到某種搶救的效果。

【原文】

少陰病(1)，二三日不已，至四五日，腹痛、小便不利，四肢沉重(2)疼痛，自下利者，此爲有水氣(3)。其人或咳，或小便利，或下利，或嘔者，眞武湯主之。（316）

＜眞武湯方＞茯苓、芍藥各三兩，白朮二兩，生薑三兩，切；附子一枚，炮，去皮，破八片。

上五味，以水八升，煮取三升，去渣，溫服七合，日三服。若咳者，加五味子半升、細辛一兩、乾薑一兩；若小便利者，去茯苓；若下利者，去芍藥，加乾薑二兩；若嘔者，去附子，加生薑，足前爲半斤。

【註解】

（1）少陰病：指腎陽虛。

（2）沉重：含水腫之意。

（3）此為有水氣：指水氣氾濫的疾患。

【白話圖解】

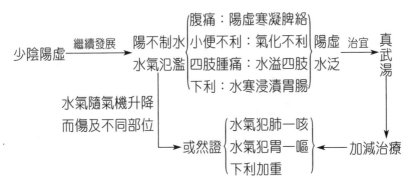

真武湯方（略，見82條）

真武湯加減方
- 咳：加五味子、乾薑、細辛，斂肺散寒
- 小便利：去茯苓，無須淡滲利水
- 下利甚：去芍藥加乾薑，增溫中之力
- 嘔：去附子加重生薑，和胃降逆止嘔

【按語】

　　本條與82條都是論述真武湯證，但兩者病因病機、證候表現略有不同。

　　82條，太陽病汗不如法，或誤發虛人之汗，而內傷少陰陽氣，水氣內動。本條邪犯少陰，脾腎陽虛，水氣氾濫。由於發病的過程不同及水氣氾濫的部位不同，證候表現稍有差異。病因、證候雖然不同，但陽虛水泛的病機一致，均用真武湯溫陽散寒以利水氣。

　　真武湯與附子湯均為溫陽之劑，方劑用藥上僅一味之差，但兩方作用大相徑庭。真武湯附子配生薑，溫通陽氣而散水氣；附子湯附子配人參，溫壯元陽而散寒氣。

【原文】

　　少陰病，下利清穀，裏寒外熱(1)，手足厥逆，脈微欲絕，身反不惡寒，其人面色赤(2)，或腹痛，或乾嘔，或咽痛，或利止脈不出者，通脈四逆湯主之。（317）

　　＜通脈四逆湯方＞甘草二兩，炙；附子大者一枚，生用，去皮，破八片；乾薑三兩，強人可四兩。

　　上三味，以水三升，煮取一升二合，去渣，分溫再服，其脈即出者癒。面色赤者，加蔥九莖；腹中痛者，去蔥，加芍藥二兩；嘔者，加生薑二兩；咽痛者，去芍藥，加桔梗一兩；利止脈不出者，去桔梗，加人參二兩。病皆與方相應者，乃服之。

【註解】

（1）裏寒外熱：指真寒假熱。
（2）面色赤：指面紅而嬌嫩，游移不定。

【白話圖解】

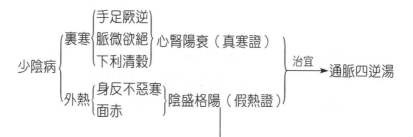

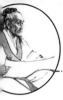

通脈四逆湯方及加減方：

附子〔大劑量
乾薑〕急驅陰寒　　　破陰回陽
　　　　　　　　　　通達內外
甘草——補益和中

格陽面赤加蔥白：宣通陽氣
寒凝腹痛加芍藥：緩急止痛
胃逆嘔吐加生薑：和胃降逆
陽浮咽痛加桔梗：宣肺利咽
陰竭利止脈不出加人參：補氣益陰

【按語】

少陰病裏寒外熱，裏寒指疾病的本質（陽衰），外熱指疾病的現象（虛陽浮越），即陽衰陰盛格陽證，亦爲真寒假熱證，比四逆湯證更甚一籌。通脈四逆湯在四逆湯的基礎上倍乾薑，並加大附子用量，意在增強破陰回陽的力量，急驅內寒而復將脫之陽氣。

「身反不惡寒」是通脈四逆湯證的主症，不僅是真寒假熱陰盛格陽的特徵，也是本證可以治療的關鍵。因爲治癒的關鍵在於一線殘陽，無假熱這一證候，則屬於純陰無陽之死候了。

本證「面赤」，紅而嬌嫩，遊移不定實爲戴陽證，既不同於太陽輕證，面色緣緣正赤而發熱惡寒未罷；也不同於陽明熱盛，面紅如醉如垢身熱不惡寒，是虛陽浮越的表現，也是真熱假寒證的辨證要點之一。

【原文】

少陰病(1)，四逆，其人或咳，或悸，或小便不利，或腹中痛，或泄利下重者，四逆散主之。（318）

〈四逆散方〉甘草炙；枳實破，水漬，炙乾；柴胡；芍藥。

上四味，各十分，搗篩，白飲和服方寸匕，日三服。

咳者，加五味子、乾薑各五分，並主下利；悸者，加桂枝五分；小便不利者，加茯苓五分；腹中痛者，加附子一枚，炮令坼(2)；泄利下重者，先以水五升，煮薤白三升，煮取三升，去渣，以散三方寸匕內湯中，煮取一升半，分溫再服。

【註解】

（1）少陰病：意義在於與少陰寒化證之四逆的鑒別。

（2）坼：裂開。

【白話圖解】

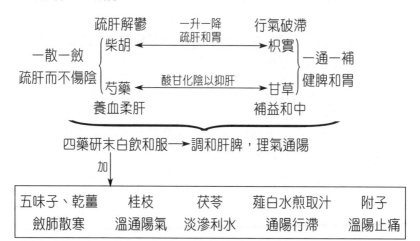

少陰病→四肢不溫
　　厥冷而下利——陽衰陰盛——→四逆湯
　　指頭微冷——氣滯陽鬱不宣——治宜→四逆散——加減
影響不同的部位
　　咳：肺寒氣逆
　　悸：心陽失於宣通
　　小便不利：水道失調
　　腹痛泄利下重：木鬱剋土

四逆散方及加減方：

疏肝解鬱　　一升一降 疏肝和胃　　行氣破滯
一散一斂 疏肝而不傷陰　　柴胡←→枳實　　一通一補 健脾和胃
　　芍藥　酸甘化陰以抑肝　甘草
養血柔肝　　　　　　補益和中

四藥研末白飲和服→調和肝脾，理氣通陽
加

五味子、乾薑	桂枝	茯苓	薤白水煎取汁	附子
斂肺散寒	溫通陽氣	淡滲利水	通陽行滯	溫陽止痛

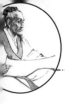

【按語】

少陰病見四肢逆冷，以陽虛四肢失溫居多，但也見於肝胃氣滯，陽鬱不達四肢的，本證即是。

四逆散也是以治療四肢逆冷而得名，與四逆湯名稱雖同，但組方意義不同，方中無一味辛熱回陽之品，意在疏肝理脾，通陽解鬱，和中緩急。四逆散是調和肝脾之祖方，後世治肝脾不和諸方，如逍遙散、柴胡疏肝散等皆是本方加減衍生變化的產物。

四逆散在臨床上運用範圍較大，治療病證較多。不僅廣泛運用於慢性胃炎、胃潰瘍、胃腸易激綜合徵、腸炎等，而且對肝氣瘀滯所致的月經後期、痛經、閉經、帶下病等，用本方加味，每獲良效。

曾在授課時，有一位女生，手足冷，而口角經常上火生瘡，究其原因是手足冷而常服腎氣丸。視其人面色紅潤，舌紅，診其脈見弦而有力，問其證常心煩鬱悶。實非陽虛之相，屬陽鬱之機。先以四逆散加當歸、桂枝、白朮、茯苓、麥芽、丹皮。服藥14劑後，學生自感心情舒暢，胸悶心煩、口瘡頓消，後以逍遙散善後，半年之後手足冷好轉，口瘡未現。

【原文】

少陰病(1)，下利六七日，咳而嘔渴，心煩不得眠者，豬苓湯主之。（319）

　＜豬苓湯方＞（略，見223條）。

【註解】

（1）少陰病：指少陰熱化，餘熱傷陰。

【白話圖解】

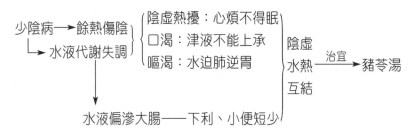

【按語】

　　本條與223條皆為豬苓湯證，病機、證候基本相似，唯發病經過不同。223條是陽明病恢復期，餘熱傷陰，水熱互結。本條是少陰病陰虛熱化，水熱互結。治用豬苓湯育陰清熱，利水通陽。

　　腎主水，對水液代謝起重要作用，然而腎的主水功能和腎陽、腎陰的平衡協調有關。若腎陽虛衰，不能制水則可上泛為患，即真武湯證。腎陰虧損，水熱互結而腎的主水功能失調，水蓄不行為病，即豬苓湯證。

　　「心煩不得眠」之證，論中多次提及，但治不相同，當須辨之。

少陰病 不同證 對比	梔子豉湯證	黃連阿膠湯證	豬苓湯證
病　機	無形邪熱留於胸膈	無形邪熱留於胸膈	陰虛水停神失所養
舌　脈	苔薄黃、脈數	舌紅少苔、脈細數	舌紅苔滑、脈細數而弦
病　性	熱證	虛中挾實	虛實兼挾
治　法	清法	清補兼施	消為主兼補兼清

【原文】

少陰病，得之二三日，口燥咽乾(1)者，急下之，宜大承氣湯。（320）

【註解】

（1）口燥咽乾：指少陰病燥化現象。

【白話圖解】

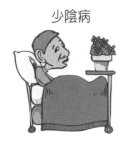
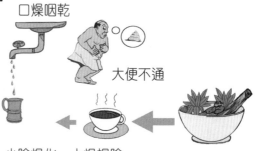

少陰病　　口燥咽乾　　大便不通

少陰燥化，土燥竭陰　　大承氣湯急下

【按語】

少陰病爲陽虛證，本無攻下之理，若用下法，則是少陰病中出現了燥化。由於陽明燥實灼爍真陰，證重勢急，急下的目的是保存腎陰，如稍有延誤，則真陰完全枯竭，危亡立至。

本條證候敘述簡單，只有「口燥咽乾」一證，若作爲急下的依據，尚欠妥當。需結合全部脈證進行分析方可不誤。「口燥咽乾」是燥屎內結，蒸灼津液，腎陰損傷的反應。既然用大承氣湯急下，一定還有其他燥實內阻的表現，條文沒有提到屬於省文筆法，學者不可不知。

【原文】

少陰病，自利清水，色純青(1)，心下(2)必痛，口乾燥

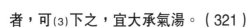

者，可(3)下之，宜大承氣湯。（321）

【註解】

（1）自利清水，色純青：屬熱結旁流，乃燥屎內結，迫液旁流而致。實際上是不完全性梗阻，表現為量少色黑而臭穢異常。

（2）心下：指脘腹部。

（3）可：《玉函》卷四、《註解傷寒論》卷六作「急」。

【白話圖解】

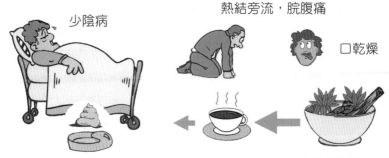

少陰病

熱結旁流，脘腹痛

口乾燥

燥實內結，腑氣不通

大承氣湯急下

【按語】

本條下利，治用攻下，似乎通因通用，實際上仍然是通因塞用。下利越厲害，津液損傷就越重，燥結更甚，真陰有枯竭之虞。只有實邪去，利方能止，垂絕之陰尚能挽救，故治以急下而存陰。

【原文】

少陰病，六七日(1)，腹脹不大便者，急下之，宜大承氣湯。（322）

【註解】

（1）六七日：指病程長，可達十數日，不要拘泥日期。

【白話圖解】

少陰病 ──六七日──▶ 少陰燥化 ⎰ 不大便──燥實內結 ──急下──▶ 大承氣湯
　　　　　　　　　　　　　　　　⎱ 腹脹痛──腑氣不通

【按語】

本條「腹脹不大便」，而用急下，說明並非一般的腹脹，而是腹滿不減，減不足言之證，燥結的程度很重，有竭陰之虞，故急用攻下，瀉土以救水。

第320條、第321條、第322條原文稱爲少陰三急下證。少陰三急下證，是陽明病過程中出現的燥化機轉，既有陽明燥實，又有少陰真虛，與陽明三急下證有著本質的不同。少陰三急下證屬於本虛標實，急下僅爲「急者治標」之法。陽明三急下證屬於實熱證，急下是治本之法。

【原文】

少陰病，脈沉(1)者，急溫之，宜四逆湯。（323）

【註解】

（1）脈沉：指沉微細。

【白話圖解】

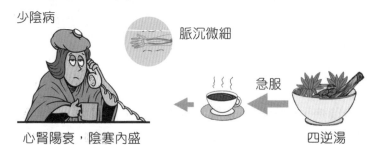

少陰病

脈沉微細

急服

心腎陽衰，陰寒內盛

四逆湯

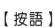

【按語】

本條文與281條遙相呼應，強調少陰寒化證早期治療的意義。少陰證候未必悉具，僅見脈沉微細，或但欲寐，採用急溫之的方法，示人對於寒化證務必早期治療，以免延誤病情。因為脈沉微細，少陰虛寒的本質完全畢露，若不急用溫法，那麼下利、厥逆等亡陽證候接踵而來，再用溫法，不亦晚乎。臨床之際，應有見一葉而知秋之明察，掌握疾病發展變化的規律，提高對疾病變化的預見性，及早治療，防止疾病惡化。

【原文】

少陰病，飲食入口則吐，心中溫溫(1)欲吐，復不能吐。始得之，手足寒，脈弦遲者，此胸中實(2)，不可下也，當吐之。若隔上(3)有寒飲，乾嘔者，不可吐也，當溫之，宜四逆湯。（324）

【註解】

（1）溫溫：「溫」通「慍」，自覺胸中鬱悶不舒。

（2）胸中實：指脘膈有痰食阻滯。

（3）隔上：指脘膈部。

【白話圖解】

飲食入口則吐
脘膈溫溫欲吐
→ 吐不出

少陰病｛病程長／脈沉微細／手足厥冷｝ 陽衰陰盛　濁陰上逆 ── 當溫 → 四逆湯

脘膈實邪｛初得病／手足微寒／脈弦遲｝ 邪阻脘膈　陽鬱不宣 ── 當吐 → 瓜蒂散

【按語】

少陰病虛寒證，可以發生飲食入口則吐，心中溫溫欲吐，復不能吐的證候，是少陰陰寒上逆，胃中無物可吐的表現。但是胸中實邪阻滯，同樣可以發生這些證候。本條用同中求異的辨證方法加以鑒別診斷，提出不同的治療方法，值得後學者借鑒。

脘膈有寒飲，為何不用理中湯而用四逆湯？關鍵在於寒飲來於何處，若源於脾虛，治當理中；若為少陰病，寒自腎虛而起，下焦寒飲上溢而致，須用四逆湯直達下焦，溫陽祛寒，陽復而寒飲自化。

【原文】

少陰病，下利，脈微澀(1)，嘔而汗出，必數更衣，反少(2)者，當溫其上，灸之(3)。（325）

【註解】

（1）澀：澀而無力，主血虛。

（2）必數更衣，反少：大便次數多而量少。

（3）當溫其上，灸之：即溫灸上部穴位，如灸百會穴。

【白話圖解】

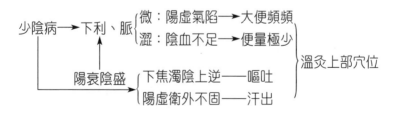

【按語】

本條病情複雜，不但陽虛氣陷，而且營血虛少；不但陰寒盛，而且表陽不固，然而綜合全部病證，總以陽虛爲本。但是，陽虛氣陷伴有陰盛氣逆，單用升陽之劑，礙於嘔吐；單用降逆之劑，有礙下利，湯劑難施，取其溫經升氣，使陽升利止，乃是一種補湯劑不足的權宜方法。根據前輩們經驗，可灸百會穴。

少陰病總結

少陰病以心腎陽衰，陰寒內盛爲主要病機，爲全身性虛寒證，又稱少陰寒化證。由於心主火、腎主水，水火失濟，故又有陰虛陽亢之少陰熱化證。少陰病是外感病發展過程中的危重階段，且病情複雜。所以正確辨證、果斷治療與少陰病預後的好壞密切相關。

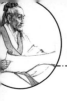
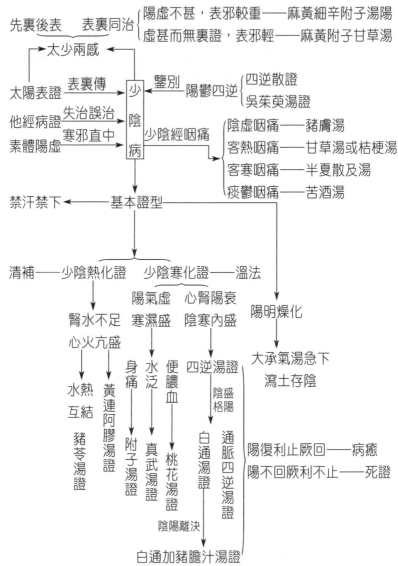

辨厥陰病脈證並治

【原文】

厥陰之為病，消渴，氣上撞心(1)，心中疼熱(2)，饑而不欲食，食則吐蚘(3)，下之利不止。（326）

【註解】

（1）氣上撞心：心，非指心臟，是部位概念，泛指心胸部位。氣上撞心，病人自覺胃脘部有一股氣體向上沖逆。

（2）心中疼熱：胃脘部疼痛，伴有灼熱感。

（3）吐蚘：靈活理解，有蚘吐蚘，無蚘作「嘔吐」解。

【白話圖解】

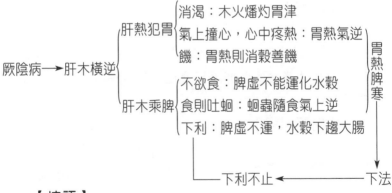

【按語】

厥陰病是六經傳變中最後一個階段，根據陰陽消長的規律，陰盡則陽生，厥陰為三陰之盡，故病情演變多趨極端，既不同於太陰病脾虛寒證，亦不同於少陰病心腎陽虛

的寒化證或心腎不交的熱化證。

由於厥陰肝經爲風木之臟，內寄相火，病邪深入厥陰，一方面木火橫逆犯胃，肝胃氣逆表現出上熱的症候；另一方面肝木乘土，脾陽受傷而表現出下寒的證候爲上熱下寒證。儘管脾胃爲病，但由肝病所導致，與脾胃本身的病變有著本質的區別。此外，厥陰病還有反映六經病轉歸、預後，正邪相爭互有勝負的厥熱勝復證，單純的厥陰寒證與厥陰熱證等。

本條雖列厥陰病篇之首，不能作爲厥陰病的提綱，僅爲厥陰病上熱下寒證提綱。但其揭示了厥陰病以肝經爲病變中心的病變特徵，反映了肝經的病理機制，有著重要意義。

【原文】

厥陰中風(1)，脈微浮(2)爲欲癒，不浮爲未癒。（327）

【註解】

（1）厥陰中風：風寒邪氣侵犯厥陰經脈。

（2）脈微浮：微，指沉微。脈微浮，沉微之脈逐漸浮起，標誌著陰寒之邪逐漸衰退，陽氣逐漸恢復，是陰轉陽的佳兆。

【白話圖解】

風寒→厥陰經→損傷陽氣──脈沉微 { 脈浮──陽復寒祛─病癒　脈不浮──寒盛陽虛──病未癒 }

【按語】

本條文以脈象辨厥陰病欲癒與未癒。

本論《辨脈法》指出：「凡脈大、浮、數、動、滑，

此名陽也；脈沉、澀、弱、弦、微，此名陰也。凡陰病見陽脈者生，陽病見陰脈者死。」厥陰寒證見浮脈，表示陽氣在恢復，故預後好。

【原文】

厥陰病欲解時，從醜至卯上(1)。（328）

【註解】

（1）丑至卯上：丑、寅、卯三個時辰，即早晨1點至上午7點。

【白話圖解】

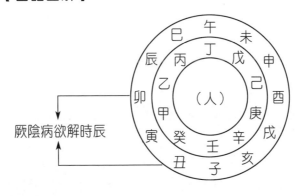

厥陰病欲解時辰

【按語】

厥陰與少陽相表裏，少陽爲一陽之氣，旺於寅、卯、辰三時。從寅至卯上正是少陽之氣從生髮到旺盛的時間，故此時厥陰得陽氣之相助，而爲其病欲解的最有利時機。

【原文】

厥陰病，渴欲飲水(1)者，少少與之癒。（329）

【註解】

（1）渴欲飲水：是邪退陽復的表現，由於陽氣乍復，津液一時不及上承，故口渴。

【白話圖解】

厥陰病──→口渴 ⎧陽復陰退──無須治療，少量飲水
⎨寒熱錯雜 ⎫
⎩陽復太過 ⎭口渴甚，須服藥治療

【按語】

厥陰病出現口渴有三種情況：

1.厥陰病寒熱錯雜、上熱下寒出現的「消渴」。這種消渴是渴欲飲水，飲而復渴，口渴的程度比較嚴重。

2.厥陰病陽復太過，陽熱亢盛，灼傷津液。這種口渴是大煩渴不解。

3.厥陰病邪退陽復的口渴是由於陽氣乍復，津液一時不及上承，因而口渴。這種口渴不同於以上口渴，僅僅是渴欲飲水罷了。

本條口渴屬第三種情況，治療不需藥物，只要少量的給水，滋助津液，使陰陽自和，疾病亦可自癒。若飲水過多，恐陽氣初復，不能化氣行水，反而造成停飲之證，因此也不宜過多飲水。

【原文】

諸(1)四逆厥(2)者，不可下(3)之，虛家亦然。（330）

【註解】

（1）諸：此為發語詞，非所有之意。

（2）四逆厥：指手足厥冷。

（3）下：指祛邪的治法，包括清、下、吐、汗等法。

【白話圖解】

四肢厥冷 ｛ 陽虛陰盛——不可下 ←——各種虛證
　　　　　 熱實陽鬱——可下

【按語】

致厥的原因很多，有寒熱虛實之別，但以陽虛陰盛之厥爲多見。本條限定了「四逆厥」不可下的範圍，即指陽虛寒厥。同時也可理解「虛家」雖不見厥亦不可下之。

【原文】

傷寒(1)先厥(2)，後發熱(3)而利者，必自止，見厥復利。（331）

【註解】

（1）傷寒：廣義傷寒，此指厥陰病，以下數條皆同。

（2）厥：四肢厥冷，代指陰盛。

（3）發熱：代指陽氣恢復。

【白話圖解】

厥陰病→陽虛陰盛 ｛ 手足厥冷厥陰病——陰盛——→利不止
　　　　　　　　　 下利——陽復——→利止

【按語】

從本條至342條是討論陰陽勝復問題的內容。厥陰病處於邪正相手的最後階段，正邪互勝，病勢不定。故陰陽勝復是厥陰篇的重要內容，反映了六經病最終結局——病癒或病爲死證。

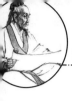

《傷寒論》是根據厥熱時間的長短，闡述陰陽消長、正邪相互進退的病勢，判斷疾病的預後。厥爲陰盛，熱爲陽復。因此，厥多於熱，是陰盛而陽復不及，爲病進；熱多於厥，是陽復而陰退，爲病退；厥熱相等，是正復邪去，爲病癒；發熱不除，是陽復太過，亦爲病進。

本條厥逆在先，發熱在後，是爲寒厥而陽氣來復。若陽復不及，陰邪又勝，就可再次發生厥逆，於是下利也隨之發作。揭示厥、熱與下利的關係，對於推斷病勢的進退有一定的幫助。

【原文】

傷寒始發熱六日，厥反九日而利。凡厥利者，當不能食，今反能食者，恐爲除中(1)。食以索餅(2)，不發熱者，知胃氣尚在，必癒，恐暴熱(3)來出而復去也。後日脈之(4)，其熱續在者，期之旦日(5)夜半癒。所以然者，本發熱六日，厥反九日，復發熱三日，並前六日，亦爲九日，與厥相應，故期之旦日夜半癒。後三日脈之，而脈數，其熱不罷者，此爲熱氣有餘，必發癰膿也。（332）

【註解】

（1）除中：證候名，中氣敗絕之危候。表現爲證情危重而反思飲食。

（2）食以索餅：「食」讀「飼」，讓他人吃東西。索餅指麵條。

（3）暴熱：短暫的熱象，屬假熱，是迴光返照的表現之一。

（4）脈之：脈，作動詞，診察之意。

（5）旦日：明天。

【白話圖解】

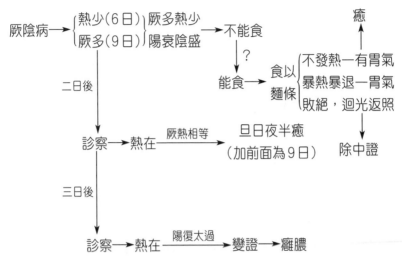

【按語】

除中證多見於病情危重之時，數日奄奄一息、不欲飲食，突然想吃某樣平時喜歡的食物，是胃氣衰敗的象徵，亦是「迴光返照」的一種表現。本條恐為除中證，但不能確診，用食以索餅的方法進行診斷，是當時醫療等條件的局限。而在現代，病至如此階段，患者的各項生命體徵，如呼吸、心律、血壓會明顯發生變化，一般不難確診。

本條總的精神說明，厥熱勝復向癒的機制是厥熱相等，若陽復太過又會產生其他變證。

【原文】

傷寒(1)脈遲六七日，而反與黃芩湯徹其熱。脈遲(2)為寒，今與黃芩湯，復除其熱，腹中應冷，當不能食，今

反能食，此名除中，必死。（333）

【註解】

（1）傷寒：狹義傷寒，意為病起於傷寒表證（以下條文同）。

（2）脈遲：有有力和無力之分，脈遲有力多見於實熱證，脈遲無力多見於虛寒證。

【白話圖解】

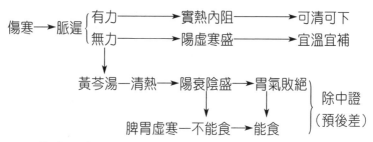

【按語】

脈遲為陽虛寒盛，反用苦寒的黃芩湯清熱，不僅大傷胃氣，而且導致陽氣更加虛衰。脈遲為寒，一般說不會用苦寒之品，之所以與黃芩湯清其熱，很可能有陽氣回復之象，如出現微熱而渴、下利未止等。

醫者誤認為少陽熱利，投與黃芩湯，致成除中證。強調同中求異辨證的重要性是本條精神。

【原文】

傷寒先厥後發熱，下利必自止，而反汗出，咽中痛者，其喉為痹(1)。發熱無汗，而利必自止，若不止，必便膿血，便膿血者，其喉不痹(2)。（334）

【註解】

（1）其喉為痹：咽喉閉塞不通。

（2）便膿血者，其喉不痹：說明便膿血、喉痹兩種變證不是並見的。

【白話圖解】

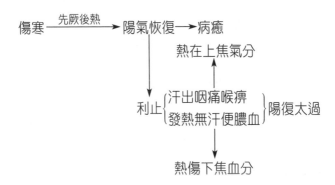

【按語】

陽氣不足，陰寒內盛可見厥逆、下利等症，隨著陽氣恢復，陰寒退舍則厥除而變身熱，下利也將自止。故曰：「傷寒先厥後發熱，下利必自止。」從陰陽勝復的道理來看，確實是最好的轉歸。但是陽復也不能太過，否則必然產生其他變證。本條舉咽痛喉痹、便膿血，說明變證的出現是多樣的，熱既可上灼咽喉為咽痛喉痹；亦可損傷下焦血分而下利膿血。治療應遵循「隨證治之」原則。

【原文】

傷寒一二日至四五日，厥者必發熱，前熱者後必厥，厥深者熱亦深，厥微者熱亦微。厥應下之(1)，而反發汗者，必口傷爛赤(2)。（335）

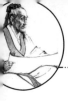

【註解】

（1）下之：指清熱、瀉下之法，承氣湯和白虎湯都可隨證選用。

（2）口傷爛赤：指口舌生瘡，紅腫糜爛。

【白話圖解】

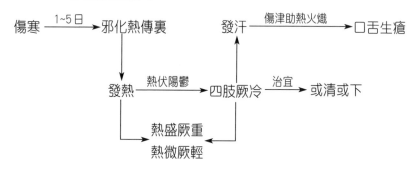

【按語】

本條文闡述了熱厥證的辨證要點。熱厥是因熱邪深伏，陽不外達，而出現四肢厥冷的證候。

「厥者必發熱，前熱者後必厥」說明了熱厥與發熱的關係，發熱在先，厥冷在後，與厥在先之寒厥證截然不同。「厥深者熱亦深，厥微者熱亦微」說明厥的輕重與邪熱伏鬱的程度有關。四肢厥冷越甚，熱邪伏鬱越深；四肢厥冷較輕，熱鬱程度也輕。這對熱厥的辨證極有參考價值。熱厥證的治療可見原文350條。

【原文】

傷寒病(1)，厥五日，熱亦五日，設六日當復厥，不厥者自癒。厥終不過五日，以熱五日，故知自癒。（336）

【註解】

（1）傷寒病：指外感熱病。

【白話圖解】

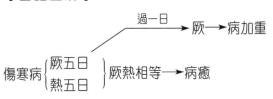

【按語】

厥、熱各五日，時間相等，無太過不及，正復邪去，故知自癒。厥與熱的日數多少，表示時間的長短，據此推斷病勢的進退，臨床不必拘泥。

【原文】

凡厥者，陰陽氣(1)不相順接，便為厥。厥者，手足逆冷者是也。（337）

【註解】

（1）陰陽氣：指表裏之氣，即四肢之氣與臟腑之氣。

【白話圖解】

厥｛裏（臟腑）→陰氣
　　表（四肢）→陽氣｝輸布失常｛陽虛
　　　　　　　　　　　　　陽鬱｝四肢厥冷

【按語】

厥是傷寒病常見的證候之一，其特徵為手足厥冷。它不是單獨的疾病，而是出現在多種疾病中的一種證候。手足厥冷的原因儘管很多，但以陰陽氣失去相對平衡，不能相互貫通為其總病機。因此，無論什麼疾病，凡表裏之

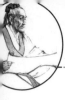

氣、臟腑之氣不能貫通就會產生厥證。例如，寒極陽虛，陽氣不能溫達四肢而導致手足厥冷爲寒厥；熱伏陽鬱，陽氣不能透達而導致手足厥冷爲熱厥。

所以，「陰陽氣不相順接」是多種厥證的共同病機，「手足厥冷」是厥證的必具證候。

【原文】

傷寒脈微而厥，至七八日膚冷，其人躁無暫安時者，此爲藏厥(1)，非蛔厥(2)也。蛔厥者，其人當吐蛔。今病者靜，而復時煩者，此爲藏寒(3)，蛔上入其膈，故煩，須臾復止，得食而嘔，又煩者，蛔聞食臭(4)出，其人常自吐蛔。蛔厥者，烏梅丸主之。又主久利。（338）

＜烏梅丸方＞烏梅三百枚、細辛六兩、乾薑十兩、黃連十六兩、當歸四兩、附子六兩，炮，去皮；蜀椒四兩，出汗(5)；桂枝六兩，去皮；人參六兩、黃蘗六兩。

上十味，異搗篩，合治之，以苦酒漬烏梅一宿，去核，蒸之五斗(6)米下，飯熟搗成泥，和藥令相得，內臼中，與蜜杵二千下，丸如梧桐子大，先食飲服十丸，日三服，稍加至二十丸。禁生冷、滑物、臭食等。

【註解】

（1）藏厥：藏，臟也。藏厥，指內臟眞陽極虛而致四肢厥冷。

（2）蛔厥：因蛔蟲內擾，疼痛劇烈，氣機逆亂而致四肢逆冷。

（3）藏寒：即臟寒，指腸寒。是由脾臟虛寒所致。

（4）食臭：指食物濃烈的氣味。

（5）出汗：指用微火炒蜀椒，使其水分與油脂向外滲出。

（6）斗：《玉函》卷八、《註解傷寒論》卷六均作「升」。

【白話圖解】

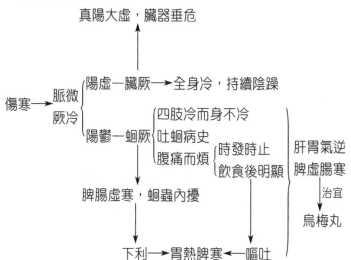

真陽大虛，臟器垂危

傷寒──脈微厥冷

陽虛─臟厥──全身冷，持續陰躁

真陽大虛，臟器垂危

陽鬱─蛔厥──四肢冷而身不冷／吐蛔病史／腹痛而煩

脾腸虛寒，蛔蟲內擾

時發時止／飲食後明顯

肝胃氣逆／脾虛腸寒

治宜

烏梅丸

下利──胃熱脾寒──嘔吐

烏梅丸方：

酸以斂肝──烏梅在米醋中浸一宿

辛開苦降｛細辛乾薑附子蜀椒桂枝：溫陽散寒／黃連、黃柏：苦寒清熱

甘補氣血｛當歸：補肝血而柔肝／人參：補脾氣而散寒

疏肝泄熱，溫陽安蛔／分別搗碎／篩出細末──與米飯搗成泥

與蜜為丸

冷、刺激性食物←忌口─飯前服用

【按語】

傷寒脈微而（肢）厥，是藏厥與蛔厥共有的證候，本

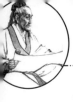

條示人運用「同中求異」的辨證方法，結合全部脈證，進行辨證治療。雖以藏厥、蛔厥為例，其實在於強調「陽虛」與「陽鬱」的辨證。

烏梅丸是一個治療脾胃寒熱錯雜的代表方。厥陰肝木內寄相火，病至厥陰則木火上炎，木火橫逆犯胃，肝胃氣逆而表現出上熱的證候，脾陽受傷而表現出下寒的證候。正如《諸病源候論》所言：「陰陽各趨其極，陽並於上則上熱，陰並於下則下冷。」

烏梅丸證雖言蛔厥證，但胃熱腸寒，寒熱錯雜是其真正的病因。有蛔蟲者，因腸寒而不利蛔蟲生存，則擾動不安，表現為腹痛、吐蛔、煩躁等症。若無蛔蟲者，肝胃火逆，燔灼胃津則消渴、嘔吐、心中疼熱、易饑；肝木乘脾，脾寒不運則不欲食、下利。因此，縱觀烏梅丸全方無一味驅蟲藥，其組方具有辛開苦降，寒熱並用，補瀉兼施的配伍特點，屬和法範疇，應列入和解劑。方劑學教材一直將烏梅丸列入驅蟲劑，過於局限。

烏梅丸又有酸澀固脫的作用，故可治療日久下利，特別對於陰陽兩傷，木火內熾之下利尤為適宜。臨床上烏梅丸不僅可以治療膽道蛔蟲症、腸道蛔蟲症等，亦可治療胃炎、腸炎、結腸炎等。

【原文】

傷寒熱少微厥(1)，指(2)頭寒，嘿嘿不欲食，煩躁，數日小便利，色白者，此熱除也。欲得食，其病為癒。若厥而嘔，胸脅煩滿者，其後必便血。（339）

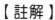

【註解】

（1）熱少微厥：根據第335條，為熱厥輕證。

（2）指：《千金翼》卷十作「稍」解。

【白話圖解】

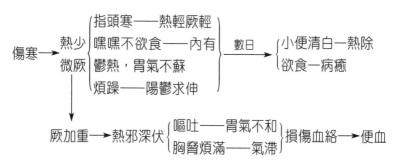

【按語】

本條根據「厥」的程度，判斷「熱」的輕重，是原文335條的具體表現。

脾胃虛寒一般不欲食，若患者能夠進食，說明脾胃之氣漸復，但要注意和除中證相鑒別。

【原文】

病者手足厥冷，言我不結胸(1)，小腹滿，按之痛者，此冷結在膀胱關元(2)也。（340）

【註解】

（1）不結胸：否定中上焦的病變，說明病位在下。

（2）膀胱關元：指小腹部位。

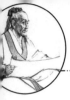

【白話圖解】

病人 → 手足冷 ⎰ 不結胸——上焦、中焦陽氣暢通 ⎱
　　　　　　⎨ 小腹滿按之痛——寒凝氣滯不通 ⎬ 陽虛寒凝
　　　　　　⎩ 小腹喜溫怕寒，小便清白——陽虛 ⎭

【按語】

　　陽氣不足，寒凝下焦，陽氣不得輸布，不僅手足厥冷，而且腹滿，按之痛，並且喜溫怕寒，小便清白。雖未列出治法，但根據病機可用「祛寒通陽法」，如灸關元穴或服用當歸四逆加吳茱萸生薑湯治之。

【原文】

　　傷寒發熱四日，厥反三日，復熱四日，厥少熱多者，其病當癒。四日至七日，熱不除者，必(1)便膿血(2)。（341）

【註解】

（1）必：作「可能」解。

（2）便膿血：便血，代指損傷下焦絡脈。

【白話圖解】

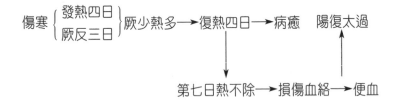

【按語】

　　本條文陽復太過，損傷下焦血絡，出現便血，僅僅舉例而言。臨床上陽虛病人服用溫藥太過而出現燥熱現象，

如牙痛、出鼻血、小便黃赤、大便乾結等是比較多見的。因此，服用溫燥藥物也要中病即止，不可濫用、久用。

【原文】

傷寒厥四日，熱反三日，復厥五日，其病為進(1)。寒多熱少，陽氣退(2)，故為進也。（342）

【註解】

（1）進：嚴重、兇險、惡候。

（2）退：衰。

【白話圖解】

傷寒 { 厥四日 / 熱反三日 } 厥多熱少 → 復厥五日 → 病進

↓　　　　　　　　↑

陰盛陽衰 ─────────

【按語】

從厥熱的時間看，先厥四日，熱反三日，已經是陽復不及，繼而又厥五日，厥冷的時間是發熱時間的三倍，表明陽氣大虛、陰寒內盛，病情十分嚴重，接下來，厥陰死證就會接踵而來。

【原文】

傷寒六七日，脈微，手足厥冷，煩躁，灸厥陰(1)，厥不還者，死。（343）

【註解】

（1）灸厥陰：指灸厥陰經穴位。張令韶主張灸行間、章門穴，亦有人提出灸關元、氣海等穴。

【白話圖解】

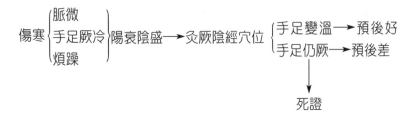

【按語】

本條斷爲死候的原因是治療後厥冷不見好轉，表明陽氣衰絕，難以恢復。

【原文】

傷寒發熱，下利厥逆，躁不得臥(1)者，死。（344）

【註解】

（1）躁不得臥：手足不自主地動，意識不清，屬陽衰心神浮越的表現。

【白話圖解】

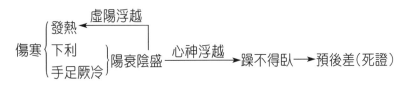

【按語】

厥陰病出現發熱，有陽復和亡陽兩種可能，應仔細分析，不可輕下結論。若爲陽復，發熱必伴見利止厥回；若下利、厥冷之時出現發熱則爲陽亡。本條文顯然是虛陽外亡，心神浮越之重證，故曰死。

【原文】

傷寒發熱，下利至甚(1)，厥不止者，死。（345）

【註解】

（1）下利至甚：下利呈現出不止的狀態，陽氣極衰，下元不固的反映。

【白話圖解】

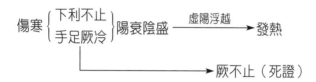

【按語】

下利不止意味著不僅陽衰而且陰液將竭，厥不止而下利止則陰竭陽絕，故爲死證。

【原文】

傷寒六七日不利，便發熱而利，其人汗出不止者，死。有陰無陽(1)故也。（346）

【註解】

（1）有陰無陽：指陰陽離決，是對「死」的自注。

【白話圖解】

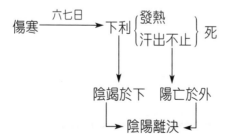

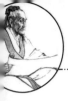

【按語】

　　傷寒六七日不利，病情本身不重。但突然出現發熱，需要辨別是陽復還是陽衰陰盛。若爲陽復，發熱而當利止，今突然出現發熱、下利，並且汗出不止，可見是陰盛陽亡的表現，是病情加重的徵兆。

【原文】

　　傷寒五六日，不結胸，腹濡(1)，脈虛復厥者，不可下，此亡血，下之死。（347）

【註解】

　　（1）腹濡：腹部按之柔軟。

【白話圖解】

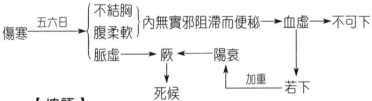

【按語】

　　本條原文雖未言「便秘」，但從「不可下」推測有之，結合不結胸和腹濡，當爲血虛便秘。血虛發展爲陽虛故見四肢厥冷，治恐回陽尤不及，而反下之，必陽亡陰竭，預後不良。

【原文】

　　發熱而厥(1)，七日下利者，為難治。（348）

【註解】

　　（1）發熱而厥：以證候言病勢，反映正邪相爭。

【白話圖解】

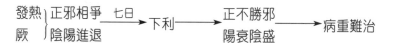

【按語】

厥熱往復是正邪相爭，陰陽進退的反應。正能勝邪，陽氣恢復則厥利當止。若正不勝邪，陰寒內盛，不僅厥不除而下利不止。本條所言爲陽衰陰盛，故曰難治。

從243條至本條，列舉了諸多死證和難治證，皆承接前厥熱勝復，進一步論述「陽衰陰盛，虛陽浮越」是病情惡化的必然規律，不僅揭示了外感病中「陽氣存亡」的意義，而且反映了六經病最後階段，陽衰的最惡結局。

【原文】

傷寒脈促(1)，手足厥逆，可灸之。（349）

【註解】

（1）脈促：指脈來急促，與現代《中醫診斷學》之數而中止的促脈意義不同。

【白話圖解】

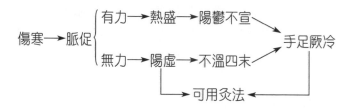

【按語】

對於本條的理解存在著不同意見，有的認爲是陽虛，

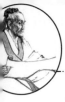

有的認爲是陽盛。但從治用灸法看，當爲陽虛，一般陽盛禁用灸法。至於溫灸何處，有太衝、關元、氣海等穴位，亦可針藥並治。

【原文】

傷寒脈滑(1)而厥者，裏有熱(2)，白虎湯主之。（350）

【註解】

（1）脈滑：指滑數洪大之脈。

（2）裏有熱：指發熱、汗出、不惡寒之證。

【白話圖解】

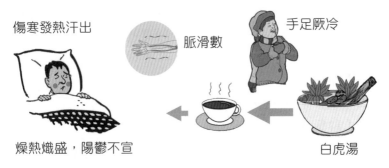

傷寒發熱汗出

脈滑數

手足厥冷

燥熱熾盛，陽鬱不宣

白虎湯

【按語】

　　本條是熱厥證，亦稱真熱假寒證。邪熱深伏，陽鬱不達使然。雖然四肢不溫，但胸腹灼熱，並見口舌乾燥、煩渴、小便短赤等熱象。因是無形邪熱內鬱，故用白虎湯治療。若爲有形燥結，可選用承氣湯下之。

【原文】

手足厥寒(1)，脈細(2)欲絕者，當歸四逆湯主之。（351）

＜當歸四逆湯方＞當歸三兩、桂枝三兩，去皮；芍藥

三兩、細辛三兩、甘草二兩，炙；通草二兩、大棗二十五枚，擘（一法十二枚）。

上七味，以水八升，煮取三升，去渣，溫服一升，日三服。

【註解】

（1）手足厥寒：手足厥寒與四肢厥逆有別，前者程度輕，後者程度重。

（2）脈細：主血少。

【白話圖解】

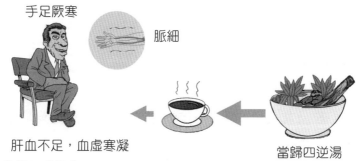

手足厥寒

脈細

肝血不足，血虛寒凝

當歸四逆湯

當歸四逆湯方：

養血散寒，溫通血脈

當歸						
芍藥	溫養肝血	桂枝	細辛	通草	甘草	大棗
酸甘化陰	辛甘化陽	溫經散寒通脈			補中益氣	
增強養血之功	增溫通之力					

【按語】

「手足厥逆」一證，有寒熱虛實之分，上條言熱厥證，本條為血虛寒厥證，亦稱為厥陰寒證。肝為厥陰之

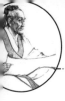

臟,肝血不足,寒凝經脈而現手足不溫、脈細等證。條文雖然述證簡略但「脈細」、「手足不溫」足以反映本病的本質。由於衝脈、任脈隸屬於肝,肝寒可致婦女宮寒,故亦可見月經不調、痛經、月經量少、經血暗淡等症。

當歸四逆湯是由桂枝湯去生薑,倍用大棗,加當歸、細辛、通草而成。既有和厥陰以散寒邪之功,又有溫厥陰而通血脈之效,是養血散寒之名方。筆者在臨床上常用此方加仙靈脾、肉桂、紫石英、吳茱萸等藥治療室女宮寒閉經、痛經療效較好。

本條也治療四肢冷,故名「四逆湯」,但爲了與乾薑、附子組成的「四逆湯」區分,所以在四逆之前冠以「當歸」兩字,以資區別。總之,要與四逆湯證區分。

【原文】

若⑴其人內有久寒⑵者,宜當歸四逆加吳茱萸生薑湯。（352）

＜當歸四逆加吳茱萸生薑湯方＞當歸三兩、芍藥三兩、甘草二兩,炙;通草二兩、桂枝三兩,去皮;細辛三兩　生薑半斤,切;吳茱萸二升、大棗二十五枚,擘。

上九味,以水六升,清酒六升和,煮取五升,去渣,溫分五服。一方,酒水各四升。

【註解】

（1）若:承接第351條之意。

（2）內有久寒:指平素肝胃有寒,患有腹痛、嘔吐等病證者。

【白話圖解】

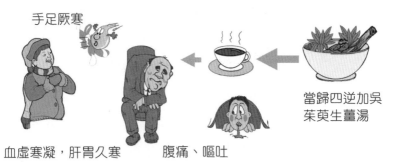

手足厥寒

當歸四逆加吳茱萸生薑湯

血虛寒凝，肝胃久寒　　腹痛、嘔吐

| 當歸四逆加吳茱萸生薑湯方 | 當歸四逆湯：養血通脈，溫經散寒 | 養血溫經，暖肝 |
| | 吳茱萸、生薑：暖肝溫胃 | 溫胃←清酒 |

【按語】

臨床上肝寒者可有寒疝、痛經、少腹冷痛之證，胃寒者可見嘔吐清水、胃脘冷痛之候。吳茱萸、生薑是暖肝溫胃之良藥，並且用水酒各半煎煮本方，意在用酒的溫通之性助藥力而通脈散寒，針對肝胃久寒而設。

【原文】

大汗出，熱不去(1)，內拘急(2)，四肢疼，又下利厥逆而惡寒者，四逆湯主之。（353）

大汗，若大下利，而厥冷者，四逆湯主之。（354）

【註解】

（1）熱不去：指表證未解。

（2）內拘急：腹內拘攣急迫。

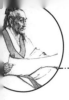
【白話圖解】

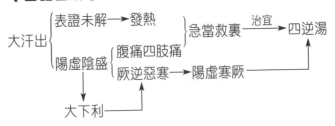

【按語】

　　第353條、第354條條文爲陽虛寒厥證，既是對四逆湯證的補充，亦是承接上述原文對厥證的論述。四逆湯是少陰病寒化證的主方，但在少陰篇中諸條文對四逆湯證的描述較爲簡單，本兩條湯證補其了不足。厥證雖有寒熱之分，但同爲寒厥證又有差異。第351條爲血虛寒厥證，本條爲陽虛寒厥證。前者脈細欲絕、手足厥寒，後者手足厥逆、下利。脈細欲絕的「細」與「厥逆」爲辨證的眼目，前者點出血虛寒邪瘀滯，不能榮於經脈的實質；後者說明了陽衰陰盛，經脈失養之病因。

【原文】

　　病人手足厥冷，脈乍緊(1)者，邪(2)結在胸中(3)，心下滿而煩，饑不能食者，病在胸中，當須吐之，宜瓜蒂散。（355）

　　＜瓜蒂散方＞（略，見166條）。

【註解】

（1）脈乍緊：乍，忽然。脈乍緊，脈突然出現緊象。

（2）邪：作「痰食之邪」解。

（3）胸中：指胸膈脘中。

【白話圖解】

痰食在胸脘 → 胸陽被鬱 ⟨
　不達四末：手足厥冷
　氣血不暢：脈乍緊
　胃脘氣滯：心下滿煩
　痰食阻滯：饑不欲食
⟩ 病在胸脘 —吐→ 瓜蒂散

【按語】

本條主要說明痰食阻滯，胸陽不布亦可出現手足逆冷的證候，此類厥爲「痰厥證」，示人對「厥證」的辨治。

【原文】

傷寒厥而心下悸⑴，宜先治水，當服茯苓甘草湯，卻⑵治其厥。不爾⑶，水漬入胃⑷，必作利也。（356）

〈茯苓甘草湯方〉（略，見73條）。

【註解】

（1）心下悸：胃脘不舒。

（2）卻：然而。

（3）不爾：不然。

（4）水漬入胃：漬，浸。胃，指腸。水漬入胃，水走腸間。

【白話圖解】

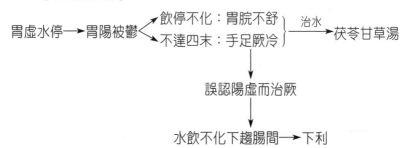

胃虛水停 → 胃陽被鬱 ⟨
　飲停不化：胃脘不舒
　不達四末：手足厥冷
⟩ —治水→ 茯苓甘草湯

↓

誤認陽虛而治厥

↓

水飲不化下趨腸間 → 下利

【按語】

本條主要說明胃虛水停，胃陽不布亦可出現手足逆冷的證候。不僅補充了「厥證」的又一類型——水厥證，而且體現了治病求本的原則。「厥證」的病因有陽鬱和陽虛之分，本證之厥為水停陽鬱所致，治應化飲通陽，飲去厥回。若作為陽虛而投以溫補之劑，水停陽鬱之狀不但不解，反而引起下利等變證。

對於本條「心下悸」的病機，多數醫家解釋為「水氣凌心」，結合第73條、第128條以及臨床實例，解釋為「胃脘部脹疼不舒」為好。先從「胃虛水停證」的含義看，胃虛即指胃陽不足，胃的腐熟等功能下降；水停實言飲食物不能正常消化下傳而停滯胃脘。再看「悸」的含義，作「動」解。那麼，「心下悸」即胃脘在動，為何動？源於不消化的飲食物停滯於胃，胃脘不舒所致，這與臨床上胃動力不夠而致胃脘部脹痛不舒、噯氣頻作等還是很相吻合的。

茯苓甘草湯臨床用於治療胃消化不好還是有療效的，其中的生薑是味很好的健胃藥，不能不用。

【原文】

傷寒六七日，大下後，寸脈沉而遲，手足厥逆，下部脈(1)不至，喉咽不利，唾膿血，泄利不止者，為難治，麻黃升麻湯主之。（357）

＜麻黃升麻湯方＞麻黃二兩半，去節；升麻、當歸各一兩一分，知母、黃芩、萎蕤（一作菖蒲），各十八銖；芍藥、天門冬去心；桂枝去皮；茯苓、甘草炙；石膏碎，

綿裹、白朮、乾薑各六銖。

上十四味，以水一斗，先煮麻黃一兩沸，去上沫，內諸藥，煮取三升，去渣，分溫三服。相去如炊三斗米頃(2)令盡，汗出癒。

【註解】

（1）下部脈：指尺脈，與寸口脈相對而言。

（2）相去如炊三斗米頃：指在很短時間內將藥服完。

【白話圖解】

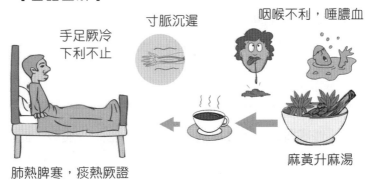

寸脈沉遲

咽喉不利，唾膿血

手足厥冷
下利不止

肺熱脾寒，痰熱厥證

麻黃升麻湯

麻黃升麻湯方：

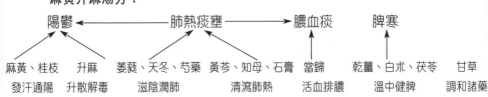

陽鬱		肺熱痰壅		膿血痰	脾寒	
麻黃、桂枝	升麻	葳蕤、天冬、芍藥	黃芩、知母、石膏	當歸	乾薑、白朮、茯苓	甘草
發汗通陽	升散解毒	滋陰潤肺	清瀉肺熱	活血排膿	溫中健脾	調和諸藥

發越鬱陽，清肺溫脾→汗出病癒

【按語】

本條文實際上是肺熱脾寒的上熱下寒證，並非厥陰肝病。列於此處一則與厥陰肝病乘脾犯胃的上熱下寒證鑒別，另則提出厥證的又一證型——痰熱厥證。

在臨床上治療肺熱脾寒確實棘手，肺熱要清，但清肺宣肺之藥多有潤滑之性，對脾寒腹瀉不利，而溫脾之藥大多性燥，易使肺熱更甚，故仲景曰「難治」不無道理。但是，麻黃升麻湯組方用藥甚爲恰當。以肺中痰熱爲重點，辛溫宣肺之品，如麻黃、桂枝配以辛涼甘寒清肺養肺之物，伍以溫中健脾之藥，重點突出，主次分明，故藥後熱清肺宣痰化，汗出陽通病癒。

　　本方用治支氣管擴張、大便溏瀉、更年期綜合徵、肺炎咳嗽不癒等病證，有一定的療效。

　　對於厥證的論述至本條爲止基本結束，諸多治療厥證的方藥至今對臨床有著重要意義。

【原文】

　　傷寒四五日，腹中痛，若轉氣下趣(1)少腹者，此欲自利也。（358）

【註解】

　　（1）趣：通「趨」。

【白話圖解】

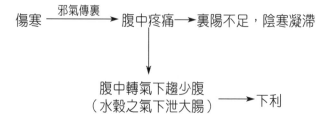

【按語】

　　腹中轉氣下趨少腹是下利的先兆，本條文說的是陽衰陰盛，水穀不化的寒利。但是結合臨床看，轉氣下趨少腹

而出現下利的，可見於多種疾病，非陰寒下利所特有，必須結合全部脈證辨證。

【原文】

傷寒本自寒下(1)**，醫復吐下之，寒格**(2)**更逆吐下，若食入口即吐，乾薑黃芩黃連人參湯主之。**（359）

＜乾薑黃芩黃連人參湯方＞乾薑、黃芩、黃連、人參各三兩。

上四味，以水六升，煮取二升，去渣，分溫再服。

【註解】

（1）寒下：平素脾胃虛弱，有虛寒下利之人。

（2）寒格：邪熱內陷，被下寒所格拒而形成上熱下寒證。

【白話圖解】

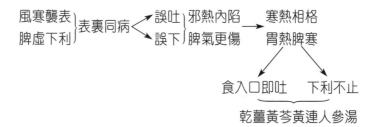

【按語】

上熱下寒、胃熱脾寒在本論中出現多處，本條再言上熱下寒，其意有三。一是與上條所言的單純寒性下利的鑒

別；二是與厥陰肝病、肝氣犯胃乘脾所致的胃熱脾寒之烏梅丸證鑒別；三是與太陽病篇的黃連湯證鑒別。黃連湯證與乾薑黃芩黃連人參湯證同屬胃熱脾寒，但前者胃熱輕而欲嘔吐，後者胃熱重而食入即吐。黃連湯證與乾薑黃芩黃連人參湯證均與肝氣無關，故不用酸類藥緩肝抑肝。

【原文】

下利，有微熱而渴，脈弱者，今(1)自癒。（360）

下利，脈數，有微熱汗出，今自癒，設復緊為未解。一云，設脈浮復緊。（361）

【註解】

（1）今：作「即將」解。

【白話圖解】

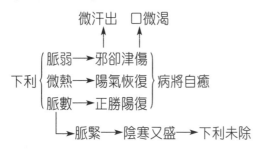

【按語】

厥陰寒利出現微熱而渴或微熱汗出，判斷為陽復之證主要以熱與渴的程度與脈象的有力還是無力為依據。

大熱大渴為熱甚，今是微熱微渴，故不是陽盛而是陽復。脈象沉實或洪大則為陽邪盛，今是脈弱，「小則病退」，所以不是邪盛而是邪衰。脈證合參，就不難得出陽復邪退的結論。總之，這些診斷都要建立在脈證合參的基

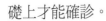

礎上才能確診。

【原文】

下利，手足厥冷，無脈者，灸之不溫，若脈不還，反微喘(1)者，死。少陰負趺陽(2)者，為順也。（362）

【註解】

（1）微喘：微，作「淺短」解。微喘，指呼吸淺短。

（2）少陰負趺陽：少陰即太谿脈，趺陽即衝陽脈。少陰負趺陽，即太谿脈小於趺陽脈。

【白話圖解】

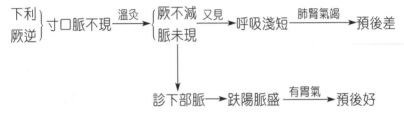

【按語】

由脈象推測病情的預後凶吉，也是《傷寒論》的重要內容之一，在第212條、第178條等條文中皆有論述。少陰負趺陽者，指脈位而言。

一般上部脈指寸口脈（手部），少陰脈、趺陽脈指下部脈（足部）。少陰為腎脈，部位在太谿穴。趺陽為胃脈，部位在衝陽穴。若病重上部無脈，則診察下部脈。「少陰負趺陽」，即腎脈小於胃脈。趺陽脈盛，則胃氣不衰，有胃氣則生，其病雖重，仍可救治，預後好，故曰「為順也」。

【原文】

下利，寸脈反浮數，尺中自澀者，必清膿血(1)。（363）

【註解】

（1）清膿血：「清」通「圊」，廁也。清膿血，即便膿血。

【白話圖解】

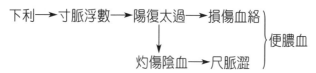

【按語】

浮數為陽脈，虛寒下利，陰證見陽脈，表示陽氣來復。但陽復太過也會產生新的變證。

【原文】

下利清穀，不可攻表，汗出必脹滿(1)。（364）

【註解】

（1）脹滿：指脘腹脹滿。

【白話圖解】

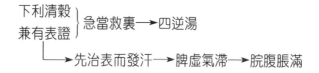

【按語】

重申裏虛下利兼表證的治療，應先裏後表，禁用先治表而發汗的方法。

【原文】

下利，脈沉弦者，下重(1)也；脈大者，為未止；脈微弱數者，為欲自止，雖發熱(2)，不死。〔365〕

【註解】

（1）下重：指裏急後重。

（2）發熱：此處代指病機，即陽氣恢復。

【白話圖解】

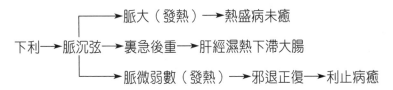

【按語】

本條下利為厥陰熱利，乃肝經濕熱下注大腸所致，原文371、373兩條提出了證治方藥。本條主要由脈象的變化判斷其預後好壞。脈沉弦為肝病主脈，故下利與肝有關；「大則病進」，脈大則邪氣盛而病情繼續；微弱為邪弱，數為陽復，脈微弱數，為正氣恢復，邪熱衰減，故下利欲自止。

【原文】

下利，脈沉而遲，其人面少赤，身有微熱，下利清穀者，必鬱冒(1)汗出而解，病人必微厥。所以然者，其面戴陽(2)，下虛(3)故也。〔366〕

【註解】

（1）鬱冒：頭昏目眩如物覆蒙。

（2）戴陽：蒼白的臉上出現遊移不定的紅暈，乃虛陽浮越所致。

（3）下虛：腎陽虛衰。

【白話圖解】

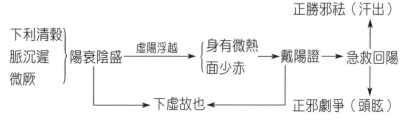

【按語】

有醫家將本證解釋爲「寒利兼陽鬱證」。「面少赤，身有微熱」乃虛陽被寒邪所鬱，陽氣不伸使然。戴陽證的表現爲「面赤如微醉狀」，與少陰病「面赤如妝」的戴陽證是不同的。「鬱冒汗出而解」是鬱陽伸展抗邪的結果。理論依據爲少陰病戴陽證，不會發生鬱冒，也不可能汗出而解。有一定的道理，供參考。

【原文】

下利(1)，脈數而渴者，今自癒。設不差，必清膿血，以有熱故也。（367）

【註解】

（1）下利：根據文義應爲寒利。

【白話圖解】

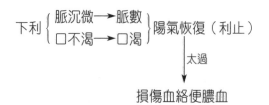

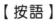

【按語】

本條與363條原文意義相同，說明陽復太過，下利由寒轉熱，便膿血。

【原文】

下利後脈絕(1)，手足厥冷，晬時(2)脈還，手足溫者生，脈不還者死。（368）

【註解】

（1）脈絕：脈極弱極沉，難以應指。

（2）晬時：24小時。

【白話圖解】

下利→陽亡液脫→脈弱沉伏 —急救 24小時→ { 脈漸出手足溫（生）
脈不出或暴出（死）

【按語】

下利而致脈絕，屬於急性下利而致暴虛，脈雖絕還有復還的機會。若久病下利致人體陽氣磨滅殆盡，很少有復還之機。另外，脈絕到脈還，也並非都是佳兆，若脈沉伏不應指突然變為浮大無根、急促堅搏，此乃正氣將竭之象，預後不佳。脈象的恢復應以和緩、脈力逐漸增強為病退正復的佳兆。

【原文】

傷寒下利，日十餘行，脈反實(1)者死。（369）

【註解】

（1）實：指浮、大、數之脈。

【白話圖解】

傷寒→下利日十數次→氣血大傷（虛證）→脈微細無力

↓

浮大數→正虛邪實（難治）

【按語】

脈證相應，病雖重也可救治。脈證不符，虛證見實脈、實證見虛脈，皆是正氣大虛，邪氣盛實的表現。此外，脈實還有脈失柔和的意思，即所謂的浮數至極、應指堅搏的真臟脈。

【原文】

下利清穀，裏寒外熱(1)，汗出(2)而厥者，通脈四逆湯主之。（370）

＜通脈四逆湯方＞（略，見317條）。

【註解】

（1）裏寒外熱：真寒假熱。

（2）汗出：大汗淋漓，指亡陽。

【白話圖解】

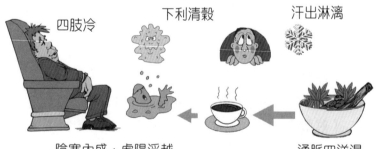

四肢冷　　下利清穀　　汗出淋漓

陰寒內盛，虛陽浮越　　　通脈四逆湯

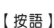

【按語】

本條有兩層意義：一是作爲對六經下利總結而提出；二是說明厥陰陽衰與少陰陽衰結果一樣，亦可出現陽衰陰盛、虛陽浮越的病理表現。

【原文】

熱利下重者，白頭翁湯主之。（371）

下利(1)欲飲水者，以有熱(2)故也，白頭翁湯主之。（372）

<白頭翁湯方>白頭翁二兩、黃蘗、黃連、秦皮各三兩。

上四味，以水七升，煮取二升，去渣，溫服一升，不癒，更服一升。

【註解】

（1）下利：利，痢。下利，鮮紅的膿血大便。

（2）有熱：指肝經濕熱。

【白話圖解】

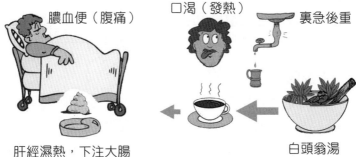

膿血便（腹痛）　　口渴（發熱）　　裏急後重

肝經濕熱，下注大腸　　　　　　　白頭翁湯

白頭翁湯方　｛白頭翁：清熱燥濕治痢要藥　清熱燥濕
　　　　　　　黃蘗、黃連：清熱解毒　　　涼肝解毒
　　　　　　　秦皮：清肝化濕熱

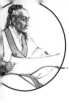
【按語】

到目前爲止白頭翁湯仍然是治療熱痢、疫毒痢的首選方劑。熱毒痢疾除原文提到的下痢膿血、裏急後重外，臨床上可有腹痛、肛門灼熱、發熱、舌紅苔黃、脈弦數等症。白頭翁湯除治療阿米巴痢疾、細菌性痢疾外，還可用於泌尿系統感染、婦科炎症等疾病，只要是腸道濕熱或下焦濕熱者均可運用。

【原文】

下利腹脹滿，身體疼痛(1)者，先溫其裏，乃攻其表，溫裏宜四逆湯，攻表宜桂枝湯。（373）

【註解】

（1）身體疼痛：指風寒鬱表所致的身痛。

【白話圖解】

少陰陽衰　下利清穀
火不生土　腹脹滿　　　表裏同病　──治宜→　先裏後表──四逆湯
風寒在表──身體疼痛　　　　　　　　　　　　　利止
　　　　　　　　　　　　再治表──桂枝湯　←──

【按語】

本條與太陽篇第91條、第92條原文遙相呼應，再論表裏同病、裏證爲急、急當救裏的重要性。

少陰陽虛雖以腎陽虛衰爲主，但火不生土可致脾陽也虛而成脾腎陽衰，臨床治療可以採用脾腎同治之法，如四逆湯合用理中湯等。

【原文】

下利(1)讝語者，有燥屎也，宜小承氣湯。（374）

【註解】

（1）下利：指熱結旁流。

【白話圖解】

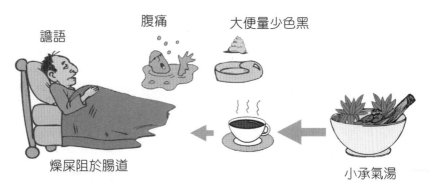

讝語　腹痛　大便量少色黑

燥屎阻於腸道　小承氣湯

【按語】

本條燥屎證應理解為厥陰病的燥化現象。既可以出現在厥陰病過程中的腸燥現象，本虛表實，也可以出現在厥陰病病解而陽復太過，津傷成燥結。用小承氣湯輕下之目的，就是為了固護厥陰陽氣。

另外，本證的熱結旁流，雖言下利，實為不暢，有類似於白頭翁湯證的「下利後重」，故提出燥結證與厥陰熱利的鑒別。白頭翁湯證以下利便膿血為主；小承氣湯證以腹滿硬痛、讝語為主，兩者不難區別。

【原文】

下利後更(1)煩，按之心下濡者，為虛煩也，宜梔子豉湯。（375）

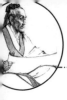

【註解】

（1）更：反、卻。

【白話圖解】

腹部柔軟不痛

↑

燥屎阻於腸道——→下後——→燥結去熱未清 ⎫ 熱擾 ——→ 心 ——→ 梔子豉湯
虛寒下利——→陽復陰退利止——→陽復太過 ⎭ 胸膈　　　煩

【按語】

本條熱擾胸膈的病因可有兩種解釋：

一是承接第374條言，小承氣下後腐穢得去，燥屎下泄而餘熱未盡，蘊鬱於胸中；

二是針對厥陰虛寒下利而言，陽復太過，雖利止而熱鬱胸膈。病因各異，但病機相同，皆可用梔子豉湯治療。

從360條開始至本條討論了下利的辨脈和辨治，既有白頭翁湯證、小承氣湯證之熱利，又有治以通脈四逆湯的虛寒下利，還有寒熱兼夾的乾薑黃芩黃連人參湯證，內容豐富，亦可看成對六經下利的總結。

【原文】

嘔(1)家有癰膿(2)者，不可治嘔，膿儘自癒。（376）

【註解】

（1）嘔：咳、吐。

（2）癰膿：理解為一種應排除體外的代謝腐穢產物。

【白話圖解】

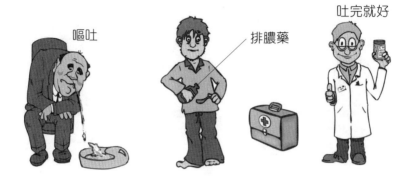

嘔吐

排膿藥

吐完就好

【按語】

癰膿既然是一種腐穢的代謝產物，對人體是有害的，必須由嘔吐的方式排除體外。治療採取因勢利導的方法，幫助排膿，腐膿排盡嘔吐自止。若強行止嘔，逆其病機，無疑是關門留寇，使邪毒不得排泄，反而內鬱，導致病情加重。所以，不可單純見嘔止嘔，必須辨別病理機制，病變趨勢。治療未列出方劑，但根據「膿盡自癒」看，當以消癰排膿為主。

【原文】

嘔而脈弱，小便復利(1)，身有微熱(2)，見厥者難治，四逆湯主之。（377）

【註解】

（1）小便復利：指小便清長。

（2）微熱：指表證。

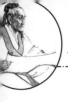

【白話圖解】

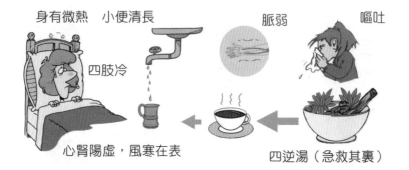

身有微熱　小便清長　　　　　脈弱　　　嘔吐

四肢冷

心腎陽虛，風寒在表　　　　四逆湯（急救其裏）

【按語】

四肢厥冷是本條的辨證眼目，也是用四逆湯急救其裏的指標，若陽虛兼表證，無厥、利等證，可以採用表裏同治的方法。

有人認爲，「身有微熱」是陰盛陽衰，虛陽外越所致。根據《傷寒論》中精神，虛寒厥者，當先厥後熱。本條先熱後厥，辨爲虛陽浮越與理不符。

【原文】

乾嘔吐涎沫(1)，頭痛(2)者，吳茱萸湯主之。（378）

＜吳茱萸湯方＞（略，見243條）。

【註解】

（1）吐涎沫：吐清稀痰涎。

（2）頭痛：指巔頂作痛。

【白話圖解】

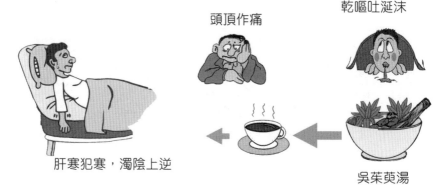

頭頂作痛

乾嘔吐涎沫

肝寒犯寒，濁陰上逆

吳茱萸湯

【按語】

本條證候是典型的厥陰寒證。肝經與督脈會於巔頂，肝經寒邪循經上沖頭部，故巔頂作痛。三陰病中，唯獨厥陰病有頭痛，餘二經沒有頭痛。肝寒犯胃，胃氣上逆，故吐清涎冷沫，與少陽病喜嘔，桂枝證乾嘔不同。此外，臨床還可見有腹痛隱作、形寒肢冷、小便清長、舌淡苔白或滑、脈緩等症。

吳茱萸湯證在《傷寒論》中，涉及陽明、少陰、厥陰三經的病變。從方證分析，肝寒犯胃爲病之根本，實屬厥陰寒證。列於陽明與胃家實鑒別，列於少陰與少陰吐利對舉。

【原文】

嘔而發熱(1)者，小柴胡湯主之。（379）

【註解】

（1）發熱：作「陽復」解。

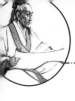

【白話圖解】

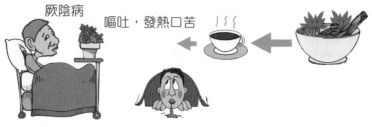

厥陰病

嘔吐，發熱口苦

厥陰轉出少陽

【按語】

厥陰與少陽相表裏，入則厥陰，出則少陽。本條是厥陰病轉出少陽的證候。

本條敘述雖然簡單，但是少陽證已具，如149條「傷寒五六日，嘔而發熱者，柴胡湯證具……」，101條「有柴胡證，但見一證便是，不必悉具」等，故用小柴胡湯和解樞機。

【原文】

傷寒大吐大下之，極虛，復極汗者，其人外氣怫鬱(1)，復與之水，以發其汗，因得噦(2)，所以然者，胃中寒冷故也。（380）

【註解】

（1）外氣怫鬱：體表之氣鬱而不通暢，寓無汗。

（2）噦：呃逆。

【白話圖解】

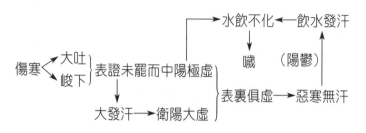

【按語】

　　汗、吐、下三法從廣義角度講是指袪邪，治療實證的方法。本條以誤吐誤下誤汗爲例，論述胃陽虛弱者即使兼有實邪，當禁用大汗、大吐、大下，否則會產生不良的後果。古人云「有胃氣則生，無胃氣則亡」，臨床治病用藥須以固護胃氣爲要。

【原文】

　　傷寒噦而腹滿，視其前後(1)**，知何部不利，利之即癒。**〔381〕

【註解】

　　（1）前後：指前後二陰，引申爲大小便。

【白話圖解】

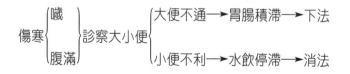

【按語】

本條通過診察大便、小便的情況，判斷病因，隨證治

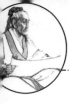

之。突出中醫「審因論治」的辨證精神。

嘔有實證和虛證之異。虛證表現爲嘔聲低微，良久方作，多見於胃陽虛衰者，如380條所述。實證表現爲嘔聲洪亮，連續而作，多見於實邪阻滯者，本條即是。

厥陰病總結

厥陰病是六經病的最後階段，病情複雜，既表現出厥陰肝經特有的證型，又反映出六經病最後階段的病勢轉變，還有對各種類證的總結。因此，厥陰病篇內容主要有三大方面。

第一，反映肝經的病變。厥陰主肝，病至厥陰，肝失疏泄，氣機逆亂，橫逆犯脾犯胃而爲上（胃）熱下（脾）寒證。另外，厥陰受邪，陰陽失調，邪既可從寒而化形成厥陰寒證，亦可從熱而化形成厥陰熱證。

第二，厥熱勝復，反映六經病的預後。厥熱勝復雖然以厥與熱持續時間的長短判斷陽衰與陽復，但實際上揭示了六經病的預後，陽復則病癒，陽衰則病惡。

第三，對各種類證的總結。厥、利、嘔等證，不是厥陰病所特有，但厥陰是六經病的最後階段，故對厥、利、嘔等證加以歸納總結，示人同病異治的辨證思想。

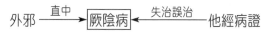

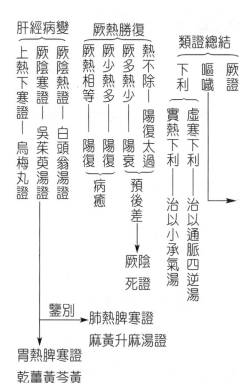

外邪 —直中→ 厥陰病 ←失治誤治— 他經病證

陽鬱
- 熱厥證—白虎湯證
- 寒厥證—當歸四逆湯證
- 水厥證—茯苓甘草湯證
- 痰厥證—瓜蒂散證
- 痰熱厥—麻黃升麻湯證
- 蛔厥證—烏梅丸證
- 寒厥證—四逆湯證 →陽虛

- 轉出少陽——小柴胡湯證
- 陽虛陰盛——四逆湯證
- 胃寒嘔噦

類證總結
- 厥證
- 嘔噦
- 下利
  - 虛寒下利—治以通脈四逆湯
  - 實熱下利—治以小承氣湯

厥熱勝復
- 熱不除—陽復太過
- 厥多熱少—陽衰
- 厥少熱多—陽復
- 厥熱相等—陽復（病癒）
- 預後差
- 厥陰死證

肝經病變
- 厥陰熱證—白頭翁湯證
- 厥陰寒證—吳茱萸湯證
- 上熱下寒證—烏梅丸證

鑒別→肺熱脾寒證 麻黃升麻湯證

胃熱脾寒證 乾薑黃芩黃連人參湯證

辨霍亂病脈證並治

【原文】

問曰：病有霍亂(1)者何？答曰：嘔吐而利，此名霍亂。（382）

【註解】

（1）霍亂：突發吐瀉的急性胃腸疾病，因該病具有發病急而病變劇的特點，故名霍亂。此是根據病的特點命名，含義較廣，非專指感染霍亂弧菌的霍亂病。

【白話圖解】

霍亂 ──?──→ 突然 { 嘔吐 / 泄瀉 } 清濁相干，升降失常

【按語】

本條以問答的形式，揭示了霍亂病的特徵，列於篇首，實有提綱挈領的作用。《傷寒論》中的霍亂包括多種急性胃腸疾病，如誤食不潔食物、胃腸炎症等，不是現代醫學的「霍亂」。現代醫學的霍亂由霍亂弧菌所致，大約在西元1817年以後才傳入中國。清代醫家王孟英著《重訂霍亂論》，對霍亂病進行了詳細的論述。

【原文】

問曰：病發熱頭痛，身疼惡寒，吐利者，此屬何病？

答曰：此名霍亂。霍亂自吐下(1)，又利止，復更發熱也。
（383）

【註解】

（1）自吐下：說明霍亂病從內而發，不受在表之邪
的影響。

【白話圖解】

【按語】

霍亂是表裏之邪相並，亂於腸胃，清濁相干，升降失
調的胃腸疾病。雖屬表裏同病，但是以嘔吐、下利的裏證
為主，兼見表證。本條文示人與六經病證的鑒別。六經病
證以太陽表證首當其衝，「脈浮，頭項強痛而惡寒」是其
初始證候。只有邪氣內傳，影響於裏，脾胃升降失常，才
會出現嘔利等症。霍亂病從內而外，表裏不和，雖吐利與
寒熱並見，並以吐利為主。亦可下利停止，發熱再現。

【原文】

傷寒(1)，其脈微澀者，本是霍亂(2)，今是傷寒，卻四
五日，至陰經(3)上，轉入陰必利，本嘔下利者，不可治
也。欲似大便，而反失氣，仍不利者，此屬陽明(4)也，便
必鞕，十三日癒，所以然者，經盡故也。下利後當便鞕，鞕
則能食者癒,今反不能食，到後經中，頗能食，復過一經(5)
能食，過之一日當癒，不癒者，不屬陽明也。（384）

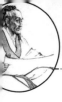

【註解】

（1）傷寒：指六經病證。

（2）本是霍亂：本，根源也。本是霍亂，病起於霍亂。

（3）陰經：三陰病。

（4）陽明：代指胃氣。屬陽明，指胃氣和。不屬陽明，指胃氣不和。

（5）一經：按古代傳經之說，六日為一經。

【白話圖解】

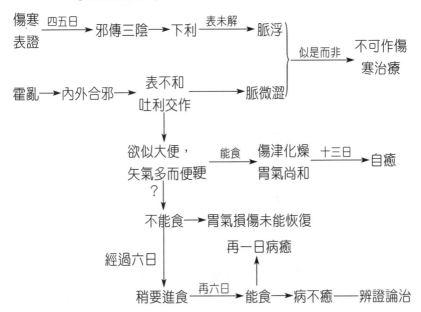

【按語】

本條主要論述霍亂病與六經病的異同以及霍亂病的轉歸。霍亂病由於胃氣損傷較重，胃氣恢復需要較長時間。論中曰「十三日癒」，是個相對概念，說明恢復期較長。

並將「能食」作為胃氣恢復的指標，從原文的「不能食」到「頗能食」再到「能食」實際上說明了胃氣由弱變強的恢復過程。

【原文】

惡寒脈微而復利，利止亡血(1)也，四逆加人參湯主之。（385）

＜四逆加人參湯方＞甘草二兩，炙；附子一枚，生，去皮，破八片；乾薑一兩半、人參一兩。

上四味，以水三升，煮取一升二合，去渣，分溫再服。

【註解】

（1）亡血：作「亡失陰津」解。

【白話圖解】

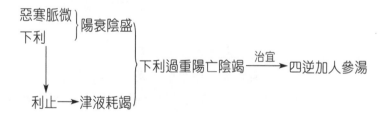

【按語】

霍亂病嘔吐下利，不僅傷陽，而且竭陰。利止而脈微、惡寒等陽虛諸證未解，說明不是陽氣恢復，而是津液耗竭，無物可下的標誌。

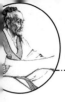

【原文】

霍亂，頭痛發熱，身疼痛，熱多(1)欲飲水者，五苓散主之；寒多(2)不用水者，理中丸主之。（386）

＜五苓散方＞（略，見71條）。

＜理中丸方＞人參、乾薑、甘草炙，白朮各三兩。

上四味，搗篩，蜜和爲丸，如雞子黃許大。以沸湯數合，和一丸，研碎，溫服之，日三四，夜二服。腹中未熱，益至三四丸，然不及湯。

湯法：以四物依兩數切，用水八升，煮取三升，去渣，溫服一升，日三服。若臍上築(3)者，腎氣動也，去朮，加桂四兩；吐多者，去朮，加生薑三兩；下多者，還用朮；悸者，加茯苓二兩；渴欲得水者，加朮，足前成四兩半；腹中痛者，加人參，足前成四兩半；寒者，加乾薑，足前成四兩半；腹滿者，去朮，加附子一枚。服湯後如食頃，飲熱粥一升許，微自溫，勿發揭衣被。

【註解】

（1）熱多：偏於表，即表氣不和。

（2）寒多：偏於裏，即中陽不足，寒濕內盛。

（3）臍上築：築，搗也。臍上築，形容臍上跳動不安如物捶搗。

【白話圖解】

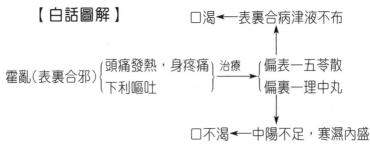

理中丸方：

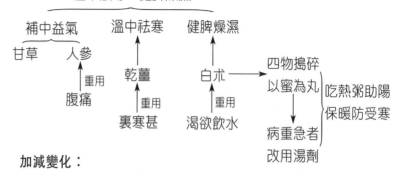

溫中散寒，健脾燥濕

補中益氣　　溫中袪寒　　健脾燥濕

甘草　　人參　　乾薑　　白朮 → 四物搗碎
　　　　↑重用　　　　　　　　　以蜜為丸　　吃熱粥助陽
　　　　腹痛　　↑重用　　↑重用　　　　　　保暖防受寒
　　　　　　　裏寒甚　　渴欲飲水　　病重急者
　　　　　　　　　　　　　　　　　改用湯劑

加減變化：

臍上悸動（腎虛水氣上沖）：去白朮加桂枝溫腎降沖逆。

吐多（胃寒停飲氣逆）：去白朮加生薑和胃降逆，下利重留白朮。

心悸（水邪上凌於心）：加茯苓淡滲利水，寧心安神。

腹滿（陽虛寒凝氣滯）：去白朮加附子通陽散寒除滿。

【按語】

本條文由對霍亂病的治療，反映了《傷寒論》「同病異治」、「異病同治」的治療思想。由於霍亂病表裏合邪，具體施治時應根據表裏寒熱的孰輕孰重而用不同的方藥。偏表用五苓散，兩解表裏，通陽化氣，利小便而實大便；偏裏用理中丸，溫陽助運，調理脾胃，而治吐利。實際上是「同病異治」的典型案例。理中丸（湯）是治療太陰病的主方，太陽病篇159條「理中者，理中焦」就是本方功用的主要說明。霍亂吐利，損傷脾陽，寒濕內盛治以理中湯，又是「異病同治」的典範。

【原文】

吐利止，而身痛不休者，當消息(1)和解其外，宜桂枝

湯小和(2)之。（387）

【註解】

（1）消息：斟酌的意思，寓靈活變通，隨證選藥。

（2）和：平和之意，禁用峻汗。

【白話圖解】

霍亂 $\begin{cases} 吐利止 \longrightarrow 中陽恢復，升降正常 \\ \\ 身痛不休 \longrightarrow 表氣未和 \xrightarrow{治宜} 桂枝湯 \end{cases}$

【按語】

霍亂裏已和而表未和，可用調和營衛的方法治之。由於吐利後正氣受傷，津血不足，即使表閉無汗也禁用麻黃湯峻汗。「消息和解其外」，斟酌使用和表法，既可用桂枝湯，亦可根據病證加減使用，道出了臨床證候表現的多樣性，譴方用藥需靈活的真諦。

【原文】

吐利汗出，發熱惡寒，四肢拘急(1)，手足厥冷者，四逆湯主之。（388）

【註解】

（1）四肢拘急：手足拘攣急迫，有「抽搐」之意。

【白話圖解】

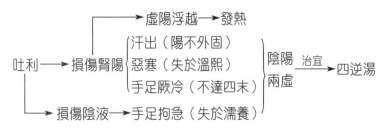

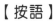

【按語】

霍亂吐利，不僅易傷脾腎陽氣，亦易耗竭津液，本條所述之證乃陽衰陰虛所致。由於陰液不足源於陽衰，故先治以四逆湯，急復陽氣，陽回而吐利自止則津液自復。

【原文】

既吐且利，小便復利，而大汗出，下利清穀，內寒外熱(1)，脈微欲絕者，四逆湯主之。〔389〕

【註解】

（1）內寒外熱：真寒假熱，寓發熱。

【白話圖解】

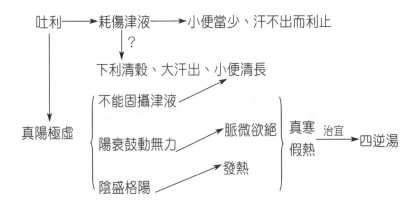

【按語】

本條再言霍亂吐利陰陽俱傷而用四逆湯治之，突出了「恢復陽氣」的重要性。陽復則厥回利止，陽長則陰生而陰液自復。

【原文】

吐已下斷(1)，汗出而厥，四肢拘急不解，脈微欲絕者，通脈四逆加豬膽汁湯主之。（390）

〈通脈四逆加豬膽汁湯方〉甘草二兩，炙；乾薑三兩、強人可四兩、附子大者一枚，生，去皮，破八片；豬膽汁半合。

上四味，以水三升，煮取一升二合，去渣，內豬膽汁，分溫再服，其脈即來。無豬膽，以羊膽代之。

【註解】

（1）吐已下斷：已，停止。斷，斷絕。吐已下斷，即吐利停止。

【白話圖解】

吐利停 ─┬─ 手足溫，脈正常 ─→ 陽氣恢復（病癒）
　　　　└─ 陽亡陰竭 ┬─ 肢厥脈微 ┐
　　　　　　　　　　├─ 汗出　　 ├─ 治宜 ─→ 通脈四逆加豬膽汁湯
　　　　　　　　　　└─ 四肢拘急不解 ┘

通脈四逆加 ┬─ 附子：溫腎回陽 ┐
豬膽汁湯方 ├─ 乾薑：溫中散寒 ├ 回陽救逆 ┬ 回陽救逆
　　　　　 ├─ 甘草：溫補調中 ┘　　　　　└ 益陰和陽
　　　　　 └─ 豬膽汁：引藥入陰、滋陰潤燥

【按語】

陽亡陰竭，無物可下，無物可吐，故吐下停止。本條文證候不僅陽亡陰竭，而且又有格拒之勢，四逆湯已難以勝任，故用通脈四逆加豬膽汁湯，回陽救逆，益陰和陽。

【原文】

吐利發汗，脈平(1)，小煩(2)者，以新虛(3)不勝穀氣故也。（391）

【註解】

（1）脈平：脈象和緩。

（2）小煩：微覺煩悶。

（3）新虛：新，新近、剛剛。新虛，大病初癒，胃氣尚弱。

【白話圖解】

$$
\text{吐利發汗}\begin{cases} \text{脈平} \to \text{正復邪去} \\ \text{煩悶} \to \text{胃脘不舒} \leftarrow \text{脾胃尚弱，運化不力} \to \text{注意調節飲食} \end{cases}
$$

【按語】

霍亂吐利後，體質較弱，脾胃之氣未能恢復，飲食水穀難以消化，所以要注意飲食調節。否則會出現胃部不舒之消化不良的證候。本條列在霍亂篇末，意在重申保護胃氣的重要性。

霍亂病總結

霍亂是以上吐下瀉為主證的急性胃腸病，病因既可內傷飲食，亦可外感邪氣。初病既有吐利之裏證，又有發熱、惡寒、身體疼痛等表證，屬表裏同病。與六經病證初期邪在太陽不同。

霍亂病早期治療根據偏表偏裏不同，或用五苓散、或

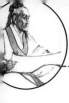

用理中丸。晚期也可損傷脾腎陽氣,出現類似少陰寒化證的表現,用四逆湯一類方劑治療。利止而表氣未和,酌用桂枝湯調和營衛。霍亂病初癒,務須注意飲食調節。

辨陰陽易差後勞復病脈證並治

【原文】

傷寒陰陽易(1)之為病，其人身體重，少氣，少腹裏急，或引陰中拘攣(2)，熱上沖胸，頭重不欲舉，眼中生花，膝脛拘急者，燒褌散主之。（392）

＜燒褌散方＞婦人中褌(3)，近隱處，取燒作灰。

上一味，水服方寸匕，日三服，小便即利，陰頭微腫，此為癒矣。婦人病取男子褌燒服。

【註解】

（1）陰陽易：指傷寒初癒，因房事傳給對方的疾病。

（2）引陰中拘攣：牽引陰部拘急痙攣。

（3）中褌：褌，即內褲。

【白話圖解】

病癒之人\
無病之人 ⟶ 房事傷人精氣\
餘邪由陰傳入

{ 身體重、氣短（傷氣）\
少腹牽引陰部拘急疼痛（傷陰）\
下肢痙攣（熱毒入陰傷氣）\
頭重難動、眼花（毒熱上攻） } 燒褌散

燒褌散方：

女方病 ⟶ 取男方內褲之褲襠\
男方病 ⟶ 取女方內褲之褲襠 } 燒成灰 ⟶ 用水調服

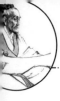

【按語】

陰陽易屬於何病，燒褌散有否治療價值，歷代醫家多有爭論，儘管多數人認為燒褌散缺乏科學價值，但也未全盤否定，而是一直在研究探討，茲不詳述。

但是，病後注意調養，尤其禁忌房事對臨床還是有指導意義的。

【原文】

大病(1)差後(2)，勞復(3)者，枳實梔子豉湯主之。(393)

＜枳實梔子豉湯方＞枳實三枚，炙 梔子十四個，擘；香豉一升，綿裹。

上三味，以清漿水(4)七升，空煮取四升，內枳實、梔子，煮取二升，下豉，更煮五六沸，去渣，溫分再服，覆令微似汗。若有宿食者，內大黃如博碁子(5)五六枚，服之癒。

【註解】

（1）大病：劉河間曰「古以百病皆為雜病，惟傷寒為大病」。故大病指「傷寒熱病」。

（2）差後：「差」通「瘥」。指臨床證候已除而正氣未復。

（3）勞復：大病初癒，因勞而病復發。

（4）清漿水：即淘米泔水久貯味酸者。

（5）博碁子：漢代棋子，詳見第107條註解。

【白話圖解】

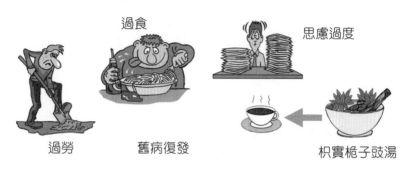

枳實梔子豉湯方 $\begin{cases} 枳實：行氣寬中 \\ 梔子：清熱除煩 \\ 豆豉：宣散鬱熱 \end{cases}$ 入清漿水中煎煮 → 清熱除煩 寬中行氣

若有宿食 ──────→ 加大黃：和胃瀉熱

【按語】

　　差後，餘邪未盡，正氣虧虛。勞復，調護欠當，勞累過度或飲食不節，疾病復發。差後、勞復兩者互有關聯，因此泛稱「差後勞復」。

　　用清漿水煮藥，取其調中和胃，有利於藥物作用的發揮，對於病後復熱，煩悶懊憹，脘痞食少胃呆者，尤為適宜，能增強藥物療效。對於「清漿水」的解釋有多種，《醫方祖劑》：「漿水乃秫米和曲釀成如酢而淡。」《本草蒙荃》：「漿水造法，炊粟米投冷水中，浸五六日，生白花，色類漿。」有的認為是淘米泔水。筆者認為米泔水比較方便。

　　枳實梔子豉湯不是發汗之劑，而藥後要求「覆令微似

汗」，目的就是透熱於外，餘邪盡除。如果不溫覆，就不能得到微似汗，也就不一定病解，可見護理的重要。

　　本條文示人，要重視疾病恢復期的調護，注意休息、節制飲食，防止疾病復發。

【原文】

　　傷寒差以後，更發熱⑴，小柴胡湯主之。脈浮者，以汗解之；脈沉實（一作緊）者，以下解之。（394）

【註解】

（1）更發熱：又發病。

【白話圖解】

$$傷寒病癒 \rightarrow 又發病 \begin{cases} 脈浮——復感外邪 \rightarrow 發汗袪邪 \\ 脈弦——邪鬱少陽 \rightarrow 小柴胡湯 \\ 脈沉實——飲食停滯 \rightarrow 和胃導滯 \end{cases}$$

【按語】

　　外感熱病，熱退病解以後，又出現發熱，抑或是大邪已去，餘邪未盡；抑或病後體虛，起居不慎，復感外邪；抑或飲食不節，餘熱復聚。憑脈辨證，審因論治顯得尤為重要。本條舉脈象示人病機特點，舉治法示人選方用藥，臨證時應聯繫具體證候表現，隨證治之，靈活化裁。

【原文】

　　大病差後，從腰以下⑴有水氣者，牡蠣澤瀉散主之。（395）

　　＜牡蠣澤瀉散方＞牡蠣熬；澤瀉、蜀漆暖水洗，去腥

葶藶子熬；商陸根熬；海藻洗，去鹹；栝樓根各等分。

上七味，異搗，下篩爲散，更於臼中治之。白飲和服方寸匕，日三服。小便利，止後服。

【註解】

（1）腰以下：指膝脛踝足部位。

【白話圖解】

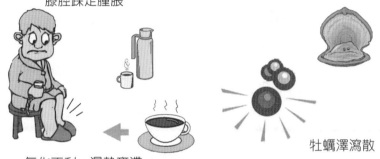

膝脛踝足腫脹

氣化不利，濕熱壅滯

牡蠣澤瀉散

牡蠣澤
瀉散方 ｛ 澤瀉、商陸：瀉水利小便
牡蠣、海藻：軟堅消腫
葶藶子、蜀漆：瀉肺逐飲
栝樓根：生津養陰通血脈 ｝ 白飲
和服 → 逐水清熱
軟堅散結 注意 小便利
止後服

【按語】

本條「腰以下腫」非脾腎陽虛之陰水，而是病後濕熱壅滯、水氣不利的水腫實證。原文敘述略簡，以方測證當有下肢浮腫、二便不利、脈沉實等實證的表現。

本條示人大病後水腫實證的證治。說明對於疾病一定要辨證施治，辨清虛證還是實證，方能避免誤治。不可拘泥於大病初癒，盲目施補，見邪不攻而畏虛貽患。

【原文】

大病差後，喜唾(1)，久不了了，胸上(2)有寒，當以丸藥溫之，宜理中丸。（396）

＜理中丸方＞（略，見386條）。

【註解】

（1）喜唾：頻頻泛吐唾沫或清水痰涎。

（2）胸上：指脘膈。

【白話圖解】

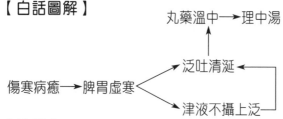

【按語】

病後脾胃虛寒，津液不攝，聚於脘膈上泛，源源不絕，故泛吐稀薄痰涎。因爲證屬虛寒，臨床上亦可見到面色不華，口不渴，喜溫畏寒，小便清白等症。治療宜緩不宜急，故用理中丸而不用理中湯。

【原文】

傷寒解後，虛羸(1)少氣，氣逆欲吐，竹葉石膏湯主之。（397）

＜竹葉石膏湯方＞竹葉二把、石膏一斤、半夏半升，洗；麥門多一升，去心；人參二兩、甘草二兩，炙；粳米半升。

上七味，以水一斗，煮取六升，去渣，內粳米，煮米熟，湯成去米，溫服一升，日三服。

【註解】

（1）虛羸：虛弱消瘦。

【白話圖解】

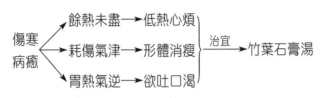

【按語】

　　人體陽氣的盛衰不同，疾病的預後也不同。可表現爲陽虛寒象，亦可以傷陰化熱爲主。本條文是病解之後，大熱已去，而餘邪未清，津氣不足，胃熱氣逆。竹葉石膏湯即白虎加人參湯去知母，加竹葉、半夏、麥門冬而成。因大熱已去，故不用知母而用竹葉清解餘熱；津氣損傷較重，故人參、麥門冬合用加強益氣生津作用；胃虛氣逆，故甘草、粳米合用半夏，和胃氣降虛逆。

　　清熱作用遜於白虎加人參湯，而益氣生津、和胃降逆作用強於白虎加人參湯。臨床上用竹葉石膏湯治療胃熱而氣陰不足的慢性胃炎、口腔潰瘍、夏季煩熱療效較好。

【原文】

　　病人脈已解(1)，而日暮微煩，以病新差，人強與穀，脾胃氣尚弱，不能消穀，故令微煩，損穀(2)則癒。（398）

【註解】

（1）脈已解：脈象恢復正常。

（2）損穀：適當節制飲食。

【白話圖解】

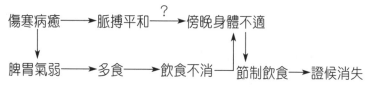

【按語】

本條文示人熱病癒後，調護的必要性，而保護胃氣尤為重要。

「損穀則癒」道出了調節飲食對疾病恢復的重要性。有些疾病往往會因脾氣弱，調護不當，而致舊病復發。

陰陽易差後勞復病總結

本篇主要論述外感病初癒，氣血未復，餘邪未盡，因調養不慎而引發的陰陽易、差後勞復等病證，並且提出了相應的治療和調護方法。儘管篇幅較少，但涉及的面還是比較廣泛的。有觸犯房事而染病的陰陽易；有飲食不節的日暮微煩、宿食積滯的腹滿；有津氣不足的胃熱氣逆；有濕熱鬱滯下焦，水氣不利的腰以下腫等。

基本揭示了差後勞復病的寒熱虛實之辨證規律。治療提出了汗、下、清、補諸法，使得有矩可循。並充分重視病後的調護，提示人們節制房事、飲食，這些對於指導臨床實踐具有重要意義。

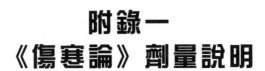

附錄一
《傷寒論》劑量說明

　　由於《傷寒論》年代久遠，古今劑量標準不一，藥物劑量問題長期以來一直認識不清。中醫院校《傷寒論》教材對劑量的認識，以二版教材《傷寒論講義》的認識作爲基準。直至六版教材《傷寒論選讀》，在結合許多學者研究的基礎上，對《傷寒論》中的劑量有了重新的認識，並且七版教材《傷寒學》得到了基本認可。「對於重量的研究分歧較大，但柯雪帆等人的資料較爲可信。這個資料既符合東漢時期的度量衡制度，又適合《傷寒論》方劑中藥物之間的比例」。所以，本書選擇二版教材《傷寒論講義》、六版教材《傷寒論選讀》，將古今劑量作如下折算。

漢代劑量	二版教材《傷寒論講義》劑量		六版教材《傷寒論選讀》主編柯雪帆認為的劑量
	折合中藥秤十六兩劑量	折合米制克劑	折合米制克劑
一兩（二十四銖、四分）	一錢	3 g	15.625 g（縮簡爲15.6 g）（1斤250 g）
一升	六錢至一兩	18～30 g（60～80 mL）	70～150 g不等*（200 mL）
一方寸匕一錢匕	二～三錢五～六分	6～9 g1.5～1.8g	

　　*半夏0.5 L約42 g，五味子0.5 L約38 g，芒硝0.5 L約62 g，麥門冬0.5 L約45 g，麻仁0.5 L約50 g，葶藶子0.5 L約62 g，杏仁0.5 L約56 g，香豉5合約48 g，赤小豆1 L約150 g，吳茱萸1 L約70 g。另外，對某些以個數為單位的藥物也進行了測定，如大棗12枚約30 g，杏仁50枚約15 g，附子小者10 g左右、大者20～30 g、特大者70 g左右，梔子14個約7 g，枳實4枚約22 g，栝樓實1枚，小者約40 g、中等大小者70 g左右、大者可達120 g；烏梅300枚因乾濕不一而重量有異，乾者約300 g，濕者約680 g；上述資料基本符合在方劑中的比例。

　　總之，隨著社會的變遷，自然環境和疾病譜的變化，古今劑量是不可能等同的。臨床用藥當以療效為準，用最小的劑量獲得最大的療效也是一門可研究的課題。

附錄二　方劑索引

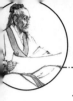

養生保健 古今養生保健法 強身健體增加身體免疫力

 醫療養生氣功
 中國氣功圖譜
 少林醫療氣功精粹
 龍形實用氣功
 魚戲增視強身氣功
 道家玄牝氣功
 仙家秘傳袪病氣功

 少林十大健身功
 中國自控氣功
 醫療防癌氣功
 醫療強身氣功
 醫療點穴氣功
 中國八卦如意功
 正宗馬禮堂養氣功

 道家筋經內丹功
 三元開慧功
 防癌治癌新氣功
 顏定與佛家氣功修煉
 顛倒之術
 簡明氣功辭典
 八卦三合功

 朱砂掌健身養生功
 抗老功
 意氣按穴排濁自療法
 健身袪病小功法
 張氏太極混元功
 中國少林禪密功
 郭林新氣功

 太極
 說門原始氣功
 開脈太極
 進盤功
 太極內功養生法
 無極養生氣功
 小周天健康法

 易筋經
 洗髓經
 精功易筋經
 武當熊門七心活氣功
 手太健身法
 武當道教養生導引術
 武當道教養生袪病功

 太極拳內功養生心法
 意拳
 靜坐要訣
 啟動自癒力
 洗髓經健身術
 易筋經
 道家太極棒尺內功

歡迎至本公司購買書籍

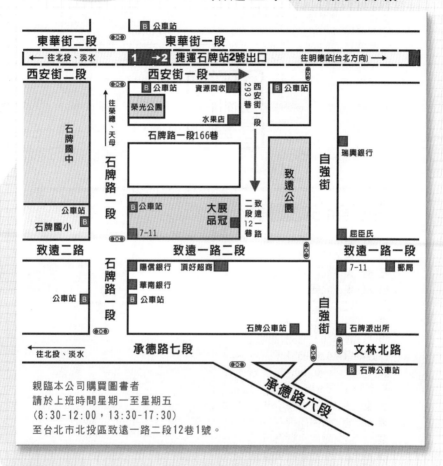

親臨本公司購買圖書者
請於上班時間星期一至星期五
(8:30-12:00，13:30-17:30)
至台北市北投區致遠一路二段12巷1號。

建議路線
　1.搭乘捷運
　　　淡水信義線石牌站下車，由月台上二號出口出站，二號出口出站後靠右邊，沿著捷運高架往台北方向走(往明德站方向)，其街名為西安街，約80公尺後至西安街一段293巷進入(巷口有一公車站牌，站名為自強街口，勿超過紅綠燈)，再步行約200公尺可達本公司，本公司面對致遠公園。

　2.自行開車或騎車
　　　由承德路接石牌路，看到陽信銀行右轉，此條即為致遠一路二段，在遇到自強街(紅綠燈)前的巷子左轉，即可看到本公司招牌。

國家圖書館出版品預行編目資料

傷寒論白話圖解 / 〔漢〕張仲景 原著；何賽萍編著
－初版－臺北市：大展，2013【民102】
面；21公分－（中醫保健站；45）
ISBN 978-957-468-941-5（平裝）
1. 傷寒論　2. 注釋
413. 321　　　　　　　　　　102002394

傷寒論白話圖解

原 著 者／〔漢〕張仲景
編　 著／何 賽 萍
發 行 人／蔡 森 明
出 版 者／大展出版社有限公司
社　　 址／台北市北投區（石牌）致遠一路2段12巷1號
電　　 話／(02) 28236031・28236033・28233123
傳　　 真／(02) 28272069
郵政劃撥／01669551
網　　 址／www.dah-jaan.com.tw
E-mail／service@dah-jaan.com.tw
登 記 證／局版臺業字第2171號
承 印 者／傳興印刷有限公司
裝　　 訂／眾友企業公司
排 版 者／弘益電腦排版有限公司
授 權 者／遼寧科學技術出版社
初版1刷／2013年（民102）4月
初版2刷／2017年（民106）10月　　　　　　　定價／400元

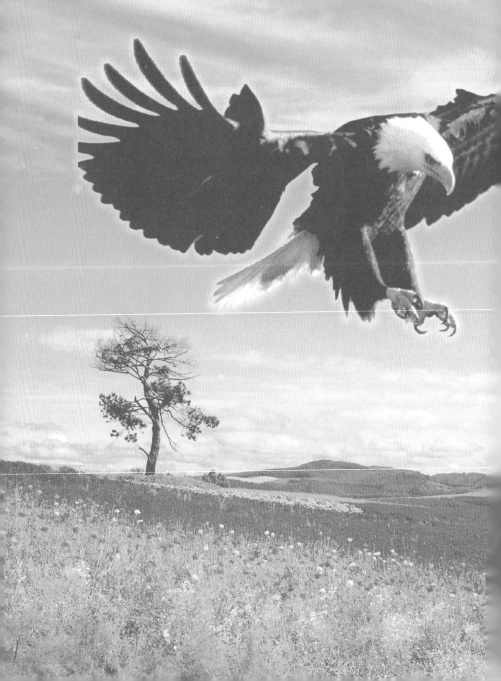

大展好書　好書大展
品嘗好書　冠群可期

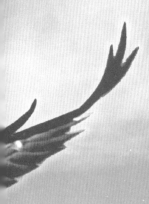

大展好書　好書大展
品嘗好書・冠群可期